註釈
百疢一貫

― 和田東郭医学の階梯 ―

小山 誠次 註釈

たにぐち書店

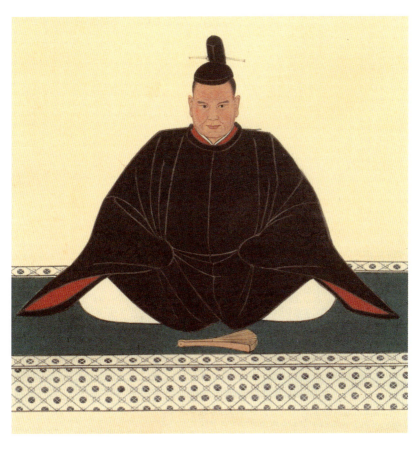

和田東郭『杏雨書屋所蔵 医家肖像集』

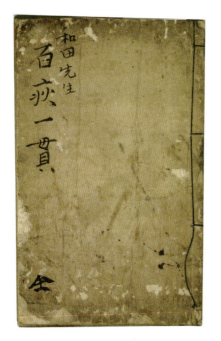

写真1　表紙

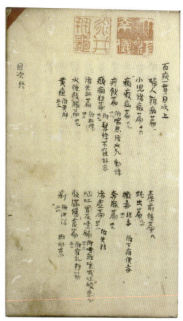

写真2　巻之上 目次

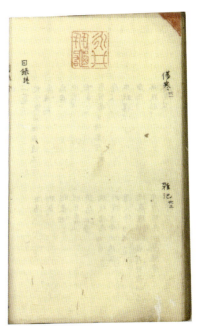
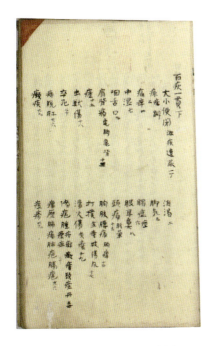

写真3 巻之下 目次(表)　　写真4 巻之下 目次(裏)

東郭医術
和田東郭雑方家
診患尽神治正邪
百疢処医為一貫
俗間鍼灸秘伝加

　　東郭の医術
　和田東郭は雑方家なり
　患を診れば　神を尽くして　正邪を治す
　百疢　医する処　一貫を為し
　俗間　鍼灸　秘伝加わる

> 東郭生涯
> 出自高槻称泰純
> 斎東洞業可逡遁
> 既成一派別天下
> 叙法眼勤教後人

　　東郭の生涯
　高槻より出でて　泰純と称す
　斎・東洞の業は逡遁すべし
　既に一派を成して　天下を別つ
　法眼に叙せられて勤め　後人を教う

（註）斎は戸田旭山の名。逡遁(しゅんじゅん)はためらうこと。

序

　本書は、小太郎漢方製薬株式会社発行の月刊誌『漢方研究』に、「新編　東郭『百疢一貫』」と題して、2007年9月から2014年5月まで隔月連載していた記事を一冊に纏め、註釈箇所を増補或いは訂正し、読者に一層の便宜を図って出版するものである。

　元々は江戸時代を主とした先哲医書の内、現代の一大事業とも表現すべき名著出版刊『近世漢方医学書集成』の採用に漏れた諸書の中で、臨床的に意義のある書を幾つか取り上げて、「漏れた先哲書を読む」シリーズの第三弾として起筆したものであった。尚、第一弾は『師語録——曲直瀬道三流医学の概要——』で、第二弾は『編注　日記中揀方』で、何れも既にたにぐち書店から前者は2002年に、後者は2010年に刊行されている。

　さて、本書の原著は成書年不詳、和田東郭口授『百疢一貫』である。『百疢一貫』は刊行されることはなく、写本のままで伝承して来た。尚、元々『百疢一貫』は巻之上・下として成立しているが、今回は巻之上だけを先ず出版するものである。

　和田東郭（1744～1803）には自著はなく、何れの著書も口授内容が門人等によって纏められ、成書したものばかりである。『百疢一貫』も例外ではない。

　和田東郭の学風は後世方派の戸田旭山と古方派の吉益東洞の門を叩いたことによって大きく影響されている。それ故、一般的に和田東郭は折衷派と理解されている。

　後世方派は曲直瀬道三の系統を引き、治療は補剤を主とし、自ら伝

統を継承した医学としての自負を享受していたはずである。古方派は名古屋玄医、後藤艮山、そして吉益東洞等の『傷寒論』、『金匱要略』への回帰を唱える勢力が勃興することによって、後世方派を攻撃し、治療は瀉剤を主としたもので、彼等は先導的精神に溢れていた。

　しかしながら、後世方派といっても純粋に金元李朱医学だけを継承しているのではない。曲直瀬道三ですら、我が国独自の伝統的病態である血の道症を受け入れ、四物湯を血の道症の薬と断じたり、民間薬を取り入れたりしている。同様に古方派に於いても、吉益東洞は『傷寒論』、『金匱要略』の処方のみを駆使していたのではなく、梅毒治療という必然性により、水銀剤を含む家塾方を兼用し、その中には伯州散などの和方をも採用していた。否、主方と表現した方が良いかもしれない。即ち、古方派といっても純粋に仲景医学だけを継承しているのではない。

　むしろ、建前は夫々李朱医学、仲景医学であっても、本音は当時の世相、病相、時代的制約等々の中で、当然のことながら、多かれ少なかれ日本化しているのである。今までは後世方派＝李朱医学、古方派＝仲景医学という建前論が強調され過ぎていた嫌いが厳然として存在する。

　そして、このように実際は日本化した後世方派、古方派の中にあっての折衷派というのは、建前論以上に当時の我が国の李朱医学、仲景医学、和方、民間薬等々を自由に駆使しているのである。

　『百疢一貫』には、正に以上述べた李朱医学、仲景医学、和方、民間薬、鍼灸、更には和田東郭やその他の顕著な医師の創意工夫が有り余る位ふんだんに盛り込まれている。その意味で折衷派というのは、当時の後世方派、古方派以上に、治療に有益と思われる手段を貪欲に自己の薬籠中に取り込んだ医師のことである。勿論、彼等は折衷派とは到底意識しなかったであろう。

　この姿勢は、基本的には今日我々漢方に従事する医師と同様であ

る。今日、自ら古方派、後世方派、或いは中医学派と称する医師にあっても、夫々の流派の薬だけを使っているのではない。特に、現代にあっては古方派、後世方派というのは、既に死語である。単に医師個人の憧憬または意向を表現したに過ぎない。更に我々にとっては、西洋医学というこの上なく絶大な勢力の中にあって、絶えず埋没の危機に曝されながら、我々は江戸時代の折衷派以上に折衷派に徹しないと、今日ではもはや診療は成立しなくなっているのである。

　その意味でも、和田東郭は今日的状況とは異なるものの、やはり偉大な雑方家の泰斗なのである。

註釈者
小山　誠次

はじめに

　先ず始めに和田東郭の伝記について、浅田宗伯著『皇国名医伝』[1]巻之下より訳出したい。以下、（……）は小字双行箇所であり、本文中の俗字・略字は特に註記せずに通用字形に統一する。

　和田璞、字は韞卿、一字[2]は泰純。泰純を以って称す。（東郭又は含章斎と号す）。摂津高槻の人なり。父は祗忠。（字は義軒）。本府[3]の瘍医[4]で璞は其の季子[5]也。業を戸田斎[6]に受け、又吉益為則[7]に従う。既に退いて別に自ら一家を成して曰く、古来の名工・碩師[8]は神を医術に精らにし、各々得る所有り。諸を書に筆し、以って後学に遺す。其の恵み厚し。我曹[9]、千載の下[10]に生まれ、其の書を読みて其の術を学び、其の善に法りて其の疑いを闕くれ[11]ば、古人孰れか吾が師に非ざる。傷寒・金匱、固より我が道の詩書たり。残欠[12]有りと雖も、要領備に存す。歴代の方書、猶鄭君朱義[13]のごとく、各々一長有り、偏廃すべからず。医は古人の成法を挙げ、諸を疾疢[14]に措きて取捨は己に在り。要は治を以って主と為す。若し夫れ旧聞に拘泥し、一見に癖守[15]する区々[16]の論は、与に医を談ずるに足らざる也。

　璞、初め二条公に事う。寛政中、徴されて御医と為り、法橋[17]に叙せらる。中宮[18]子無し。璞を召して診せしむ。璞曰く、是れ、内に久寒有りと為す。附子、経を温むれば験有らん。詔して其の薬を上らしむ。明年、中宮果たして皇子を育む。上、大いに喜ぶ。特旨にて尚薬[19]に任じ、法眼[20]に叙す。

璞、簡重[21]にして威厳有り、善く弟子を教う。其の業を受くる者、往々時輩に超出す。常に子弟に謂いて曰く、古人の疾を診するや、色を望むに目を以ってせず、声を聴くに耳を以ってせず、声色の以って疾を察するにおける、抑々末なり。況んや言語・文字の外に仮るは、焉(いずく)んぞ心得の妙を伝うるに足らんや。故に撰述する所寡なくして、其の治験は門人の録する所、観るべき者多し。今、数条を挙ぐ。

　一夫[22]、疥癬を患い、已に愈ゆ。通体洪腫[23]し、溺渋り、気促す。衆投ずるに、通利の剤を以ってするも効無し。璞之を診す。脉微細、膚嗇し、膝枯る。心下痞塞、腹満して力無し。疾、之を疥癬を患うるに因り、栄燥し、衛泣し、水道渋滞を致すに得。専ら通利を事とすべからず。乃ち、四物湯加香附子甘草浮萍を作りて之を与えて已ゆ。

　一士、行役[24]にて江戸に在り。両脚浮腫・筋攣肉瘛を患う。衆、脚気と為して之を治するも験あらず。京師に来たりて診を請う。其の脉沈緊、心下痞硬・脇下満、臍の左に塊有りて胸腹に動無く、気息平常の如し。璞曰く、此れ疝瘕[25]也。四逆散加呉茱萸牡蠣小連翹を作りて之を与う。三旬[26]にして已ゆ。

　一婦、歳四十余、疫を病む。左臍に旧(もと)二団塊有り、熱大いに発するに因り、一塊を吐出す。吐後、脉絶え、四肢厥冷し、眼中僅かに生機を存す。璞、其の吐前便黒と言うを思い、畜血有るを悟り、乃ち桃核承気湯三貼を与えて之を服せしむ。旦[27]に至り、厥已ゆ。右脉趺陽[28]皆応ず。身熱し、汗出づること三日、黒便断ゆ。七日に又一塊を吐き、復たとは厥せず、気力稍回る。然るに左脉未だ応ぜず。璞の意、甚だ安からず。既にして婦、養うに外に就き、摂治[29]璞に憑らず。数月にして腫発して死す。璞嘆惜す。

　一婦、産後廿日、嘔吐を発し、痛み左脇に迫り、耐ゆべからず。璞、呉茱萸湯を作り、洋参[30]三分を加え、之を与え、頓に已ゆ。

　後、一士、心中懊悩・冷汗、頭を濡らす。疾、之を多く茗汁[31]を服するに得。乃ち前方に珠参[32]を加え、之を与う。少時、水を吐す

ること二升許りにして已ゆ。同一方也。而して主証相反す。各自効を奏す。其の術は円活、此れに類す。[以下、和田哲と竹中温に関する伝記なので省略する。]

注1) 浅田宗伯著『皇国名医伝』巻之下、勿誤薬室蔵、嘉永四年序。
 2) ここでは、もう一つの字の意。
 3) 幕府のこと。
 4) 今日で謂う外科医。
 5) 末の子。
 6) 1696〜1769。旭山と号す。治痾に長じ、諸病を以って皆湿邪の感招する所と為す。治方は馳湿を先と為す。故に、万病を治するに一水毒に帰すと、『非薬選』『中条流産科全書』を著す。
 7) 吉益東洞(1702〜73)の名。
 8) 大学者・大先生のこと。碩学・碩儒に同じ。
 9) 我等、我が輩のこと。
10) 千年後。
11) 除く、欠けるの意。
12) 損なわれて不完全になること。
13) 鄭玄の訓詁と朱熹の釈義をいう(石原保秀先生による)。鄭玄は後漢末の経学家で、多くの経書に註釈を施し、孔廟に従祀された。朱熹は南宋の儒学者で、やはり多くの経書に註釈を施し、朱子学を大成させた。孔廟に従祀され、後に十哲の次に升位する。
14) 熱病、災患のこと。
15) 片寄って守ること。
16) 取るに足りないの意。
17) 法眼の下の位。
18) 皇后。
19) 薬司の長官のこと。くすりのかみ。

20) 法印の下の位。

21) 大らかで要領を得て重々しいこと。

22) 一人の男。

23) 全身がパンパンに腫れる様。

24) 命ぜられて土木事業、国境警備に就くこと。

25) 腹部に仮性腫瘤を呈し、発作性疼痛を来たす病症で、腸管蠕動不穏状態にある。

26) 30日間。

27) 明け方。

28) 衝陽穴をいう。足背動脈を触れる。

29) 治療を受けること。

30) ウコギ科西洋参の根を乾燥したもので、養陰・清熱・生津作用がある。

31) 茗荷の吸物をいう。茗荷は花穂を食用とし、消化促進作用の外、民間薬的には神経痛・リウマチの食事療法に用いる。

32) ウコギ科三七人参の根を乾燥したもので、止血・祛瘀・消腫・止痛作用がある。

次に、和田東郭口授『蕉窓雑話』初編より「東郭先生医則」[33]を取り上げたい。

医の任為(た)るや、唯病を察するのみ。富貴を視ること勿かれ。唯病之察す。貧賤を視ること勿かれ。唯病之察す。劇病を劇視すること勿かれ。必ずや劇中の易を察す。軽病を軽視すること莫かれ。必ずや軽中の危を察す。克く之を斯に察して、彼を視ること勿かれ。亦、唯医の任たるや、病を察するの道也。

医の心を用うべき所は、其れ唯変なるか。変を未だ変ぜざるに揣(はか)り、而して変に非ざるを以って変を待つ。此れ之を能く変に応ずると

謂う也。彼の変を視て、我其の変に動かば、此れ之を変に眩（まど）うと謂う。変に眩う者は、翅（ただ）其の変に処すること能わざるのみならず、亦、其の常を全うすること能わず。能く変に応ずる者は、既已（すで）に其の変を知る故に、其の方を処するや殆うからず。

凡そ病の情為（た）るや二つ有り。故に薬の用も、亦二つ有り。曰く剛、曰く柔。柔は以って柔に当たり、剛は以って剛に当たる。剛の柔を制する者、焉に有り、柔の剛を制する者、焉に有り。剛か柔か、二つにして百。柔か剛か、百にして二つ。唯智者之を知りて、愚者焉に反す。易に曰く、剛柔相摩る34)と。我が道小なりと雖も、亦復（またしか）爾り。

古人の病を診するや、色を望むに目を以ってせず、声を聴くに耳を以ってせず。夫れ、唯耳目を以ってせざるが故に、能く病応を大表に察す。

古人の病を診するや、彼を視るに彼を以ってせず、乃ち彼を以って我と為す。其れ、既に彼我の分かれ無し。是以って能く病の情に通ず。

方を用ゆること簡なる者は、其の術日々に精し。方を用ゆること繁なる者は、其の術日々に粗し。世医動（やや）もすれば、輙（すなわ）ち簡を以って粗と為し、繁を以って精と為す。哀しき哉。

活路を得んと欲する者は、必ず死地に陥る。死地に陥らんと欲する者は、必ず活路を得。

医の劇病に臨むや、彼をして我が手にて活かさんと欲する者は、我を愛する也。彼をして我が手にて死なさんと欲する者は、彼を愛する也。我を愛する者は、終に我を尽くすに能わず。彼を愛する者は、誠に能く我を尽くす。古語に曰く、虎穴に入らずんば虎子を得ずと。余、医に於いても亦なりと云う。

右医則八条、通計三百八十四言は簡にして要を以ってす。先生の遺稿中より取り、巻首に掲げ、以って同志に示す。

謙35)、誌す

注33) 和田東郭口授：『蕉窓雑話』初編、文政元年序。
  34)『易経』繋辞伝・上では、以下は八卦相盪（うごう）くと続く。
  35) 服部謙のこと。

　ところで、『百疢一貫』は写本としてのみ相伝して来た。筆者所蔵本も某古書店で入手したものである。しかし、『百疢一貫』は昭和14〜16年の『漢方と漢薬』に漢字平仮名混淆文として不定期掲載されたが、全部は尽くされていない。
　また、筆者は亡き師・山本巌先生より、かんぽう会発行の『百疢一貫』を頂戴した。昭和60年の入門間もなくのことであったと記憶する。それは元々、かんぽう会の前身である神戸木曜会が昭和35年に中井暎芳先生所蔵本を謄写版として複写刊行し、更に昭和57年に再刊行した非売品である。
　しかし、筆者所蔵本は巻之上・下から構成されるのに対して、かんぽう会本は巻之上だけから構成され、それを巻之上・下と分割した内容となっている。即ち、筆者所蔵本の巻之下が全く欠落している。更に、先の『漢方と漢薬』掲載の目次もかんぽう会本と基本的には同一で、しかも未完結のまま終了している。いずれも写本故の事情と、更に『漢方と漢薬』には戦争中という特殊事情も加わっている。
　一方、杏雨書屋は二巻本と一巻本の『百疢一貫』を所蔵しているが、いずれも筆者所蔵本と基本的には同一内容量である。二巻本は乾・坤と分冊し、一巻本は不分巻2冊である。
　以上を踏まえ、『百疢一貫』を漢字平仮名混淆文に平解するに際しては、筆者所蔵本を主として二点の杏雨書屋所蔵本と校勘しながら筆を進めるが、巻之上では『漢方と漢薬』とかんぽう会本を含めて校勘することとする。尚、本書では巻之上のみを註釈して紹介するもので

ある。

　但し、写本としての性格上、字句の不足はこれを補完し、相違はこれを選択し、誤謬はこれを訂正し、曖昧はこれを解明するつもりである。尚、その箇所を逐一は指摘しないが、必要に応じて註記する。最後に、今次の作業は飽くまでも筆者の全責任にのみ存することを明言しておきたい。

　和田東郭の墓は京都市東山区五条坂の鳥辺山延年寺旧跡墓地にあり、平成19年8月18日初めて詣でた。

百疢一貫　目次上
 1．婦人雑病篇
 2．産前後篇
 3．小児諸病篇
 4．蚘虫篇
 5．癥瘕疝篇
 6．黴毒　結毒　附　下疳　便毒
 7．痰飲篇　附　喘息　諸水気　動悸
 8．奔豚篇
 9．癲癇狂篇　附　驚悸　不寐　好忘
10．諸虚篇　附　失精
11．諸失血篇　附　血塊
12．嘔吐　胃反　噎膈　附　嘈雑　噫噦　吐酸　悪心
13．水腫鼓脹篇
14．腹満傷食篇　附　霍乱　転筋
15．黄疸　附　黄胖
16．痢　附　泄瀉
17．邪祟病

百疢一貫　目次下

18. 大小便閉　淋疾　遺尿

19. 消渇

20. 痺　痿蹷

21. 脚気

22. 痛痺

23. 暍　瘟　痊

24. 中湿

25. 眼　耳　鼻

26. 咽　舌　口

27. 頭痛　眩暈

28. 肩背痛　亀胸　亀背

29. 胸腹腰痛　胸痺

30. 瘧

31. 打撲　金瘡　破傷風

32. 虫獣傷

33. 湯火傷　灸瘡

34. 卒死

35. 諸癰腫　疥癬　癜瘡　頭瘡　丹毒　瘰疽

36. 痔　脱肛

37. 瘰癧　肺痿　肺癰　腸癰

38. 癩疾

39. 痘疹

40. 傷寒

41. 雑記

□ 目次 □

和田東郭肖像 …………………………………………………… 3
写真1〜4 ………………………………………………………… 4
七言絶句2題 …………………………………………………… 6
序 …………………………………………………………………… 9
はじめに ………………………………………………………… 13

百疢一貫　巻之上

1. 婦人雑病篇 ……………………………………………… 25
2. 産前後篇 ………………………………………………… 42
3. 小児諸病篇 ……………………………………………… 72
4. 蚘虫篇 …………………………………………………… 101
5. 癭瘰疬篇 ………………………………………………… 109
6. 黴毒　結毒　附　下疳　便毒 …………………… 124
7. 痰飲篇　附　喘息　諸水気　動悸 ……………… 149
8. 奔豚篇 …………………………………………………… 156
9. 癲癇狂篇　附　驚悸　不寐　好忘 ……………… 158
10. 諸虚篇　附　失精 …………………………………… 164
11. 諸失血篇　附　血塊 ………………………………… 171
12. 嘔吐　胃反　噎膈　附　嘈雑　噫噦　吐酸　悪心 ……… 176
13. 水腫鼓脹篇 …………………………………………… 194
14. 腹満傷食篇　附　霍乱　転筋 …………………… 203
15. 黄疸　附　黄胖 ……………………………………… 210
16. 痢　附　泄瀉 ………………………………………… 215
17. 邪祟病 ………………………………………………… 240

21

跋 ………………………………………………………	243
引用文献 ……………………………………………	245
参考文献 ……………………………………………	251
処方索引 ……………………………………………	253
病状用語索引 ………………………………………	263

百痃一貫
卷之上

1．婦人雑病

　帯下の塊は凡て左へ付く也。甚だしきは右にも及ぶ也。此に至りては解毒湯[1]の類、効有り。傷寒・蓄血・経閉の類は右へつく也。臍傍に在る也。産後早々七日の中の瘀血なども右にある也。甚だしきは左へ廻るもあり。素より瘀血の位する処は必ず右に在り。甚だしきは少腹一面に在りて左へ廻りて有るもの也。帯下と瘀血と同様に云えども、塊、左右を異にするを以って見れば、固より同じきものに非ずと見ゆ。産後七日位の内の瘀血は右に及ぶほどには無きもの也。
△医某、婦人満腫を為して諸薬効無きを治す。之を診して右少腹に塊有るに瓜子仁湯[2]を用いて効有り。是れは帯下の変と見て治を得たるもの也。又、帯下にて多く塊を結び、或いは腹痛、或いは赤白濁の者は瓜子仁加附子湯、或いは塊物多く有るものは穿山甲の加用、効有る方也。此の方、桂枝茯苓丸などにて効なきものに用ゆ。産後少腹に結し、塊ありて痛み移らざる者は敗血也。移るものは敗血に非ざる也。腸癰は按すと愈々痛む者也。産後痛み、処を移さずして腸癰にても有らんと思うほどなる者には瓜子仁湯良し。
○起廃丸　大黄五銭・生漆五匁[3]。此の方、本は蕎麦あり。然れども、杏林先生[4]蕎麦を去りて蜜を少し入るるときは丸し易き也。此の丸を用いて効ある者は必ず赤疹を発す。是れを徴とすべし。本は瘀血の久腹痛を治す。又、諸々の痼疾、瘀血に因るを治す。此れ、抵当湯[5]などとは少し異同あり。抵当湯は経閉の瘀血に因るものを治し、かたつきたる[6]様なる気味也。起廃丸はなにか知れぬ様なるものに良し。吉益[7]にて抵当湯を癩に活用す。此の場は起廃丸にて大いに功あり。又、湿労[8]にも用ゆ。胎毒や瘀血より来たる労也。併し、是れは用場がむつけしき也。
○唇口乾燥、手掌煩熱、上熱下寒、塊無き者は温経湯也。塊少し位は有りても用ゆることあれども、大抵はなき処へ用ゆる也。唇口乾燥は

温経湯の目当て也。又、血の止まぬ者に用ゆる也。桃核承気湯よりは一段弱き也。塊のあるは桃核承気湯也。桂枝茯苓丸は癥ありて快く血下らざる者に用ゆ。温経湯は癥なくして快く下り、止まざるものに用ゆ。血を見ざれば用いず、血の止まぬに用ゆる也。桃核承気湯の一段よわき也。

△桂枝茯苓丸料はするつく[9]ときには芎帰膠艾湯[10]をちょっと二・三貼与えて、するつき止むときには、又桂枝茯苓丸料を用ゆ。あぶなげなくは桂枝茯苓丸にておして可也。

△芎帰膠艾湯は温経湯とは血の多少を以って分かつ也。芎帰膠艾湯は流れ河をせき止むる様なるもの也。桂枝茯苓丸は水の滞りを流し去る様なるもの也。故に桂枝茯苓丸は用ゆると血下るもの也。桂枝茯苓丸は上熱下寒の症なし。手掌煩熱もあてにならぬ也。金匱の其の癥去らざる故也[11]をあてにする也。又、桂枝茯苓丸と桃核承気湯との別は、桃核承気湯には狂の如く少腹急結あり、桂枝茯苓丸に其の証なし。此れ、其の別也。

注1) 傍註には「癥瘕門を見よ」とある。**6. 黴瘡　結毒　附　下疳　便毒**には、六物解毒湯と四物解毒湯とが代表的である。六物解毒湯○土茯苓・金銀花・薏苡仁・川芎・木瓜・大黄。同名で薏苡仁を去って当帰を加える処方もある。四物解毒湯○川芎・大黄・十薬・忍冬。また、五物解毒湯○荊芥・金銀花・十薬・川芎・大黄もある。いずれも、芎黄散（応鐘散）○川芎・大黄が基本となっている。

2) 腸癰湯のこと。頭註には「産後悪露或いは経行瘀血、痛みを作し、或いは腸癰を作すを治す」とある。これは陳実功撰『外科正宗』巻之三・腸癰論三十三の条文を纏めて引き継いだものである。本方以下、医療用漢方エキス製剤は薬味を記載しない。

3) ここでいう起癈丸に麺粉を加味した処方は、曲直瀬道三原著『医

療衆方規矩大成』巻之下・増補湿毒良方・黴瘡に赤丸として収載されている。但し、赤丸の直前の項目は、骨痛みの方として蕎麦粉一味が指示されている。従って、いずれ麺粉の代りに蕎麦粉が処方されるのは時間の問題であっただろう。

尚、校勘した他本には生漆の代りに牛膝との記載が多いが、本文少し後の「効ある者は必ず赤疹を発す」のは急性漆アレルギーであろう。それ故、ここは生漆でなければならない。

4） 『百疢一貫』は東郭口授・門人筆録になる書であり、門人が文中で東郭を指示するときは、「杏林先生」とか「先生」と呼称している。従って、杏林先生は東郭のことである。
5） 傍註には「方は経閉門を見よ」とある。『傷寒論』弁太陽病脉証并治中第六に登載されている。尚、直後には抵当丸も収載される。○水蛭・虻虫・桃仁・大黄。向後、処方の構成薬味を記載する時には、『傷寒論』または『金匱要略』を出典とする処方については、出典名を省略する。
6） 漢字で書けば、型付きたるか。意味は直後の文の「なにか知れぬ」とは反対に、明確な瘀血の徴候を呈している状態のこと。
7） 吉益東洞のこと。
8） 一般的には慢性の湿毒で身体衰弱を来たした状態をいう。
9） 後述の注37）には、するつきの傍註に「血暈」とある。
10） 傍註には「方は妊娠門を見よ」とある。
11） 『金匱要略』婦人妊娠病脉証并治第二十に掲載されている。

○婦人経水利するとき、腰腹痛・譫語甚だしきは痛みにたえずして叫呼するものあり。是れ瘀血のなす処也。桃核承気湯二貼を過ぎずして妙に効ある也。腰痛も止みしならば、本事方の琥珀散[12]を明日の経来たるまで用い、経来たらば、又桃核承気湯を二貼ほど用いて、又琥

珀散を用ゆる也。経水のあるまえ痛むものは、血を見ずしても桃核承気湯をやる也。然れども其のときは随いて血来たる也。此の如くして三月と五月[13]、養生さするときは宿疾自ずから愈ゆる也。

○大黄牡丹皮湯　先生、経閉・帯下・乳癰に試効あり。経閉には桃核承気湯などよりは一段重き也。抵当湯の方に近し。抵当湯にて動きにくき気味あり。然し、少腹鞕満にては此の方はやられぬ也。抵当湯を用いねばならぬ腹候は、桃核承気湯に従うて桃核承気湯にても動きのなき処也。帯下逐うてよきものには大黄牡丹皮湯を用いて良し。牡蠣などの止むるとうらはら也。下血の芎帰膠艾湯などを用い、血を止めてあしき処へ桂枝茯苓丸を用うる処のきみにて、帯下の止まりてあしきことあり。此の時、やりて良し。此の軽き場は瓜子仁湯[14]にて良き也。帯下にても経閉にもやる也。

○乳岩に桃花湯[15]を用いて快かるもの也。然れども根治はせぬ也。然れども、病人痛みもゆるみ凌ぎ易き也。外の薬、何れを用いてもゆかぬもの也。此れには散の方より湯の方佳し。

○帯下は古（いにしえ）は広く用いしもの也。経水不利をも云う也。帯下は帯脉以下の病と云う説あり。金匱の沈注本義[16]などしかり。后になりて赤白などを別にし、或いは今云う帯下は古の帯下の一症也。白物を下すも是れ血也。其の徴は金匱・婦人雑病門に礬石丸[17]の条に云う、中に乾血有り、白物を下すとあり。是れ赤白ともに帯下の一証たること明らか也。然れども是れは婦人に限ること也。俗にこしけと云うもの、帯脉以下の義に能く叶いたり。今云う帯下は礬石丸の条の証にあるもののみを帯下と云う。今の帯下と云うもの、即ち是れ也。下血も経閉も古くは皆帯下と云いしもの也。礬石丸の証は帯下の一証と知るべし。治術に取りては血より来たるものあり、毒より来たるものあり。是れは毒の治法をなして可也。真の帯下にあらず、即ち毒也。毒よりくるものは男子の膿淋の部[18]に入れて良し。毒のものは膿淋と同じく解毒する也。血よりするものは血の瘀するものと見ば、桂枝茯苓丸。

血下り過ぐるものと見ば、膠艾湯也。
○崩漏と云うもの、今混じて云うは非。崩は脱血也、血崩也。俗にも血のおりると云うもの、是れ也。漏は今の長血など云うもの、是れ也。白血は帯下也。妊娠中に下血するものを、后世胎漏と云い、此れには腹痛なし。
○婦人逆経[19]の病、古より名ありて其の候法なし。経水不利なれば、吐血するときは逆経ともみるべきなれども、経水、さのみ不利と云うほどになくして逆経なるものありて、吐血と甚だ混じ易き也。其の別、つねの吐血なれば、心脇下グサグサするもの也。然らずんば、心脇下痞硬する乎、いずれ心下に係わるもの也。又、心脇下に動気、或いは心下に云い分[20]なく、臍下に塊ありて其の吐血前后堅く突起し、動気、上に衝く勢いあるもの也。一婦逆経す。後に歯茎や十指頭より血を出だす。回生湯[21]にて差えたり。先生云う、今按ずるに、此の症、刺絡・桃核承気湯にて愈ゆべし。右に云う処の逆経の塊は小便閉の塊よりは堅く、活動あり。后世、逆経を制するに四物湯加大黄を用いてあり。先生、此の処へは大抵回生湯を用ゆる也。但だ逆上して血暈の気でもある処へ用いて可也。逆経は必ずかたまりたるを吐するもの也。瘀血ゆえと見ゆ。大概急なるものは回生湯より三黄湯[22]を用いて良し。后には黄芩湯[23]を用ゆる様になる也。偶々は労の状を見わして来るもの也。此の時はやはり黄芩湯也。労の状を見わさざるさきに早く大黄剤を用いて可也。黄芩湯は血証にて其の証、往来寒熱か欤、腹中拘急などありて、労状の如くなるものに用ゆれば血証も治まり、佗の証も愈ゆる也。此の症、小柴胡湯・小建中湯の間の処方。凡て諸失血后に此の症多くあるもの也。凡て此の方宜し。逆経の吐血は平生の吐血などよりは治法もしやすきもの也。最初にやり直[24]すれば誤ることなき者也。佗の血証后、労状を見わしたるは大氐治すれども、崩漏後の労は治し難きもの也。その内、随分もつれぬさきに、早く治すれば効を得ることあり。治方は黄芩湯、逍遙散[25]、当帰散[26]

の類にてあしろうて置きて可也。
○乳病一切、乳癰・乳岩の類にても、始終蒲公英[27]を葅[28]となし、餌食さする也。よきもの也。方は梓葉湯[29]、乳癰・乳岩にもっともよく内托[30]するもの也。乳腫れて、夫れより寒熱を発するを此れを乳痛風と云い、柴胡桂枝湯[31]用ゆべし。産後などに乳通ぜずして此の病をなすものあり。此れも治法同じ。産後乳出でても、飲ましむべき子なきときは早く乳を止むべし。然らざれば、則ち乳痛風を為すもの也。小児に乳を咬まれて、夫れより乳腫れて乳痛風となる也。産后の乳を止むるには、鉛丹[32]を酢にとき、乳房中にぬるべし。先ず大抵は是れにて止まる也。若し止まらざる者は麦芽を用ゆ。其の方、方鑑[33]に出づ。此の二方にて足る也。平常にても乳凝りて寒熱する也。産后は但だ凝るということなし。乳通ぜざるよりして来たるもの也。平常にては、吐乳などのときにかまれ、或いは積気によりて寒熱を発してくるものあり。
○一切乳腫痛に紫花地丁[34]を研りて滓ともに塗るべし。能く腫れを去るもの也。多く方ありとも、此の方尤も良し。紫花地丁は能く解毒するものとみえて、救偏瑣言[35]に痘瘡に専ら解毒に用いてあり。
○一婦人、常に温経湯[36]の症にて温経湯を長服せしめてあるに、或る時に毯の如き白物を下す。夫れに付きて血も少し下る也。するつき[37]などありて、附子でも用いたならば可ならんやと思うように見ゆる処へ、先生、芎帰膠艾湯[38]を用いて治を得たり。后、腹痛ありて当帰芍薬散[39]を服すること、二十服余にて愈ゆ。

注12) 許叔微撰『普済本事方』巻之十・婦人諸疾に、「婦人月経壅滞、毎に発し、心・腹・臍疞痛して忍ぶべからざるを治し、及び産後悪露快からず、血上りて心を搶き、迷悶して省みず、気絶して死せんとするを治す。琥珀散」とある。○荊三稜・蓬莪朮・赤芍薬・劉寄奴・牡丹皮・官桂・熟乾地黄・菊花・真蒲黄・当帰を

烏頭・生姜・米醋にて用いる。

13) 三ヶ月〜五ヶ月の間の意味。
14) 傍註に「方は腸癰門を見よ」とある。注2）で詳説した。
15) 傍註には「痢疾門に桃花湯有り」とある。ここでは吉益東洞著『東洞先生家塾方』の桃花湯ではなく、『金匱要略』の桃花湯〇赤石脂・乾姜・粳米である。
16) 原文には陳注本義とある。先ず、『金匱要略』の陳注本は陳念祖註『金匱要略浅註』だが、1803年刊である。これは東郭没年なので、一般には当たらない。次に、本義を固有名詞と解すれば、魏荔彤註『金匱要略方論本義』(1720年刊)があるが、和刻本はない。そこで、沈注本と解すれば、沈明宗編註『金匱要略』(1692年刊)が1731年和刻されている。同一発音による錯誤か。

　同書巻二十・婦人雑病には、「此れ皆帯下なり。鬼神有るに非ず」という本文に対して、「以下の諸証、乃ち帯脉の下、血海邪を受けて病を為す。総べて此れ皆帯下と謂う。……鬼神有りてしからしむる所に非ざるのみ」と註釈されている。

17) 礬石丸〇礬石・杏仁の条文には、「婦人、経水閉じて利せず、蔵堅癖止まず。中に乾血有りて白物を下すは礬石丸之を主る」とある。
18) **『百疢一貫』巻之下・18. 大小便閉　淋疾　遺尿**のこと。
19) 月経に伴って、周期性の吐血或いは衄血の病症の出現をいう。
20) 言いたい事柄、不平文句。即ち、病のこと。
21) 傍註に「方は妊娠門を見よ」とある。有持桂里著『校正方輿輗』巻之一・産前後に、「回生湯　当帰・芎藭・大黄・黄連・桂枝・白朮・芍薬・黄芩・茯苓・地黄・甘草・人参・木香・丁香・萍蓬（川骨）」と、十五味が指示され、「此の方、能く気を下し、血を行らす。真に産後必用の聖剤なり。吾が門、安神散、黒神散、枕さげ諸薬を用いざるは、此の方あるを以ってなり」と解説され

る。

　　回生湯は山田の振薬が原方であり、山田の振薬に大黄・芍薬・茯苓・地黄・丁香を加味したものである。従って、女神散とも類方であり、回生湯去芍薬・茯苓・地黄・川骨加香附子・檳榔子で浅田宗伯著『勿誤薬室方函』の女神散となる。

22) 傍註に「経閉門を見よ」とある。三黄瀉心湯のこと。

23) 傍註に「痢疾門を見よ」とある。

24) 原文には治とあるが、遣り直すの義なので、治は錯誤。

25) 傍註に「労疾門を見よ」とある。○当帰・芍薬・柴胡・白朮・茯苓・生姜・甘草・薄荷。

26) 傍註に「妊娠門を見よ」とある。○当帰・黄芩・芍薬・川芎・白朮。

27) キク科蒲公英であるが、我が国ではタンポポ属植物が小野蘭山口授『本草綱目啓蒙』巻之二十三・菜之二柔滑類・蒲公英に、「原野路旁ニ甚多シ」として用いられた。清熱解毒作用に全草を乾燥して用いる。

28) 漬物、酢漬けの菜のこと。

29) 傍註に「方は癰門を見よ」とある。○梓葉・忍冬・大黄・川芎・甘草。山田元倫撰『名家方選』瘡腫病・黴瘡を出自とする。梓葉はノウゼンカズラ科キササゲの葉で、瘡疥・皮膚瘙痒を洗う用途が一般的である。

30) 内服薬による瘡瘍治法の一つで、正気を旺盛にして毒邪を外部に排出する方法をいう。

31) 傍註に「方は癧痕門を見よ」とある。

32) 抜毒生肌作用があり、外用する。

33) 杏雨書屋蔵『方鑑』には記載はない。念のために調査した和田東郭著『方函』、『和田家方函』にも記載されていない。

34) スミレ科スミレ、ノジスミレ他が用いられるが、我が国では『本

草綱目啓蒙』巻之十二・草之五隰草類下・紫花地丁に、「深紫色又浅紫花、白花ノモノアリ」とあるので、多くのスミレ科植物が薬用とされた。清熱解毒・消腫作用がある。

35) 原文は『救変瑣言』と誤記される。費啓泰撰『救偏瑣言』は1659年刊の痘瘡治療書である。その中で、地丁は主に壮熱の時に処方されている。処方例としては清熱解毒湯、鬆肌通聖散、必勝湯などがある。

36) 頭註に「方は帯下門を見よ」とある。既出した。

37) 傍註に「血暈」とある。

38) 傍註に「方は妊娠門を見よ」とある。既出した。

39) 傍註に「妊娠門を見よ」とある。

○経水天癸[40] 止まざる者には黄連解毒湯[41] 或いは小柴胡湯、温経湯[42] の類、証に随って用ゆる也。此れらの方にて片手に黄芩を用ゆる也[43]。黄連解毒湯は十分の熱と見て用ゆる也。血は熱にあえば行き、寒にあえば凝る。是れ常也。変に至りては極まりなき也。諸血証に黄連解毒湯効あり。

○帯下は多く寒と云えども、熱にあることもあり。素問に小宛熱尿出白液[44] と云う。是れ、帯下の熱にも在る徴也。熱によりたるは桃核承気湯効あり。若し少腹に塊血など無く、柴胡のひっぱりもなく[45]、或いは心下に云い分[46] 有る者には黄連解毒湯効有り。

○婦人の夜分になりて腹満するもの、血症にさだめて抵当湯[47]、桃核承気湯の類を用いて百発百中也。金匱の腹満たず、我満つと言うの証[48] も血症に定めて良けれども、此れは云う者もあり、言わざるもある也。故に慥かには当てにならぬ也。夜分にて決するは一向違いなきもの也。腹満のことを医の方より問わざるの中に、病人より発語することもある也。又、瘀血・帯下ともに唇舌乾燥をせぬものある也。

故に是れもしっかりとはあてにならぬようなるもの也。又、目ざめに口中乾燥するは、婦人ならば帯下・経閉也。その内、経閉にて此の証を見(あ)わすものは乾血也。男子にても血症也。即ち、津液の凶証也。
○少腹冷ゆるに熱によるものあり。烏頭・附子にて愈えずして柴胡・黄芩にて愈ゆるあり。
△一婦人腹中寒、尤も外より窺うに少腹殊に冷え、動気ありて柴胡姜桂湯[49]の証に似て肩背へ凝り、頭にふけを生ず。瓜呂根湯[50]にて愈えたり。温経湯や附子剤にて愈えざりしゆえ、瓜呂根湯を用いたり。
○甘麦大棗湯[51]、臓躁には殊の外、効ある也。腹の拘攣に用ゆる也。背へひっつきてあるようなるにはきかぬ也。右腹の拘攣の処にゆく故、瘀血と紛るることあり。又、右の拘攣甚だつよきときは硝石大円[52]を兼用して良し。此れは便秘或いは経閉などあるとき、兼用して大いに良し。婦人喜笑する者あり。此の方、効有るべきと覚ゆるなれども、未だ試みず。儒門事親[53]に黄連解毒湯を用いてあり。能く効あるもの也。
○婦人、項背強ばるを患うるもの、但項背強ばるを治せんとしては治せぬもの也。蓋し是れ多くは疝或いは帯下の致す所也。其の本病を治すれば自ずから治する也。毒より来たるの項背強ばるは提肩散[54]の類也。疝より来たる者は当帰大黄湯[55]の類也。然れども何如としても治せず、益々項背強ばりて石の如くかたまる者にても懸河(たき)にうたすれば、是非一旦は復するもの也。其の内、それにてとくとなおる者あり。
○婦人帯下、臍の左の方に凝りあるものに軽粉を用ゆることあり。
○一婦人、肛門の辺に小指大の如き瘡を生ず。それより或る時に寒熱を発す。此の婦、其の瘡を発せざる以前、淋疾などの如く、小便不利などあり。先生云う、毒より生ずるものは必ず淋疾などの如き証を患うるもの也。右の病人に六物解毒湯[56]に軽粉を加えて用いられたり。軽粉を入るるときは早く功を取る者也。此の証、梅肉を用ゆるも良き

也[57]。

○一婦人、年四十許り。時々熱し、四肢怠惰、気鬱して食さず。腹時々微痛、微咳。脉に数ありてちりぢりとし[58]、腹は簾に絹をかけたる如く、支結の状あれども、心胸に係ることも無ければ、柴胡のゆく処も見えず。気むつかしくして児あれども、捨てて置きて愛する心もなし。医見て、虚労の初発と見て治を為せども、効なし。是に於いて先生に治を請う。先生以為えらく、虫積には頭痛と嘔吐は添うもの也。而るに無し。然れども脉と証とは蚘虫也とて、檳榔鶴虱散[59]を与えられたり。二・三日にして効有り。

○瘀血の至りて混じて何とも分かち難き者に、一味浮石[60]効有り。或いは一身肥満して各別の血塊も無きものは、浮石・桃仁・大黄三味、丸となし用ゆる也[61]。又、心胸下殊に張りて悪しきと云うものには、大柴胡加浮石湯を用ゆる也。又、満などの気味、下に在るものには香附子・浮石二味、末と為し、白湯にて用ゆ。本分の方也。此の方、もと丹渓の方にて疝を治するの方[62]也。今、借りて帯下に用ゆ。又、婦人一年も経水来たらず、塊もなきものは甘草・香附子・芍薬三味、煎じ用ゆる也。煎じあげ、塩少し点じて用ゆる也。右の方は聖恵方の如神散[63]と云う方也。此の方、又崩漏の塊なき処へもやる也。又、温経湯にある金匱の婦人年五十所云々[64]の所へもやる也。何れ塊なき也。又、一年も経水来たらず、塊結もなきものは抵当湯などにても血下らざる者也。破血の剤を用ゆるときは、又害あり。利せずしても塊なきものは、桃核承気湯や抵当湯を用いても一向に血来たらぬもの也。若し又、塊あって満するもの、抵当湯、下瘀血湯[65]類に浮石を加えてよき也。抵当湯などの症にして塊結なく満し、或いは少腹殊に満して塊結なきは浮石の類を用ゆる也。又、心胸下殊に脹るものは柴胡湯に加浮石を用ゆる也。浮石は小便を通じ、経を循らし、能き塩梅なるもの也。大抵、琥珀[66]などと近し。瘀血を小便道へ抜く気味也。吉益などにて瘀血剤をやりて浮石丸[67]を兼用する也。又、浮石は水

蛭・蚉虫の類にて効無き処によきもの也。浮石を用ゆる処は、何れ満して結せぬ処へ可也。満して結したるときには抵当湯の類、可也。塊結してあるものならば、浮石を借らずとも製方ある也。
○起癈丸を用ゆるは瘀血腹痛、その外一切痼疾、瘀血による者に用ゆ。其の方、大黄・麺粉・生漆各等分、蜜にて丸じ、白湯にて下す。三分より一銭に至りて終わり、而して後始む。知るを以って度と為す。此の丸を用いて后、痒みの出づる者は佳也。此の方、又虫積を治す。鷦鴣菜湯68)などに兼用して能く虫を下す者也。又、此の方、乾血労を治す。婦人、月水通ぜざること久しくして後、労となるもの、此の方之を主る。若し、病人精気脱して大黄を用い難きものは、千金地黄煎丸69)を用ゆる也。其の主治、月経通ぜず、臍下堅結すること大きさ杯盤の如く、発熱往来、下利羸痩。此れ血瘕と為す。生地黄三十斤、汁を取る・乾漆一斤、末と為す、右二味、漆末を以って地黄汁中に内れ、微火に煎じ、合して丸ずべし。毎服酒にて下すこと梧子大の如く、三丸。知らずんば之を加う70)。常に以って食後に服す。乾血労の目的となる証。月水不調・少腹急結・肌膚甲錯、少腹尤も甚だしく、手掌斑紋・唇口乾燥、而して善く穀を消す。一后世家に加味逍遙散で効なきものは、用い処のあしき故也。此の方を用ゆるは初発、大柴胡湯加当帰を用いて一つさばき、さばきて置きて後、逍遙散を用ゆるときは効あるもの也。又、大柴胡湯を用ゆる証ならば、此の処へは起癈丸を兼用すべし。若し、大柴胡湯の証なくは逍遙散也。凡そ緩剤を用いて右の丸を用ゆべし。

注40) 天癸は男女の腎精のことであるが、婦人科では月経を意味する。それ故、経水天癸は経水に同じ。
41) 傍註に「方は癲癇門を見よ」とある。
42) 傍註に「方は帯下門を見よ」とある。
43) ここの片手は2つのことを同時に行なうという意味である。従っ

て、先の処方を投与するとき、黄芩を多量に、または加味して投
与することを意味する。

44) 『黄帝内経素問』玉機真蔵論篇第十九には、「少腹冤熱而痛出白」
（下腹部に熱が籠って痛み、尿に白濁を出だす）とある。一方、
同箇所の王註には、「少腹冤熱而痛溲出白液也」とあるので、恐
らく東郭は素問の本文からではなく、王註から引用したものであ
ろう。

45) 李時珍撰『本草綱目』巻十三・草之二山草類下・柴胡の発明には、
「労が脾胃に在りて熱有り、或いは陽気下陥するときは、柴胡は
乃ち清気を引きて熱を退くるに必用の薬なり」とある。即ち、柴
胡のひっぱりもないとは、陽気が下陥していないことをいう。

46) 言いたい事柄、不平文句。即ち、病のこと。

47) 傍註に「方は経閉門を見よ」とある。○水蛭・虻蟲・桃仁・大黄。

48) 『金匱要略』驚悸吐衄下血胸満瘀血病脉証治第十六に、「腹満たざ
るに、其の人我満つと言うは、瘀血有りと為す」とある。

49) 傍註に「癥瘕門を見よ」とある。柴胡桂枝乾姜湯のこと。

50) 傍註に「方は経閉門を見よ」とある。○瓜呂根・麦門冬・人参・
生乾地黄・甘草・土瓜根・大棗。

51) 頭註に「方は癲癇門を見よ」とある。

52) もうすこし先の注71)で、千金硝石大円として一項が設けられて
いる。○硝石・大黄・人参・甘草。

53) 張従正撰『儒門事親』巻之五・(婦人)経血暴下六十五及び巻之
十一・(婦人)火類門に記載されている。

54) 傍註に「方は肩脊痛門を見よ」とある。○羌活・防風・藁本・川
芎・白芍・黄連・黄芩・甘草、加生姜。

55) 傍註に「方は癥瘕門を見よ」とある。○当帰・芍薬・桂心・乾
姜・茱萸・人参・大黄・甘草。

56) 傍註に「梅瘡門を見よ」とある。注1)で解説した。

57) 『名家方選』瘡腫病・雑瘡に、「梅肉散　諸悪毒を治す」と収載される。○梅肉・山梔子・巴豆・軽粉。

58) ちりぢりは漢字で書けば散り散り。不整脈の様をいう。

59) 原文には檳榔霍虱散と誤記される。傍註に「虫疾門を見よ」とある。○当帰・桔梗・芍薬・橘皮・鶴虱・人参・桂心・檳榔、姜棗湯。元々は王燾撰『外台秘要方』第七巻心痛心腹痛及寒疝・諸虫心痛方に、「広済、諸虫心痛、冷熱を問わず、蛔虫心痛を療する檳榔鶴蝨散方」と収載されていることによる。尚、虱は蝨の俗字である。

60) 海浮石のこと。一般的には化老痰・軟堅・通淋作用がある。

61) 『名家方選』婦人病・経閉血癖に、「浮石丸　血塊を治す妙剤也」として、先の三味が指示されている。今まで『百疢一貫』に、更には東郭の処方への『名家方選』の影響について論じられたことはなかったが、注29) の梓葉湯の採用の点からも見直す必要があろう。

62) 朱丹渓撰、程充訂『丹渓心法』巻四・疝痛七十四に、「諸疝を治す。発する時に服す」として、先の二味が指示されている。また、「心痛を治す」とも記載される。

63) 王懐隠等撰『太平聖恵方』の婦人に関する巻第六十九から巻第八十一には収載されていない。但し、李恒撰『袖珍方』巻之四・婦人方・調経衆疾に、「如神散　聖恵方、婦人血崩止まず、赤白帯下を治す」として、香附子・赤芍薬二味が塩一捻り加えて煎用する記載がある。

64) 『金匱要略』婦人雑病脉証并治第二十二の温経湯の条文である。

65) 傍註に「妊娠門を見よ」とある。○大黄・桃仁・䗪虫。

66) 地質時代の樹脂が地中に埋没して化石となったもの。鎮驚安神・利水通淋・活血祛瘀作用がある。

67) 注61) に記載した。

68)　**3．小児諸病**の注84)で詳述する。尚、鷓鴣菜はフジマツモ科の紅藻類で海人草、マクリのこと。駆蛔虫作用があるが、我が国では胎毒を下すために、生児に飲用させた。
69)　孫思邈撰『備急千金要方』巻之四婦人方下・月水不通第二に、本文の条文で血瘕ではなく気瘕として記載されている。但し、方名はない。一方、葛洪撰、陶弘景増補『肘後百一方』巻之四・治卒心腹癥堅方第二十六にも、『備急千金要方』と同一条文で収載されている。この項は楊用道が続添した附方箇所ではない。
70)　効果がなければ増量せよとの指示である。

○千金硝石大円71)、十二癥瘕72)、婦人帯下、絶産73)・子無しを治すとありて、堅癥積聚門74)に出でたり。なれども此の方、男女を問わず腹にしっかりとしたる堅まりあるものを目当てとす。婦人月水不調の者は尤も効あり。男子は疝或いは湿毒にて臍傍などに凝結したるを目的とす。然れども、凝結したるものは砕け難き者也。
○黄連解毒湯75)は大血の下るものはゆかぬ也。然れども、子和76)が云いしことなれば、必ずしもなきことにもあらざるべし。知り置くべきこと也。
○丹渓云う77)、実火瀉すべし、芩連の類、虚火補うべし、参芪の類78)とあるに因って、后世家、羸痩して労れたる病人の血症に黄連解毒湯を用ゆることを忌む。非也。大事なきもの也。
○帯下は腰湯をする良し。凡て下焦を温むるもの、良きもの也。其の法、塩薦79)を焼き、たき出だして日に二・三度もする也。浴すれば益々良し。俗に云う消渇などにも此の方を用ゆれば通じ、あんばい良きもの也。或るひと云う、帯下、潮を湯と為し浴して効あり。先生曰く、よかるべし。常の塩湯80)にてすら良き也、況んや潮湯80)は益々よかるべし。

○婦人に右の方に下より脇下へしっかりと痃癖となりて、上までつづきて迫るは難治也。しかし、支結にあらず。支結は難治とするにあらず。支結は聚散ある也。右の塊は聚散なり[81]。始終ある也。婦人瘰癧などにて、瘰癧は軽くとも右の塊あるは難治也。然し、療治をせざるにもあらず、兼ねて心得て置けば仕損じなき也。経閉などにても、右に上へずっと痃癖の如くあるは大病を為すもの也。難治のもの也。
○婦人、経閉もなくして左に塊あるものあり。是れ帯下とす。血を攻むると、毒を逐うとの二つあり。経閉によりて塊ある者は必ず右にあり、夫れより左へも及ぶ也。右になきものは臍下にある也。経閉は左にあずからぬ也。
○崩血、古方家にては芎帰膠艾湯、重きは十全大補湯加附子を用ゆ。今、先生、芎帰膠艾湯の重きは直ちに四逆湯[82]を用ゆる也。芎帰膠艾湯、後世家にて膠艾四物湯と名づく。
○婦人、手掌煩熱・赤紋あるものあり。瘀血也。腹に塊あるものは逐血の剤に宜し。若し、腹に塊もなくして手掌煩熱して赤紋を為して、它(ほか)に証候なきものは三物黄芩湯[83]を用ゆる也。掌中、赤紋を発するは何れ瘀血に因る也。乾血労[84]などに多くあるもの也。若し、前の三物黄芩湯にて日を経て治せず、重くなるときは大丸[85]を用ゆる也。本方は逍遙散の類を用ゆる也。先生又曰く、刺絡兼施して宜しかるべし。右の証、后には手癬の状の如くになりて、指さきほつれる[86]様にはいむし[87]の様になる也。その時、大丸、逍遙散也。
○小児、乳をかみて痛むには阿仙薬・天花粉・黄連[88]を末となし付くる也。軽きは此れにても差ゆる也。若し、重きものは竜鱗膏[89]を付けて良し。又、乳ぶるい[90]になりては柴胡桂枝湯[91]よき也。

　　注71)　注52)で硝石大円として登場した。○硝石・大黄・人参・甘草。
　　　72)　『備急千金要方』巻之四婦人方下・赤白帯下崩中漏下第三には、
　　　　　「何をか十二癥と謂う。是れは下す所の物が、一つ状が膏の如き

を曰い、二つは黒血の如きと曰い、三つは紫の汁の如きと曰い、四つは赤い肉の如きと曰い、五つは膿痂の如きと曰い、六つは豆汁の如きと曰い、七つは葵（古くは葵は五菜の主として食用とした。そのため滑菜ともいう）の羹の如きを曰い、八つは凝血の如きと曰い、九つは清血の如く、血なれども水に似たると曰い、十は米の泔（とぎしる）の如きを曰い、十一は月浣（月経期間）の前だったり、却（あと）だったりするが如きを曰い、十二は経の度（はか）りが期に応ぜざるを曰う也」と、帯下の状況について記載される。また、十二瘕は十二瘕とも云う。

73) 流産のこと。

74) 『備急千金要方』巻第十一肝臓・堅癥積聚第五に、硝石大丸として登載されている。

75) 傍註に「癲癇門を見よ」とある。

76) 『儒門事親』巻之五・（婦人）血崩六十二には、「……如し久しく愈えざれば、面黄・肌痩す。慎んで燥熱の薬を与えて之を治すべからず。豈聞かずや、血は熱を得て流散すると。先ず黄連解毒湯を以って、次に涼膈散、四物湯等の薬を以って之を治して愈ゆ」とある。即ち、黄連解毒湯単方では不可との意であろう。正に、ここの記載は温清飲の出典考察に対する重要な一ステップと解すべきである。

77) 『丹渓心法』巻一・火六に、「実火瀉すべし。黄連解毒の類。虚火補うべし。小便より降火するは極めて速し。凡そ気有余なるは便ち是れ火、不足すれば是れ気虚なり」とある。

78) 朱丹渓撰、戴元礼校補『金匱鈎玄』巻第三・火豈君相五志倶有論で、「若し飲食・労倦にて元気を内傷すれば、火は両立たず。陽虚の病と為す。甘温の剤を以って之を除く。黄耆・人参・甘草の属の如し」と記載されるが、一般に虚火は滋陰降火されるべきで、参芪が処方される場合は少ないし、要注意である。

79) 薦は筵のこと。従って、塩薦は塩包・塩俵のこと。
80) 塩湯は塩を湯に溶かしたもので、潮湯は海水そのものを加熱したもの。
81) 「支結の右の塊は聚散なり」と補足した方がよく文意が通じる。尚、聚散は集まったり、散ったりすること。
82) 傍註に「食傷門を見よ」とある。
83) 傍註に「妊娠門を見よ」とある。
84) 瘀血による慢性の虚損労傷のこと。
85) 注74) の硝石大丸、即ち本文に云う硝石大円のこと。
86) 漢字で書けば、解れる。解けて離れるの意。
87) 漢字で書けば、這い虫。
88) 『名家方選』瘡腫病・雑瘡に「浸淫瘡を治する方」として、阿仙薬・黄連二味を末と為し、瘡上に傅く用法が登載されている。
89) 山脇某著『山脇家八十二秘方』(七〇) 散結毒凝腫方には、「竜鱗膏　百草霜・松脂各等分、右二味、飴にて和して匀え、紙に攤げて患処に貼く。陶 (山脇東門) 按ずるに、乳腫痛の類に用いて妙なり」とある。
90) 乳汁が鬱積し、悪寒・発熱にまで至る急性乳腺炎のこと。
91) 傍註に「癥瘕門を見よ」とある。

2．産前後

　産后に腸癰に類するものあり。是れ敗血也。とんと腸癰に似たるもの也。只、其の別は腸癰は必ず額に汗出で、小便淋瀝する也。此の二証あらば腸癰と決め、大黄牡丹皮湯1)、瓜子仁湯2) の類を用ゆべし。此の二証無き者は敗血の然らしむる処也。腸癰は腫痞3) と云いて、毒

などの如く硬からざるもの也。柔和なる者也。又、小児に胎毒にて此くの如きものあり。小児門[4]に出だす。右の敗血は大黄牡丹皮湯もよけれども、瓜子仁湯、効速やか也。千金[5]にも産后腸癰に疑似するものに瓜子仁湯を用いてあり。瓜子仁湯、帯下などに用ゆるあり。婦人雑病門[6]に出だす。

○妊娠悪阻を治するには猪苓散[7]最も効あり。

○産后痙[8]に附子剤にて止むることあり。桂枝附子湯[9]にて良き也。瘀血に因りたる者には効なし。是れらの症発するは、早く髪を結いたり、或いは風を引いたりしてより発する者、沢山にある者也。

○産后血暈、瘀物尽きざる乎、又血脱乎の二つを分けて治を施すべし。其の尽きざるを知るは、瘀血物(おりもの)の多少を問い、腹中の塊物あるか、塊無きかを審らかにして、瘀血に因るものは桃仁承気湯[10]、失笑散[11]、三黄瀉心湯[12]、抽刀散[13]の類を撰び用ゆ。失笑散、聖薬也。桃核承気湯にても、失笑散兼用する也。折衝飲[14]は血暈にはぬるし。常の瘀血を逐う也。桂枝茯苓丸に加味した方也。是れを以って推すべし。産后の瘀血に用ゆ。桂枝茯苓丸に近き証也。産后一通りは桂枝茯苓丸にて良し。血暈には効無し。抵当湯[15]も悪露の尽きざるものに用ゆれども、血暈には用いざる也。

○産后悪露尽きざるには桂枝茯苓丸、甚だしき者は加大黄、軽きは本方にて良き也。腹痛の者は失笑散を兼用する也。酢をかがすものも、瘀血のものに用ゆる也。能く効ある者也。此れは露ほそい[16]と云う処へよし。尽きざるもの也。脱血のものにはあしき也。脱血の者には四逆湯[17]にて良し。病家にて人参入れたきと云わば、何人参也とも入れて飲ますべし。芎帰膠艾湯[18]を此れらに用いては、馳せる馬を跡より逐うて往く様なるもの也[19]。或いは参連湯[20]などを兼用す。又、及ばざること也。軽き者には効あり。其の勢い危うき者や手足冷ゆるに至るものは四逆湯也。

○血脱の者は四逆湯にて良し。

○回生湯[21]も瘀血の方に係る也。

注1） 傍註に「方は腸癰門を見よ」とある。
2） 傍註には「同上」とあって、注1）を指す。
3） 腹部にて気機の流通が阻害されるものの、硬結を触れずに腫脹している病態をいう。
4） **3．小児諸病**のこと。
5） 『備急千金要方』巻第二十三痔漏・腸癰第二に、治腸癰湯方の又方として、薏苡仁・牡丹皮・桃人・瓜瓣人が指示された後、小字双行で、「姚氏は桃人を用いず、李人を用う。崔氏には芒硝二両有りて云く、腹中疠痛、煩毒して安からず、或いは脹満して飲食を思わず、小便渋る。此の病、多くは是れ腸癰なり。人多くは識らず。婦人、産後虚熱の者、多くは斯の病となる。縦い癥疸に非ずとも、疑うらくは是れ便ち此の薬を服して他損すること無からん」とある。
6） **1．婦人雑病**のこと。瓜子仁湯は同じく注2）に詳しい。
7） 傍註に「嘔吐門を見よ」とある。○猪苓・茯苓・白朮。
8） 子癇は「妊娠、分娩および産褥期に突発する強直性ならびに間代性の痙攣と昏睡を主症状とした後期妊娠中毒症の特殊型である」（『南山堂　医学大辞典』）。ここでは、産褥子癇のこと。
9） 傍註に「中湿門を見よ」とある。○桂枝・附子・生姜・大棗・甘草。
10） もちろん桃核承気湯のことであるが、本書での初めての桃仁承気湯との記載である。
11） 頭註に「失笑散　五霊脂・蒲黄各一銭、右、醋水にて煎ず」とある。
12） 頭註に「三黄瀉心湯　黄連・黄芩・将軍、右等分、水煎す」とある。

13) 陳自明撰『婦人大全良方』巻之一・崩暴下血不止方論第十五には、抽刀散と名づけて五霊脂一味を水・酒・童便で煎じ、「悪血を散ず。或いは心腹・脇肋・脚痛忍ぶべからざる者」に用いる旨、記載される。
14) 頭註に「折衝飲　芍薬・牛膝・桃仁・牡丹皮・当帰・川芎・桂枝各大・紅花・玄胡索各中・甘草小、右十味」とある。賀川玄悦著『子玄子産論』巻第一・孕育を出自とする。
15) 傍註に「経閉門を見よ」とある。
16) 露は悪露のこと。悪露が少なく、尽きない状態をいう。
17) 傍註に「食傷門を見よ」とある。
18) 傍註に「妊娠門を見よ」とある。
19) 薬の効力が届かないことの譬えである。
20) 傍註に「癲癇門を見よ」とある。『松原一閑斎先生古医方則』産後には、「参連湯〇人参・黄連、痰飲有る者には橘皮」とあるが、同書には他に参連湯との方名の許で、「噤口痢・不食、胃熱甚だしき者を治す。〇人参・黄連、加石蓮肉」、「喘息、気急なる者を治す。〇和芳野人参・黄連」及び「婦人産後に用う。〇人参・黄連・呉茱萸、痰飲有る者には橘皮入る」等々と記載される。
21) 傍註に「妊娠門を見よ」とある。**1．婦人雑病**の注21)で解説した。

〇芎帰膠艾湯、千金の方[22]よし。四味に甘草ある方也。
〇常の脱血にても、重きは四逆湯也。軽きは芎帰膠艾湯を用ゆることあり。其の勢い危うきものは四逆湯にて良し。
〇悪血にて失笑散も及ばず、血暈にて血を逐う間もなきと云う処へ熊参湯[23]よし。一閑斎[24]にて参連湯煎じ、夫れに加熊胆用ゆる也。此の方よし。此の熊参湯は至って急卒にして、血を追うに及ぶべからざ

る処に用ゆ。
○千金、産後汗出づるに桂枝加附子湯を用いてある也25)。
○産後汗大いに出でて、額よりも流れて畏るるほど出づるものある也。証に随って三黄瀉心湯、桃核承気湯、回生湯21)用ゆ。
○三黄瀉心湯は勢いを折くきみにて、少し血に係わる也。将軍黄連瀉心湯26)とは少し異なる也。
○桃核承気湯は血分をつよくおだてる27)きみ也。根あるきみ也。
○三黄瀉心湯は上へ迫りたるもの也。根少なくなりて、逆気の強き也。
○桃核承気湯を胞衣の下らざるに用いて効あり。薩州吉村遍宜28)は平胃散に加芒硝で胞衣の下らざるに用いて此れも効あり。夫れよりは桃核承気湯良し。
○回生湯21)は能く瘀血の方にはいつも兼用して奇効あり。
○児枕痛29)、俗にあとばらの痛むと云う。是れには延胡索湯30)、最も効有り。此の方、本草発明31)に方名もなく、主治も身体疼痛を治すとあり。今活用するに能く効有り。延胡索・当帰・桂枝各等分煎じ用ゆる也。是れにて止まざる者は苓索散32)、或いは失笑散に加延胡索兼用する也。一貼にして効あるもの也。苓索散は一本堂33)の方也。苓索散、丸薬にして用い試みしに効無し。
○鹿胎霜34)、産后の脱血の血暈に四逆湯35)に兼用する也。能く効有り。
○又、産后の舌痛に附子湯36)に加当帰良し。鹿胎子34)を兼用して良効あり。
○又、腹に水気などあり、証によりて真武湯37)の良きことあり。世医は黄連や石膏・辰砂などやるけれども効無きもの也。産后舌痛、紅赤にして状(かたち)皮無きの如しとあり。準縄38)に見えたり。此の言、能く中たれり。附子の往く処也。皆痛み、咽喉へまで係る也。世医は療治しかぬるもの也。舌ザラザラして虫の出づる様にあるもの也。上に真武湯の往く処と云いしは、腹微満して水気ある目当て也。

○産後蓐労[39]とならんとする者に耳なりなどするは害なし。本病を治すれば自ずから愈ゆる也。或るひと云う、鹿角[40]一味、酒にて温服す。百日程用ゆれば全愈と云う。先生云いしには小柴胡湯、三物黄芩湯[41]にて良き也。二方、蓐労の類を治する也。它（ほか）に方なき也。三物黄芩湯は熱の強気に用ゆ。小柴胡湯は熱の軽きに用ゆ。まま土俵際まで三物黄芩湯にて取り上ぐることあり。然れども甚だ服しにくがるもの也。此の方、先生活用するに、婦人年十六・七の歳、経水なくして夫れより労病[42]になるものに用い、効有り。金匱の方[43]也。此の方を用いて虫下るときは益々佳也。此れならば、仮令（たとい）労状[42]を具えて危うきとも治する也。先生、常に甘草を加え用ゆ。余りに服するに堪えざるによりて也[44]。昆山先生[45]は苦参[46]を去りて、黄連を加えて用ゆると云う。疑うべし。

○或るひと云う、産後聾[47]に三黄瀉心湯に大黄酒煎して服す。効有り。

○胎衣、七日位までは下らずしても術ある也。七日すぎては術なし。七日に臨まずして死するものもある也。

○産後悪露尽きざるに、腸癰に疑似するものあり。排膿散[48]よし。膿を下して愈ゆる也。痛みなどグッと緩むもの也。此の証も湯の方はいけざる也[49]。

○胎衣下らざるに大黄牡丹皮湯[50]を用ゆれども、桃核承気湯良き也。大黄牡丹皮湯は必定は無理なるもの也。桃核承気湯は胎衣下らざる者には、証を問わずして用ゆる也。速やかに効あるもの也。

注22）『備急千金要方』巻第二婦人方上・姙娠諸病第四には、「姙娠二・三月から上は八・九月に至るまで、胎動不安・腰痛で已に所見有るを治する方」として、艾葉・阿膠・芎藭・当帰各三両・甘草一両が指示されている。但し、芎帰膠艾湯との方名はない。

23）『松原一閑斎先生古医方則』産後には、「熊参湯○人参・黄連・熊

胆」とあるが、同書の他の箇所では「産後に用う。中風にて人事を知らざる者」、「卒倒を主る方」等々と記載される。熊参湯はバリエーションはない。

　多紀元簡編著『救急選方』上巻・癲癇門には、「熊参湯　本朝経験　元気虧損し、癇厥（人事不省）して瘈瘲（せいしょう）（引き付け）するのを療す。熊胆の豆粒許りを人参湯を煎じて化し、口を開いて之に灌ぐ」とあり、同名異方の熊参湯が掲載される。

24) 松原慶輔、一閑斎と号す。名古屋玄医・後藤艮山・山脇東洋と共に、古方四家と言われた。

25) 『備急千金要方』巻第三婦人方中・虚損第一には、「産後風虚、汗出でて止まず、小便難く、四肢微かに急にして、屈伸するに難き者を治する桂枝加附子湯方」とある。○桂枝・芍薬・甘草・附子・生姜・大棗。但し、元々は『傷寒論』処方である。

26) 通常は大黄黄連瀉心湯という。傍註に「癥瘕門を見よ」とある。

27) 漢字で書けば、煽てる。騒ぎ立てること、煽動すること。

28) 原文は吉村徧宜と記す。徧は遍の旧字体・遍の本字である。遍宜はあまり衆目を集めていないが、気骨のある医家なので、以下一言する。

　遍宜は東洞門下生として寓していたとき、師の持論と術との齟齬を詰問し、「先生は自他共に欺いているが、自分は欺かれない」と、怫然と怒って門を去った。以上、『皇国名医伝』巻之下による。

　一方、遍宜著『人参説』には、自他共に欺く具体例を記述している。方剤に依って薬徴を論じ極めんとする臆見を以って人を欺き、東洞の実際の治療は２、３の方剤の兼用を常としているので、何れの薬が験あるか否か弁別し難く、それに基づいて薬能を推断するのは自らを欺くことになると。

　尚、『人参説』は遍宜著『痘疹必要』と合冊で1768年に刊行さ

れたが、東洞生存中にも拘らず、中西深斎が序を寄せているのは興味深い。

　尚、龔信撰、龔廷賢続撰『古今医鑑』(訂補本) 巻之十二・産育には、「○一方　死胎を下す。平胃散一剤、水・酒各々一碗煎ずること一・二沸にして朴硝五銭を入れ、再び煎じ、傾け出だし、温かさを候いて服す。其の胎、化して水と為して下る」と登載されている。

29) 産後に瘀血凝滞して小腹部に硬結を触れ、圧痛を訴える病状をいう。

30) 『太平聖恵方』巻第八十一・治産後児枕腹痛諸方に、「産後、児枕上下を攻め、心腹疼痛するを治する延胡索散方」とある。○延胡索・当帰・桂心、入生姜。

31) 『本草綱目』巻十三・草之二山草類下・延胡索の発明には、「一人、遍体に痛みを作すを病み、殆ど忍ぶべからざるに、……周離亨言う、是れ気血凝滞して致す所なり。玄胡索・当帰・桂心等分に用いて末と為し、温酒にて三・四銭を服す。量に随って頻りに進め、止むを以って度と為す。遂に痛み止む」とある。

32) 香川修庵著『一本堂医事説約』には苓索散との記載はない。但し、同書附録に、「五霊脂丸○五霊脂・玄胡索」とあり、更には諸痛のうちの腹痛の項では、「五霊脂丸、或いは玄胡索を加う。結毒或いは旧瘀血塊を治す」とある。恐らく本文で、苓索散に続いて記載されている失笑散加延胡索との対比で鑑みれば、苓索散は五霊脂丸と同一薬味ではないかと考えられる。索は延胡索のことである。筆者の臆測では、苓と霊は字音でも中国現代音でも音通で、平声青韻であり、口授での筆録の際に誤記されたかもしれない。

33) 香川修庵の堂号で、儒医一本論を唱え、儒教と医術は一本であるべきだと主張した。

34) 鹿胎子はシカやアカシカの胎獣及び胎盤のことで、益腎壮陽・補虚生精作用がある。鹿胎霜は鹿胎子を製霜したもので、『一本堂医事説約』婦人科では、鹿胎霜は難産・死胎・産後のみ処方されている。

35) 傍註に「食傷門を見よ」とある。○甘草・乾姜・附子。

36) 傍註に「脚気門を見よ」とある。○附子・茯苓・人参・白朮・芍薬。

37) 傍註に「痹門を見よ」とある。痹は風痹のことで偏枯に属する。

38) 王肯堂撰『証治準縄』巻十七・舌には、「薛新甫が云く、口舌腫痛し、或いは状皮無きの如く、或いは発熱して渇を作すが如きは中気虚熱と為す。清熱補気湯に宜し」とあって、産後の記述はない。尚、本条文は薛己撰『口歯類要』舌症四からの全文引用である。清熱補気湯○人参・白朮・茯苓・当帰・芍薬・升麻・五味子・麦門冬・玄参・甘草。「如し応ぜざれば炮姜を加え、更に応ぜざれば附子を加う」ともある。

39) 産後、気血虚損・栄養失調・全身倦怠・疲労困憊・致傷風冷などのために現われる病症のこと。

40) シカやアカシカの骨化した老角で、行血・消腫・益腎作用がある。

41) 傍註に「妊娠門を見よ」とある。

42) 諸虚不足が回復しないと損となり、虚損が長びくと労となる。労病・労状は虚損労傷の病状をいう。

43) 『金匱要略』婦人産後病脉証治第二十一に、「千金三物黄芩湯、婦人草蓐に在りて自ずから発露して風を得、四肢苦だ煩熱し、頭痛する者を治す。小柴胡湯を与えて頭痛まずして但だ煩する者、此の湯之を主る」とある。尚、後条文には、服薬後に「多く虫を吐下す」とも記されている。

44) 三物黄芩湯は甚だ味が悪いための処置であろう。

45) 後藤艮山のこと。一気留滞説を唱え、万病は一気の留滞によって生ずると主張した。尚、艮山は東郭誕生の10年前に死亡している。
46) 原文には苦辛とあるが、ここは苦参でなければならない。尚、苦参の味は苦である。
47) 原文には聾を二字に分解して竜耳とある。
48) 傍註に「腸癰門を見よ」とある。○枳実・芍薬・桔梗、入鶏子黄。
49) 排膿湯○甘草・桔梗・生姜・大棗は不可との意。
50) 傍註に「腸癰門を見よ」とある。

○産に臨んで分娩し難きものは、薬を用ゆることは病にあらざる故、むりなる様なれども、やはり催生薬(はやめ)を用ゆる時は早く生するもの也。其の方、芎帰湯加桂枝、効有り。先生、いつでも此れ也。若し、是れにても生れざる者は難産と名づけて良し。
○妊娠中に、妊娠に紛れ易くて瘀血を逐(お)いたきときには桂枝茯苓丸料にて可也。桃核承気湯は妊娠中には用い難き也。桂枝茯苓丸は常の瘀血にはぬるく、効無きもの也51)。常のにても、少腹急結・膀胱鞕満などの時ならば、桂枝茯苓丸を用いても良し。
○当帰建中加阿膠地黄湯52)は所謂調理に可也。若し瘀血の凝りてあるものには、此の方を用うれば反ってあしく、心下へ痞えて気分ふさげてあしきもの也。瘀血の凝りてある位の者は桂枝茯苓丸にて良し。桂枝茯苓丸にても推し難き処、当帰建中湯にて調理も早き処へ温経湯53)を与えて良き者也。瘀血つきてあるに、反って桂枝茯苓丸などにておせば、理屈のあしきもの也。桂枝茯苓丸を与えて塊なども解消して、最早(もはや)毒尽きたると思いて調理すれば、あしきはやはり桂枝茯苓丸にて推してよき也。
○妊娠中血塊ありても、格別の害なければ産后まで待ちて、他事なけ

れども漏下あるときには、気を付けて制せねばならぬこと也。そうでなければならぬことと見えて、丹渓消塊丸54)と云いて浮石・桃仁などの入りたる方あり。然し、緩なる薬也。医方考55)に引いてあり。
○妊娠中に三月か或いは四・五月までの内に経56)のあることあり。是れは金匱57)に云う、宿より癥病有りて経断ち、未だ三月に及ばずして漏下を得58)と、是れらと同じきことにて、桂枝茯苓丸を用いてゆだんなきもの也。是れより後に経来たるものは必ず堕胎をする也。妊娠中にては全体、破血の剤を忌むべし。桃核承気湯、抵当丸は常を以って云えば、此の処へはやられぬ也。若しきつくて、害などあるようなればやるまいものでもなきこと也。大抵は三月位は桂枝茯苓丸にて逐うて良けれども、三・四・五月以後は芎帰膠艾湯にてよき也。此の桂枝茯苓丸を丸となしては大いにぬるきもの也。しかし、注書59)には丸と為すをほめてあり。先生、常には大黄用ゆる也。妊娠中には不可也。産後七夜の中に多く用ゆ。是れは産後多く悪露滞るもの也。故に、此の方を用いて徐々に悪露を下して取る也。此の方、勢いの緩なる者には丸にして用ゆる也。
○妊娠中、漏下には膠艾湯良し。腹中の痛むと痛まざるには拘らざる也。泥むべからず。又、妊中拘らざる也。方は金匱のより、千金の膠艾湯良し。川芎・当帰・阿膠・艾葉の四味也。地黄・芍薬なし。一方に乾姜一両加えてあり。非也。此の方は寒より致すものと見えずして、熱よりくるものと見るべし。凡て血証は熱より来るものと知るべし。
○膠艾湯治験。懐妊しても六・七月もして堕胎し、或いは偶々十月にみちて産じても、日を経ずして死して、五人も六人も孕めども育たぬもの也。それには此の方を、胎を為せし日より十月に至るまで用ゆべし。育つもの也。先生、経験あり。膠艾湯に酒入らざれば功大いに薄し。然れども、酒を始めより入れて煎じては服しにくき也。故に、煎じてあとにて酒を入れて飲まする也。又、打撲のすさまじく血出づるに用いて効あり。此の方、后世十全大補湯や独参湯を用ゆる処に用ゆ。

三黄瀉心湯などのゆく処とは異なる也。先生云う、此の方、金瘡にも独参湯などを用ゆる、血多く出づる処によかるべし。妊娠中の打撲ならば、出血多からずとも此の方良き也。景岳全書[60]に膠艾湯とありて、阿膠・艾葉二味也。此の方、簡にして良かるべしと思わる。未だ試みず。芎帰膠艾湯を後世、膠艾四物湯と云う。

○当帰散[61]、胎のゆがむ者を整うるに効あり。其の候、腹のすわりあしく、或いは腹痛、或いは右足攣（ひきつ）るもの也。

○千金蟹爪湯[62]は胎を下すに能く効有るもの也。然れども、生胎の中は大抵用いざるを良とす。生胎にても余りに危うき時には、母を助くるを専（せん）とする故、用ゆる也。死胎、専ら速やかに用ゆること也。

○産婦大いに破水して、内、乾燥して分娩し難きものは、術にても及ばざるもの也。其の時は葵子阿膠湯[63]効有り。若し、其の薬味なきときはふのり[64]を煎じて用ゆる也。尤も五文許りのものあれば、一服に良き也。常ののり[65]を煮（た）く如くなるを度とする也。

○凡て難産腹のかさのなき者[66]は、破水の様子を問いて見るべし。破水前後に血を下すものは芎帰湯[67]最も良し。

○死胎を知るは口臭気あるもの、是れ一候也。並びに腹痛無くなる也。唇も青くなるもの也。然し、此の唇青くなるは、口の臭気と腹痛とのほどには無きもの也。全体腹などもなにか活意なきようになるもの也。産婦、分娩せざるのさきは血なきを順也。血を見る者は、必ず何ぞ跡にてわけの起こるもの也。先ず多く出でかぬるもの也。

○整胎には当帰散至って効あるもの也。

○小児、二・三歳の者に便毒・下疳を為すものあり。是れ、母胎より受くるもの也。其の治法、大人と同じ。

○小児、胎毒ありて、其の毒右にまわれば梅瘡となり、左にまわれば疳となると見ゆ。然れども、其の発するに至りては、疳なれば疳の治方をなす也。

○芫蘭（がんらん）[68]・蒲公英、右二味煎じて一切乳疾に効ありと云う。別して

乳癰に良しと云う。

注51）ここの意味は、非妊娠時で少腹急結・膀胱鞕満などの徴候のない瘀血ならば、桂枝茯苓丸は無効とのことだが、この見解は少々極端に過ぎよう。主意ではなくとも無効ではない。

52）傍註には「妊娠門を見よ」とある。当帰建中加阿膠地黄湯は、当帰建中湯の後条文で、「若し去血過多・崩傷内衄止まずんば地黄六両・阿膠二両を加う」との指示による。

53）傍註に「帯下門を見よ」とある。

54）『丹渓心法』巻三・積聚痞塊五十四に、「消塊丸　即ち、千金方の硝石大黄丸なり。止だ塊を磨（た）らすべし。人をして困（すりへ）しませず、須く虚実を量度すべし」とあって、硝石・人参・甘草・大黄が指示される。この処方は、**1．婦人雑病**の注52）の硝石大円、同じく注71）の千金硝石大円及び消石大丸と全く同一である。尚、原文で丹渓消塊丸に続く薬味の浮石・桃仁は孰れも配合されていない。思うに、先の『丹渓心法』の消塊丸の前には「気は塊を作し、聚と成ること能わず。塊は乃ち有形の物也。痰と食、死血を積みて成る也。……海石……桃仁……の類を用いて丸と為し、石䃭（かん）白朮湯にて呑下す」とあるので、錯誤による引用であろうか。尚、石䃭は岩塩のこと

55）呉崑撰『医方考』巻之六・婦人門第七十には莨菪（ろうとう）酒硝石飲との項がある。そこには、「復た其の脉を診るに躁。躁は有力に属する故に有余と為す。有余の疾は宜しく攻むべし。故に硝石を用いて以って其の積血を下す」とある。但し、この記事は『史記』からの引用であると記載されている。

56）経水のこと。

57）『金匱要略』婦人妊娠病脉証并治第二十。

58）『金匱要略』の原文では、「宿より癥病有りて経断ち、未だ三月に

及ばずして漏下止まざるを得」とある。

59）注書とは、**1．婦人雑病**の注16）で指摘した、沈明宗編註『金匱要略』のことである。同書・巻二十一・婦人妊娠の桂枝茯苓丸の註釈で、「……但し、丹皮・桃仁は胎気の為に忌む所なり。此れ避けざるは、経に謂う、故有れば殞すること無しと。自ずと殞無き也。胎、腹に在るに因りて、其の癥を去らんと欲せば、一丸を服して漸磨せば、胎を動かすことを致さず。法を立つること最も善し」とある。

60）張介賓撰『景岳全書』巻之六十一・婦人規古方に、「良方膠艾湯 妊娠して頓に仆れ、胎動安からず、腰・腹疼痛し、或いは胎上りて搶き、或いは血を去りて腹痛するを治す」とある。但し、良方と出典を記しているものの、実は『外台秘要方』第三十三巻婦人上・妊娠胎動方に、「損じて動るる母の血去りて腹痛するを療する方」として登載されているが、『小品方』からの引用と記される。

61）傍註に「妊娠門を見よ」とある。『金匱要略』婦人妊娠病脉証并治第二十に登載されている。

62）『備急千金要方』巻第二婦人方上・妊娠諸病第四に、「妊娠して僵仆し、拠るところを失いて胎動し、転た上りて心を搶き、甚だしきは血、口より出で、逆して息するを得ず、或いは注ぎて下血すること一斗五升にて、胎出でず、子死すれば寒、人の腹中を熨すには、急ぎ産状の如く、虚乏して少気し、困頓して死せんと欲し、煩悶すること反覆するを治す。服薬すれば、母即ち安んずるを得、下血亦止まり、其の当に産する者は立ちどころに生くべし」とある。○蟹爪・甘草・桂心・阿膠。

63）傍註に「妊娠門を見よ」とある。『備急千金要方』巻第二婦人方上・産難第五には、「胎、腹中に死して乾燥し、背に著くを治する方」として、葵子・阿膠が指示されるが、葵子阿膠湯との方名はな

64）布海苔・海蘿・鹿角菜と書く。海中の岩上に付着して繁殖する。煮て糊に用いたり、生を酢味噌で和えて食べる。小児の骨蒸・熱労を治し、産前の催生にも産後の胞衣不出にも用いる。

65）ここは海苔ではなく、糊。米や正麩（漿粉）などの澱粉質から製造する。

66）嵩のなき者とは、見掛け上は妊娠腹の小さい者をいう。

67）『婦人大全良方』巻之二・通用方序論第五には、「仏手散○川芎二両・川当帰三両、右細末と為し、毎服二銭、水一盞・酒二分にて煎じて、七分となし温服す。……一方、芎帰湯と名づけ、祇是れ此の二味、等分に㕮咀し、水煎す」とある。但し、徽宗趙佶編『聖済総録』巻第一百五十五・妊娠門・妊娠腹痛には、「妊娠腹痛忍ぶべからざるを治し、安胎止痛する芎藭散方」とあって、芎藭・当帰各一両を「散と為して温酒にて調下す」と記載されている。

68）和名ガガイモ。『本草綱目』巻十八下・草之七蔓草類・蘿藦には、汁を取りて丹毒赤腫・蛇虫毒・蜘蛛傷への用法が記されている。

○当帰芍薬散[69]は散とあれども、湯にしても効ある也。此の方、妊娠中のみならず、平常の人の腹痛にも効あり。然れども、小建中湯の拘急の如く、拘急劇しからずして此の方の往く処、偶々あり。妊娠中の腹痛はいつでも此の方也。爾らざるは芍薬散[70]也。当帰建中湯[71]の平人の痛みに、妊娠ならば芍薬散ゆく也。芎帰膠艾湯にも腹痛あれども、彼れは血を見るを主とす。腹痛を客とする也。当帰芍薬散、妊娠中下利して腹痛あるものにも用ゆる也。帯下にて久しく下利して腹痛し、男子の疝にて下るものと同じようなる処へ佳也。

○金匱乾姜人参半夏丸[72]の条に云う、嘔吐止まざるとあるは、是れ即ち、悪阻のこと也。必ず后世、妊娠中に半夏を忌む也。此の方を以っ

て忌まぬと云う徴とすべし。千金[73]・外台[74]・肘後[75]にも妊娠に半夏を忌むことなし。千金に半夏丸[76]と云いて産中に用ゆる薬あり。半夏を忌むと云いはじめは、金の張元素[77]より始まりしと也。乾姜人参半夏丸は悪阻に効あるもの也。悪阻も心下に迫るもの故、人参・半夏用いて良し。此の方、丸ゆえ乾姜なれども、湯にして用ゆるときは生姜にて可也。此の方、湯にしてのみ用いたり。丸は力劣るなるべし。悪阻に此の方を用いても、薬をも受けぬものあり。甚だしきは猪苓散[78]を湯となし用ゆる也。又、悪阻劇しき者は目をみつめ、失心[79]などする也。其のときには乾姜人参半夏丸を受けずとも、是非に人参・半夏の類を用いねばならぬ也。又、其の処に手足も冷ゆるものに、茱萸連湯[80]・参連湯[20]などの往く処もあり。

○悪阻の名、已に千金にあり[81]。又、一名択食と云い、良方[82]にあり。
○葵子茯苓丸[83]も湯となして用ゆる良し。妊中にはよく水気ありたがるもの也。金匱葵子茯苓丸、主治に起きては即ち頭眩すと云う。是れ、心下に水止まる故、頭眩する也。水気の頭眩は、必ず起きては則ち眩するもの也。臥しておさまりて、然れば眩もなきもの也。動気などの如き它(ほか)の頭眩にて水気に因らぬものは、臥して居ても眩するもの也。是れ、其の別也。本草[84]に葵子・茯苓各等分とあり、各三両也。従うべし。凡そ妊中の水気は吉兆也。別に手あてに及ばざるもの也。然れども重きときは薬を用いねばならぬ也。棄てて置きても分娩のとき能く愈ゆるもの也。又、産後に持ち越して益々水気を為すものもある也。其の時は琥珀[85]の類を用ゆ。常の水腫と少し異なる也。一種、妊中に葵子茯苓丸を用いて水腫とれぬものあり。それには医学入門の防已紫蘇散[86]を用いて効あり。五味の方也。
○当帰散[87]、妊中胎動して腰・足へ引き、或いは腹中痛などの類に此の方効あり。后世の安胎散[88]、安胎丸[89]と云うもの、みな是れ也。此の方、湯となし用ゆる良し。此の方、整胎に大いに良し。二服ほど用いて効を見わす(あら)もの也。后世、産後に芍薬を用ゆることを憚る[90]。

然れども此の方、金匱[91]に産后百病之を主ると云うて芍薬あり。千金[92]にも産后の方に芍薬の入りし方あり。黄芩は能く血熱をさますもの也。后世、黄芩・川芎などを以って安胎薬と称する、おかしきこと也。只、所以なしに安んずるとは云い難し。是れは黄芩・川芎、能く血熱をさます故によき也。此れを産後に用ゆるは悪露などもなく、或いは往来寒熱、或いは咳嗽の類起こりて后に、蓐労[39]とならんと思うときは此の方を用ゆる佳し[93]。是れ等の所の熱を解ますには、柴胡などよりは黄芩の方、能くさますもの也。婦人、年五十を過ぎて経水止まざるもの、是れ熱によりたるもの也。此れを制するに、本草黄芩附方[94]に黄芩一味、散と為し、或いは丸と為し用ゆるときは経治まるもの也。能く効あるもの也。温経湯[95]などにて止まざるもの、此のときに用ゆれば至って効あるもの也。黄芩は此くの如き様なる所の血熱を能く能くさます者とみえて、大黄黄連瀉心湯[96]、是の二味にてよかりそうなるものに黄芩を加えて、三黄瀉心湯と為す。是れを以って功の至れることを知るべし。

注69) 傍註に「妊娠門を見よ」とある。

70) 『聖済総録』巻第一百五十五・妊娠門・妊娠心腹痛には、「妊娠心腹痛を治する芍薬散方」とあり、芍薬・白朮・黄芩・陳橘皮・木香・丁香を細散とし、生姜湯にて調下すると記載される。

71) 傍註に「妊娠門を見よ」とある。

72) 傍註に「妊娠門を見よ」とある。『金匱要略』婦人妊娠病脉証并治第二十には、「妊娠嘔吐止まずんば乾姜人参半夏丸之を主る」とある。○乾姜・人参・半夏。

73) 『備急千金要方』巻第二婦人方上・妊娠悪阻第二には、「妊娠悪阻、嘔吐して食下らざるを治する方」として、青竹茹・橘皮・茯苓・生姜・半夏が指示されている。

74) 『外台秘要方』第三十三巻婦人上・妊娠嘔吐及悪食方には、「集験、

婦人妊娠悪阻、嘔吐して食下らざるを療する湯方」とあって、注73) と同一薬味が指示されている。

75) 筆者の検索では、『肘後百一方』には妊娠中に半夏を処方した記載はない。

76) 『備急千金要方』巻第二婦人方上・養胎第三には、「妊娠九月、若し卒かに下痢を得、腹満すること懸（はる）かに急にして、胎上りて心を衝き、腰背痛みて転側すべからず、短気するには半夏湯方」とあり、半夏・麦門冬・呉茱萸・当帰・阿膠・乾姜・大棗、加白蜜が指示されている。

77) 『病機気宜保命集』巻下・婦人胎産論第二十九には、「産前の寒熱を治するには小柴胡湯中、半夏を去る。之を黄竜湯と謂う」とあって、態々（わざわざ）半夏を去って処方している。

　　当時は張元素撰『病機気宜保命集』が定説だったが、今日では劉完素撰『素問病機気宜保命集』と改められた。

78) 傍註に「嘔吐門を見よ」とある。注7) で掲載した。

79) 失神に同じ。

80) 茱萸連湯は次の参連湯との関連で考えると、呉茱萸・黄連の二味処方ではないだろうか。『太平聖恵方』巻第五十九・治水瀉諸方には、「水瀉止まざるを治する茱萸円方」とある。○呉茱萸・黄連。注63) の葵子阿膠湯と同様、東郭の独自の命名かもしれない。

81) 注73)、74) によって、確かに『備急千金要方』には悪阻という語が掲載されているものの、『集験方』こそは既に悪阻の先用例であることが明白である。

82) 原文には千金とある。『備急千金要方』巻第二婦人方上・妊娠悪阻第二には、「阻病の者、……食気を聞くを悪み、鹹・酸の果実を噉（く）わんと欲し、臥すこと多く、起くること少なし。世に悪食（おしょく）と謂う」とあるのみである。『婦人大全良方』巻之十二・妊娠悪阻方論第二に、「其の状、顔色故（もと）の如く、脈息和順す。但肢体沉重を覚（ただ）

え、頭目昏眩、択食し、食気を聞くを悪み、酸・鹹を食するを好み、……」と記載される。即ち、悪食とは食を悪み、択食とは食を択ぶという意味である。

83) 『金匱要略』婦人妊娠病脉証并治第二十には、「妊娠、水気有りて身重く、小便利せず、洒淅（ゾクゾクとする様）として悪寒し、起くれば即ち頭眩せば葵子茯苓散之を主る」とある。○葵子・茯苓。

84) 『本草綱目』巻十六・草之五隰草類下・葵・冬葵子の附方で、妊娠水腫の項に、「身重く、小便利せず、洒淅として悪寒し、起くれば即ち頭眩するに、葵子・茯苓各三両を用い、糁（元来は米粉の意だが、ここでは粉にして混合する意）と為して方寸匕を飲服す。日に三服。小便利すれば愈ゆ。若し転胞（妊娠による排尿障害）する者は髪灰を加えて神効あり。金匱要略」とあることによる。但し、最後の若し以下は『金匱要略』の原文にはない。一方、東郭が各三両に拘泥しているのは、『金匱要略』の原文で葵子一斤・茯苓三両とあり、葵子は茯苓の5.3倍量の指示があるからである。

85) **1．婦人雑病**の注66) で既に註記している。その本文にも「瘀血を小便道へ抜く気味也」と記載されている。

86) 原文には李梴撰『医学入門』の防已柴蘇散とあるが、同書・巻之七上・安胎に、「防已散　防已一銭・桑白皮・赤茯苓・紫蘇各々二銭・木香五分、姜煎して服す。妊孕腫満、喘促、小便不利を治す」とあり、防已紫蘇散という方名では収載されていない。防已紫蘇散は恐らく東郭による命名であろう。尚、本方は既に『婦人大全良方』巻之十五・妊娠胎水腫満方論第八に、防已湯として登載されている。そこでは、防已散の紫蘇の代りに紫蘇茎・葉と記載されている。

87) 頭註には胎動の処方として、「当帰散○当帰・黄芩・芍薬・川芎

一斤・白朮半斤、右五味、酒服」と記載される。『金匱要略』婦人妊娠病脉証并治第二十に、先の葵子茯苓丸に続いて、「婦人妊娠宜しく常に当帰散を服すべし。之を主る」とある。

88) 頭註には同じく胎動の処方として、「回春安胎散○当帰・白朮二銭・川芎一銭半・黄連・縮砂八分・甘草三分・生地黄・益母草・黄芩・香附子・蘇梗一銭・生姜」と記載される。但し、龔廷賢撰『万病回春』巻之六・姙娠に、「安胎は血を養い、脾を健やかにし、熱を清しくする也」に続いて、「○素より熱有る者に宜し」とあって、先の薬味が指示されている。即ち、安胎散との命名は原典に依るものではない。

89) 『万病回春』巻之六・姙娠で、先の処方に続いて「安胎丸　姙娠、常に宜しく之を服すべし」とあって、当帰散の五味が指示されている。

90) 『丹渓心法』巻五・産後九十二に、「産後は芍薬を用ゆべからず。其の酸寒が生発の気を伐るを以っての故也」とあることによる。但し、同箇所の黒神散には配合されている。○黒豆・熟・生地黄・当帰・肉桂・乾姜・甘草・白芍・蒲黄。

91) 先程の当帰散の原典後条文に記載されている。

92) 例えば、『備急千金要方』巻第三婦人方中・心腹痛第四には、「産後、苦に少腹痛むを治する芍薬湯方」として、小建中湯の薬味が指示されている。

93) 『婦人大全良方』巻之十八・産後通用方論第三に、当帰散が同一方名且つ同一五味で収載されている。そこでは、「産後、気血倶に虚するを療するには、慎んで大いに補うこと無く、客熱を増やすことを恐れ、別して他病に致さず。常に悪露をして快く利せしめて佳しと為す」とある。

94) 頭註には「黄芩散○右一味」と記載されている。『本草綱目』巻十三・草之二山草類下・黄芩の附方に、経水不断の項が収載され

ている。「芩心丸、婦人四十九歳已後、天癸当に住むべきに、毎月却って行り、或いは過多にして止まざるに、條芩心（黒心を去らずの意）二両、米醋に浸すこと七日、炙り乾かし、又浸し、此くの如く七次にして末と為し、醋糊にて丸とし、梧子大にして毎服七十丸、空心に温酒にて下すこと日に二次。瑞竹堂方」とあり、沙図穆蘇編『瑞竹堂経験方』巻四には、確かに芩心丸として上記と略同一の条文の許で登載されている。

95) 傍註には「帯下門を見よ」とある。
96) 傍註には「癥瘕門を見よ」とある。○大黄・黄連。

○産後の水腫、大抵悪露尽きざるに因る故に桂枝茯苓丸を用ゆる也。若し、悪露下りても水腫減ぜざる者、琥珀湯[97]を用ゆべし。或いは桂枝茯苓丸料に加琥珀[98]も宜し。若し此の証にあわば、能く其の悪露の多少、腹中の塊などを察すべし。産後の水腫、殊に腹に集まりて脹満に類する者。産後の水腫は琥珀なければ療治ならぬ程也。琥珀は瘀血を水道へ抜くもの也。妊中の水腫は、軽きものは棄てて置きて良し。重きものは葵子茯苓散[99]よし。産后の腫気はぎょうさん[100]に来るもの也。其の内、腹へ多くかかるものにて脹満の様になるもの也。葵子茯苓散は格別害にならぬまでは用いぬがよき也。全体は葵子は滑胎[101]のものにて、后世などにては大いに忌むこと也。
○子宮脱する者、蓖麻子をすりて百会[102]にぬる也。至って劇しき者効無くとも、大抵は効ある也。本草蓖麻子条下[103]に出づ。崔元亮海上方[104]を引いてあり。此の方、度々試みたり。蓖麻子をぬりて、或いは半時、一時にて収むるもの也。半日を過ぎて収まらざるものは効なしと知るべし。世医、洗薬・蒸薬するはあしし、反って堅まりてあししと也。又、何か藍実[105]を用ゆることあり。
○産後下利に、千金にやらん[106]芎帰膠艾湯を用いてあり。或るひと

云う、下利に和剤やらんに艾葉の入りたる方也。其の外にも入りたる方あり。故に、産後久下利などにも効あり。
○産後卒厥、其の理いかなることを知らねども、再び甦生せず得てあること也。血暈と混ずべからず。
○産后の血下り過ぐるに、しゅろの毛[107]を霜とし、黄連解毒湯[108]にて用いてあり。しゅろの毛、血縛り[109]に能くつかう也。然れども、血しばりには無患子[110]一味、霜となし用ゆる、最もよし。
○鹿胎子霜[34]、産後の舌痛などにて食も湯薬もならぬものは能く効有るもの也。準縄の補気湯[111]に兼用して大いによし。是れにて十に九は治る也。若し、重くして治せざるものは附子湯[112]に兼用する也。治せざる無き也。凡て舌痛一通りにては三黄湯[113]、凉膈散[114]の如き辰砂・石膏を用ゆれども、産後の者は反って害を為すもの也。用ゆべからざる也。産後舌痛甚だしきに至りては、目に係わるもの也。別に拘わらず。又、甚だしきに至りては咽中まで痛むもの也。是れも別に制するに及ばず。産前より舌痛ありて分娩後まであるものもあり。補気湯の条下に、若し応ぜざる者は乾姜・附子を加う[115]とあり、煨附子とあり。此の場になりては附子湯にて可也。右の舌痛は舌の皮一重もむきたる如くあまはだ[116]になり、赤きもの也。
○前の産後の血縛り、成るだけは用いざるがよし。血タラタラと漏り下り、脱血とも云うほどのことにても無きものは、鹿胎子霜を用いてよき也。血漏止まずと云うほどのこと也。一回り・二回り[117]ほど用いてもよし。一日に一匁を三度程に用ゆる也。若し、血止まざるものは無患子を用ゆれども、急に止めたきときは鼴鼠[118]に紅花・益母草を腹につめ、焼き、霜とし用ゆる也。右の方、よく止まる也。然れども、早く用ゆるとあしし。此の方、脱血の血暈に効あり。血暈なくしても用ゆる也。又、脱血の腹痛にも大いに効ある也。是れらの方にて止むる間もなきときには、四逆湯[119]などを用ゆる也。甚だしきに至りては、止めては居られぬ也。右の散[120]などを用ゆるは軽症也。

○胞衣下らざるものに、顔に菊銘石[121]の如くツボツボと陥み出づるは悪症也。多くは死す。然れども胞衣下らずして、七日頃までは生くるもある也。七日を過ぎては多くは治せざる也。胞衣下らざる者、薬にては良方の奪命丹[122]効有る者也。其の方、大黄・牡丹皮・附子三味の方也。通例の者には効あるもの也。

○済生方通経丸[123]、婦人・室女、月信通ぜず、或いは血瘕と成りて疼痛するを治す。桂心・青皮・大黄・川椒・莪朮・乾姜・川烏・乾漆・当帰・桃仁、右、細末と為し、丸と為して温酒にて下す。此の方、医方口訣[124]に出づ。血塊、多年逐血の剤を与えても治せざるものは、冷結して経水不利する者あり。烏頭・蜀椒にて治するあり。此の方効あり。然らざれば、蛇虫にとり、治して効あることあり。

○金匱[125]、産後は病と云うにあらず、産後に病あるとき、其の治をなすを云う也。此れに痙、鬱冒、大便難、三つの病を限りて云うは非也。産後と云えども、男子に替わることなし。只、病[126]血を追うは女子に限ること也。世医、産後には当帰・川芎を必ず用いんとするものは非也。

○妊婦に、吐血すること能くあるもの也。大抵は大事なき也。然し、制することはせねばならず、捨て置くときは、産后になりて蓐労[39]となるもの多くある也。

○産後、痙を為す者は早く浴（ゆあ）みし、或いは櫛けずりて、それより為すものある也。或いは不実なることをして子をおろし、痙病を為すものあり。此の三つの処より多く来たるもの也。凡て産後の痙を為さんとするもの、先ず頤（おとがい）強いる[127]もの也。其の時油断すべからず。速やかに痙をなすもの也。

○産後大便難、津液燥くに因るものあり。然れども又、それによらずして来たるものあり。産後は血気の行（めぐ）りも弱き故、穀も消化しにくき故か。動（やや）もすれば食を滞らすもの也。即ち、宿食也。此れによりて不大便するものあり。大承気湯の類を用ゆる也。

○産後鬱冒は汗多きによるもの、未だ見ざる也。汗多き者は、多く悪露の未だ尽きざるに因るもの也。瘀露を逐うて効ある也。

注97) 傍註には「水腫門」とある。『名家方選』水飲病・水腫に、「琥珀湯　産後水腫及び諸血毒、腫れを生ずる者を治す」と収載される。
○琥珀・商陸・桂枝・反鼻・猪苓。

98) **１．婦人雑病**の注66)で解説した。

99) 傍註に「妊娠門を見よ」とある。注83)で既述した。

100) 漢字で書けば仰山。数量や程度の甚だしい様をいう。

101) 原文には体とあるが、他本との校勘により改める。滑胎とは何回も流産することで、『本草綱目』巻十六・草之五隰草類下・葵・冬葵子には、「大便を通じ、水気を消し、滑胎し、痢を治す」と記載される。

102) 督脉上の経穴で、頭頂正中部に在る。足太陽膀胱経と交会する。

103) 『本草綱目』巻十七上・草之六毒草類・蓖麻の附方に、「子宮脱下　蓖麻子仁・枯礬、等分に末と為し、紙上に安いて托すれば入る。仍、蓖麻子仁十四枚、研りて膏として頂心（百会のこと）に塗れば即ち入る。摘玄」とある。従って、この条文は『摘玄方』からの引用である。

104) また、同上箇所には、「催生下胞　崔元亮『海上集験方』、蓖麻子七粒を取りて殻を去り、研りて膏となして脚心に塗る。若し、胎及び衣が下れば、便ち速やかに洗い去る。爾らざれば、子（ここでは産婦のこと）の腸出づ。即ちに此の膏を以って頂に塗れば、腸自ずから入る也」とあって、『本草綱目』の主旨は本文の内容とは少し異なっている。

105) 『本草綱目』巻十六・草之五隰草類下・藍・藍実には、主に「諸毒を解す」効用であるが、藍葉汁には「産後血運を解す」効用も記される。

106) 断定せずに、暈かしていう意を表す連語。…とやらの…、…だと思うが、…。

107) ヤシ科棕櫚の皮は絲毛を有し、織りものの如く錯縱する。鼻衂・吐血を止め、癥を破り、腸風・赤白痢・崩中・帯下を治す。尚、霜としたものは結局陳棕炭と同じ。

108) 傍註には「癥瘕門を見よ」とある。

109) 止血剤のこと。

110) ムクロジ科ムクロジの種子で、一般的効用は清熱・祛痰・消積・殺虫作用である。尚、『名家方選』外因病・中風には、無患子一味で癱瘓中風、瘥えると瘥えざるとを試みる方と記載される。

111) 傍註に「按ずるに、此れは清熱補気湯を指すか」とある。注38)で解説した。

112) 傍註に「脚気門を見よ」とある。注36)で註記した。

113) 傍註に「屎閉門を見よ」とある。三黄瀉心湯のこと。

114) 傍註に「口舌門を見よ」とある。陳師文等編『太平恵民和剤局方』巻之六・積熱 附 火証に、「涼膈散〇川大黄・朴消・甘草・連翹・梔子仁・黄芩・薄荷葉、入竹葉・蜜」とあるが、原文で以下の辰砂・石膏は配合されていない。思うに、『太平恵民和剤局方』の涼膈散記載の２つ前の紫雪には石膏・朱砂が、１つ前の紅雪通中散には朱砂が配合されているし、『口歯類要』歯痛三には、涼膈散加荊芥・防風・石膏の例が記載されていること等々によるものか。

115) ここの文を普通に読めば、準縄の補気湯の条下に記載されていると解し得よう。しかし、注38)で解説したように、乾姜・附子の加味記載は飽くまでも『口歯類要』に於いてである。

116) 甘肌と書き、ここでは重層扁平上皮が剥れた様を表現する。

117) 七日間または十四日間のこと。

118) 土竜（もぐら）ともいう。『名家方選』廢瘤病・結毒には、鼹鼠霜一味で「黴

毒にて諸薬効無く、骨節疼痛止まざるを治する方」とあり、温酒にて送下する指示がある。

119) 傍註には「食傷門を見よ」とある。

120) 即ち、四逆散のこと。

121) イシサンゴ目の珊瑚で、骨格の外観上が菊の花のように見える。菊目石ともいう。

122) 『婦人大全良方』巻之十八・胞衣不出方論第四に収載される。炮附子・牡丹皮・炒乾漆を細末とし、釅醋(げんさく)(濃い酢)で大黄末と共に熬って膏と成すと。従って、次行の三味に乾漆が配合されていなければならない。

123) 厳用和撰『厳氏済生方』巻之十・婦人室女雑病論治・血瘕論治には、「通経円　室女、月経通ぜず、臍下堅く結びて大いさ杯升の如く、発熱往来するを治す。此れ、血瘕と名づく」とある。○当帰・蓬朮・桂心・青皮・大黄・乾姜・桃仁・乾漆・川椒・紅花。従って、本文記載の処方は通経円去紅花加川烏である。

124) 長沢道寿原本、中山三柳新増『増広医方口訣集』下巻・通経丸には、先の通経円去紅花加川烏の十味が配合されている。北山友松子の頭註には、「按ずるに、此れ厳用和済生方に、血瘕を治し、経水を通ずるの薬也」とあるので、中山三柳の新増以来、先の処方だったことが分かる。

125) 『金匱要略』婦人産後病脉証治第二十一では、冒頭から「問いて曰く、新産の婦人に三つの病有り、……」とあるため、産後そのものは病ではないという解説である。

126) 瘀と記載する他の写本もある。

127) 頸椎伸展位をいう。放置すれば、後弓反張に至る。

○桂枝茯苓丸は広くかけるときには臍上・臍下に係わる也。金匱 128)

に、胎129)動きて臍上に在る者と云うよりして、并びに下瘀血湯130)に類するときには臍下131)為す也。全く瘀血、臍上に在るものはおえぬ也。下瘀血湯、桃核承気湯の類の桃仁・大黄にては追うことは悪しき也。然し、桂枝茯苓丸、或いは加大黄にて追うことは可也。金匱にも産前を桂枝茯苓丸、産后は下瘀血湯となす也。また、臍上にある者はグイグイとして按せば動くもの也。固より下瘀血湯などにて追う処の瘤にては、一向にぐれつく132)などと云うきみはなき也。
○鹿胎子霜34)、産後の血暈に効有り。瘀血よりも、脱血よりも来たる血暈に用ゆ。土竜118)よりはやわらかなる也。又、産後血暈、口中に係る者一切に広く用ゆるに、鹿頭・髪灰・藜(あかざ)133)、右三味等分、霜と為し、白湯にて用ゆ134)。産後、おりものなど多くはなけれども、タラタラと七日過ぎても下りて止まず、或いは寒熱の往来、或いは頭痛など有りて、風(ふ)としたならば蓐労39)にもならんかと云う様なる気味にも用ゆ。凡て此の方、産後一切に用ゆると云うほどの薬也。血暈に用ゆるにも鹿胎子より鹿頭霜よき也。
○産婦、胎衣下らざる者、煤135)一味、冷水にて服せしむ。二・三日を経て、臍帯の腐りしものにても下るもの也。賀川家136)にては煤のみも用いられぬと思うて、失笑散に入れ用ゆる也。
○産后暈絶するものに、皂莢末一味、鼻中に吹くと云う。先生、未だ試みず。然れども効あるべし。
○産後の腫気に、夏は青鷺137)を食わしめて大いに奇効あり。病人の臨みにまかせて、何にして也とも食わしむる也。冬は青頸の鴨138)を食わさしめて佳し。用い様、前に同じ。薬は何にても用ゆる也。薬を用いざるには置れぬ故に、只挨拶に用ゆるほどのことなる故也。右の食物、脚気などの腫れにはあしき也。常の腫気にても、真武湯139)などの行く処へ兼食すれば良き様に覚ゆ。右の食餌、姙娠中の腫気にもよき也。此の方、俗人の伝也。今、本草140)を見るに、青さぎを腫気に用いてあり。

○姙娠中、悪阻と反胃と相混ずるものあり。一姙婦、朝食して夕吐し、夕食して朝吐す。衆医見て以為えらく、悪阻として之を治して効かず。先生、之を診て曰く、反胃也。廼ち茯苓沢瀉湯[141]を作り、之を与えて四・五日にして愈ゆ。

○産婦、分娩して三日ほどありて乳出づるもの也。小児に乳を附くるは廿四時[142]と云えども、夫れに拘らぬ也。母の乳の出づるを待ちて子に飲ますが良き也。三日ほど乳を飲ませずとも、何ともなきもの也。今は母の乳を待たずして別に他人の乳を初めには用ゆるようになりたり。

○小児、毒あるものにても、乳をつけたる後に紫丸[143]を用いては胎毒もはかどりてとれぬもの也。乳せぬときに紫丸にて五度も下るべきものが、二・三度ならで下らぬもの也[144]。

○産后舌痛、清熱補気湯[145]の証にして熱はげしく、渇などもありて、清熱補気湯にて力及ばざる者也。それには鹿胎霜を本方の汁にて兼用する也。又、痛み劇しくして散も飲みにくかるもの有り。それには鹿胎霜を丸となし、兼用する也。附子湯[146]をやる処にても劇しきものは鹿胎を兼用する也。凡て舌痛劇しきものは、多く目に係わり、赤くなりなどするもの也。目を治せずしても、舌さえ治すれば自ずから治する也。産前にもあるもの也。治法、前と同じ。

○又、雑病中にある舌痛、皮をへぎたる[147]如きものあるによりて、前方をやりて見るに効なし。是れは凉膈散[148]の類よき也。

注128)『金匱要略』婦人妊娠病脉証并治第二十には、「胎動きて臍上に在る者は癥痼を為す。害あり」とある。

129) 本文には血と記載されるが、原典により改める。

130) **1．婦人雑病**の注65) で註記した。

131)『金匱要略』婦人産後病脉証治第二十一には、「仮令えば愈えざる者は、此れ腹中に乾血有りて臍下に着くと為す。下瘀血湯に宜

し。之を主る。亦、経水不利を主る」とあるので、本文には臍上と記載されるが、原典により改める。

132）ぐらぐらする、ぐらつく。

133）『本草綱目』巻二十七・菜之二柔滑類・藜には虫瘡・癜風・疣贅・黒子などに対する外用療法が記載されているのみである。尤も嫩葉は食用になる。菠薐草（ほうれんそう）に似た味である。

134）頭註には、「奇方」と記される。

135）釜臍墨（ふせいぼく）、鍋底墨（かていぼく）ともいう。『本草綱目』巻七・土には、産血下らざるに「鍋底墨、煙にて熱して酒服すること二銭　生生編」とある。

136）『子玄子産論』及び賀川玄迪著『産論翼』には、本文に云う記載は見当たらない。

137）姚可成（かいしゅう）匯輯（旧題李東垣編輯、李時珍参訂）『食物本草』巻之十二・鷺の項には、「鷺肉　虚痩を主り、脾気を益す」とあるが、鷺の説明に「潔白なること雪の如く」とあるので、これは所謂白鷺の一種である。一方、寺島良安著『和漢三才図絵』巻第四十一・水禽類・鷺には「肉、淡甘にして夏月最も之を賞す」とあるものの、同巻・蒼鷺には「其の肉最も美なり。夏月之を賞す。白鷺より勝れり」とあるので、ここでは青鷺を推賞したものであろう。尚、人見必大著『本朝食鑑』巻之五・蒼鷺には、「主治　汗を止め、小水を利す」とある。

138）『食物本草』巻之十二・鳧（ふ）の項には、「一名野鴨。……食用には緑頭の者、上と為し、……宜しく冬月之を取るべし」との説明の後、「鳧肉　補中益気を主り、平胃・消食し、十二種の虫を除く。……水腫を治す。……」と記載される。

139）傍註には「水腫門を見よ」とある。注37）では、「痺門を見よ」との真武湯の傍註であった。

140）『本草綱目啓蒙』巻之四十三・禽之一水禽類・鵁鶄（ていこ）の項には、「青荘ハ、アヲサギ。一名、ミトサギ・ナツガン。一名、鶄鶴・青鶴（せいしょう）・

青椿・青鶬(とう)・青鵗・鶬鵗、同字ナリ」とあるが、これらは何れも『本草綱目』には掲載されていない。また、鵗字は諸橋轍次著『大漢和辞典』にも登載されていない。

141) 傍註には「嘔吐門を見よ」とある。○茯苓・沢瀉・甘草・桂枝・白朮・生姜。

142) 一昼夜をいう。『大漢和辞典』には『十賀齋養新録』を引いて、「一日を十二時に分ち、一時を初・正の二小時に分つ」とある。即ち、ここでは昼夜に拘らずの意。

143) 『備急千金要方』巻第五上少小嬰孺方上・序例第一に、「紫丸　小児変蒸を治す」として、代赭石・赤石脂各一両・巴豆三十枚・杏人五十枚が指示される。また、孫思邈撰『千金翼方』巻第十一小児・養小児第一には、紫丸が紫円との方名で指示される。尚、変蒸とは小児の生下時より10段階を経るとされる生長過程、変は上気で蒸は体熱ともいう。

144) 結局は授乳前の紫丸投与ならば、5行の便通によって胎毒が排泄されるが、授乳後ならば、2・3行もないので胎毒が遺残するとの意。

145) 注38)で解説した。本文頭註には、「清熱補気湯　中気虚熱、口舌皮無きが如き状、或いは発熱して渇を作すを治す。人参・白朮・茯苓・当帰・芍薬・升麻・五味子・麦門冬・玄参・甘草。如し応ぜずんば炮姜を加え、又、応ぜずんば附子を加う」とある。

146) 傍註に「脚気門を見よ」とある。注36)でも触れた。

147) 漢字で書くと、剝ギタル。薄く剝(む)いたの意。

148) 傍註に「口舌門を見よ」とある。注114)で解説した。

3．小児諸病

　小児初生児、心下より少し脇下へ回りて梅核の如きもの、累々として二・三・四あるは胎毒[1]也。急に治すべし。二・三月を経れば不治也。甘連加大黄鬱金紅花湯[2]を与えて散らざる者は、山繭湯(さんけん)[3]を与うれば必ず消散す。若し消散し難き者は、自然に右の臍旁へ回りて終に愈えずと為す。乃ち大人の結毒となる、是也。是れ、即ち胎毒にて老年に至りても消解せざる者也。
○山繭湯方本名、二青湯と云う。今、青を按ずるに、疑うらくは聖なるべきか。此の方、和俗間の方。鬱金・馬明退[4]・紅花、右三味、酢にて潰し、合し置く也。右三味に加三稜・莪朮・木香・檳榔・大黄・甘草也。檳榔・木香は加えずしても佳也。是の湯に紫丸を兼用する也。
○小児胸肋膨脹するものは胎毒也。紫丸之を主る。其の候は、疳は煩いしか、或いは目にかかるか、頭上に腫物あるとか、何れ胎毒のものの上にある也。疳を病みて根治せぬ物は、後日に至りても胸肋膨脹しておるもの也。皆、紫丸の関する所也。
○小児、闕庭[5]に青筋を見る者、山繭湯効有り。筋、消散するもの也。

　注1）　胎児が母体中で生育しているときに受けたとされる熱毒や体質などで、生下後に不都合な感染症などを発症する原因と考えられた病因のこと。

　　2）　傍註に「小児門を見よ」とある。甘連湯は甘草・黄連の二味。さて、『勿誤薬室方函』に、甘草湯松原方函として甘草・黄連・紅花・大黄が指示される。実際、『松原一閑斎先生古医方則』○小児○出生に胎毒の薬として、その四味が甘連湯として登載されている。一方、服部方行輯、浅田宗伯校『雑病弁要補亡論附』巻之下には、小児の熱毒に甘草黄連紅藍大黄湯として、先の四味が指示されている。従って、本文の甘連加大黄鬱金紅花湯の五味の内、

『松原一閑斎先生古医方則』の四味に鬱金を加味したのは東郭の
　　　工夫であろう。
　3）傍註に「小児門を見よ」とある。又、頭註には「胎毒　山繭湯方」
　　　ともある。一方、『和田泰庵方凾』では、喘四君子湯回春の後に、
　　　一方として紅花・馬明退・鬱金・甘草が配合されている一条が
　　　ある。
　4）『本草綱目』巻三十九・虫之一卵生類上・蠶の項に、馬明退は蚕蛻
　　　のこととある。カイコの幼虫の脱皮したもの。血病を主治し、目
　　　中翳障及び疳瘡を治す。
　5）天庭のこと。即ち、両眉間と額中を指す。

○小児吐乳、陰陽ともに流水湯6)を小半夏加茯苓湯の行くかたにて用う。又、小半夏加茯苓湯、炒米煎7)も効有り。又、流水湯に炒米煎も効有り。凡そ吐乳、慢驚風などに炒米煎、常に用ゆるなり。后世、是れらの処に銭氏白朮散8)や二陳湯加連翹など用ゆる也。又、吐乳劇しくして心下に衝くものは茱萸連湯9)、下利無き者は紫丸兼用す。又、諸医、吐乳の証の術尽きて棄てものとなしたるに、炒米煎のみ用いて治することあり。又、吐乳、噯気、腹鳴に旋覆代赭石湯10)あり。
○凡て吐乳後の発搐は大いにむつかし。発搐して吐乳あるものは然らざる也。又、慢驚風には通脈四逆加猪胆汁湯11)効有り。吐已み、下ること断え、汗出でて厥し、四肢拘急解せず、脉微、絶せんと欲する者などの証に用ゆ。又、下利止まず、厥逆、脉無く、乾嘔、煩するもの、白通加猪胆汁湯12)効有り。凡そ慢驚風には神闕13)に大にして灸する也。后世は慢驚風に附子理中湯14)など用ゆる也。
○胎毒は必ず右の臍旁にあるもの也。故に女児、右の胸下にひっぱり強き者は、必ず瘰癧・気腫の類を病むもの也。又、瘰癧中にても、右胸下にひっぱりて左よりもつよくひっぱる者は難治也。何となれば、

胎毒より来たる故と覚ゆる也。
○痘瘡点検[15]のとき、此の上に出づべきや否やを知るには足心を見るべし。出でやむ者は足心に痘出でてある也。若し未だ足心に出でざるものは、此の上にまだ出づると知るべし。凡そ痘は足心に出づるもの也。然れども面部に僅か五・六顆も出づるようなる軽者、足心には発せざる者也[16]。池田瑞泉伝[17]
○胎毒に軽粉を用いてよきことあり。
○小児生まれて一年許りの間、中脘に塊ありて、胎毒とは違うて堅からずして沉んであるものあり。是れ、乳癖[18]也。平胃散[19]に紫円を兼用す。硫黄を丸とし、用いて良き也と云う伝もあれども、未だ試みず。用いて宜しかるべしと覚ゆる也。此れを用ゆれば早く消散する也。此の乳癖、大人の食積も同じ。小児の咲う(わら)[20]に多く乳癖の証あり。此れらは別に咲い[20]を制する薬を用いずして、紫円にて効有る也。食積は即ち、宿食也。
○小児、十五〜七歳までの中に、胎毒にて腸癰の如くになるものあり。劇者は左へも回り、又、甚者は少腹一ぱいに蔓延してあるものあり。此れにも腸癰の治法なれども、穿山甲・白芷・貝母・殭蚕[21]・大黄各等分、右五味の方、良き也。此の方、寿世保元[22]に出でたり。
○疳の病因は毒と虫に因る也。其の上、一段推して見れば、毒までに帰する虫は、毒によらねば生ぜぬもの也。或いは膏梁・甘味を過食してよりなるものあり。虫の生ずるは塵穢の地に虫の生ずるが如し。何もなきに独り生ずると云う理なし。一本堂[23]は熱の微甚の間に生ずると云う。あまり鑿(うが)ちた説也。疳に生漆のきくをみれば、偏(ひとえ)に毒より成ると云えたり。癲癇にも虫による者あり。是れも生漆の入る薬を用いて効あり。
○疳は起こる処、毒と胃実と虫との三つよりなる也。
○疳の胃実に属する者は、小承気湯[24]或いは厚朴生姜甘草半夏人参湯[25]加大黄等を用ゆ。若し一かさ腹脹りつよき者には、厚朴七物湯[26]

を与うべし。凡そ疳を治するには建中湯、大・小柴胡湯の証多き也。后世にては此の場へ浄府湯[27]、銭氏白朮散[8]等を与うれども、一向に効なき也。

○急驚風は多く夏にあり。外邪の上に傷食などより発する也。此の場は葛根湯にて効あり。胃実などあるは所謂太陽陽明の合病のぎにして、葛根湯を用いてよし。不大便は紫円兼用す。下利の者には始終葛根湯也。葛根湯の急驚風に用うる、所謂痙に為らんと欲するの場也。はげしきは効なし。痰喘壅塞して少し搐する者は葛根湯、つよき者は葛根加石膏湯也。此の方、千金続命湯[28]驚癇門多味の方なりに基づきて用ゆる也。其の一段はげしきは二陰証[29]の脱証に類したる、后世家にて附子理中湯[14]を用いんとする処に汗出でて止まず、喘し、搐搦、眼中など脱したる様に見え、ヒイヒイ云う、此の処へ麻杏甘石湯[30]を与え、滾痰丸[31]を兼用する也。又、麻杏甘石湯の場にて汗無き者は竹葉石膏湯[32]を用い、兼ねて滾痰丸散[33]を与うべし。急驚・慢驚は陰陽を以って大段を分かちてよし。然れども急驚に陰陽あり、慢驚に陰陽あり。急驚にても直ちに脱する者あり、慢驚にも陽位にあるあり。慢驚にみえて下利などあり、脉も微細にみえても陽証あるもの也。

○先生の葛根湯、熖砂散[34]を用ゆる処へ、后世家にては参連湯[35]、三黄湯を用ゆるけれども、一向に功なきもの也。

○熖砂散を大人癇にて心煩し、俗に云ういれる・もえる[36]と云う気味なる処へ用いて効あり。

注6）傍註に「労疾門を見よ」とある。『外台秘要方』第十七巻虚労下・虚労虚煩不得眠方に、「小品流水湯、虚煩して眠るを得ざるを主る方」として、半夏・粳米・茯苓を東流水で煎じるのだが、半夏は必ず生姜と共に配合または修治するから、結局は小半夏加茯苓湯加粳米になる。

7）謝観等編纂『中国医学大辞典』に炒米湯として登載される。粳米

8) 頭註に「銭氏白朮散　人参・白朮・茯苓五分・葛根一銭・藿香・木香・甘草五分」とある。銭乙撰、閻孝忠輯『小児薬証直訣』には、更に「熱甚だしく渇を発すれば木香を去る」とも記載される。

9) 傍註に「吐䭔門(とけん)を見よ」とある。2．産前後の注80)で解説した。

10) 傍註に「嘔吐門を見よ」とある。『傷寒論』弁太陽病脉証并治下第七には、旋復代赭湯と登載される。○旋復花・人参・生姜・代赭・甘草・半夏・大棗。

11) 頭註には、「通脉四逆湯　生附子一枚・乾姜十銭・甘草六銭、或いは加人参」とある。

12) 傍註には「驚風門」とある。○葱白・乾姜・附子・人尿・猪胆汁。

13) 任脉上、正に臍中に当たる経穴。

14) 頭註に「人参・甘草・白朮・乾姜・附子」とある。附子理中湯は『千金翼方』を出典とする。

15) 一般的には見点という。古林見宜著『日記中揀方』巻之下・痘疹には、「痘の日数は大方定めあり。発熱三日、痘出三日、起脹三日、貫膿(もがさ)三日、収靨(しゅうえん)三日、以上十五日に快気する也」とあり、痘出づることを、見点という。

16) 3行前の「凡そ痘は……」から「……発せざる者也」までは、筆者家蔵本には記載がない。

17) ここで云う池田瑞泉は池田独美瑞泉のこと。独美瑞泉著『痘科弁要』には、ここの記事そのものの記載はないが、同書・巻三には、「痘作ること二・三次に出で、三日後に至りて、手足心纔(な)かに出斉いて頭面・胸背稀少なり……」、「痘、腰より下に見われて、腰上に見われざる者は治せず」、「発熱し、痘苗、手足に先ず出現して後、他処に見わるる者は必ず死す」、また巻五には、「三・四日痘出でて当に斉い、点ずること足心に至りて、勢い方に安定す

等々と記載される。
　　一方、戴曼公述『曼公先生痘疹唇舌口訣』には、「発熱し、他所に未だ痘を見ずして、先ず五心に痘出づる者は大凶也。五心とは心窩及び両手掌・両足心、是れ也」とあり、『明戴曼公先生治術伝』には、「三日・四日にして痘、足心に見わるる者は出斉い期と為す」とあり、池田独美瑞泉門人著『池田先生治痘記聞』には、「痘を見る次第。口吻の辺より始まり、天庭に至り、頭中を見、順に下り、外面・咽喉・胸于・腹・臍・前陰・後陰・背・両足に及ぶなり」等々との記載がある。

18) 母乳が一晩経っても消化されず、胃腸に滞る病。

19) 頭註には、「蒼朮二銭・厚朴一銭・陳皮一銭四分・甘草八分・姜・棗」とある。

20) 他の写本には、咲字ではなく欸字となっているものもある。

21) ここでは、龔廷賢撰『寿世保元』通りに記載した。今日では一般に僵蚕と書くが、写本では姜蚕と記される。

22) 『寿世保元』壬集巻之九・(外科諸証) 腸癰には、「○一婦人腹痛し、錐にて剗るが如く、毎に痛みて死に至る。敢えて手を着けず。六脉洪数。此れ腸癰の毒也」とあり、方名はないが、方後の後条文は「膿血を打ち下して小便中より出でて即ち愈ゆ。後、再び患うること無からんには、宜しく煎炒したる熱物を少食すべし」とある。

23) 香川修庵著『一本堂行余医言』巻之四・蟲には、「蒸熱已に生ずれば、諸患随いて起こり、蟲亦生ず。但、蟲は熱の微も亦生せず、熱の甚も亦生せず。其の熱の蒸々として鬱に通暢せざれば、元気壅遏して蟲ここに生ず」とある。この文から「熱の微甚の間に生ずると云う」と記載されたものであろう。

24) ○大黄・厚朴・枳実。但し、厚朴三物湯とは分量が異なる。

25) 原典では厚朴生姜半夏甘草人参湯である。○厚朴・生姜・半夏・

甘草・人参。

26) 傍註には「皷脹門」とある。○厚朴・甘草・大黄・大棗・枳実・桂枝・生姜。

27) 『万病回春』巻之七・(小児科)癖疾に、「浄府湯、小児一切の癖塊、発熱、口乾き小便赤く、或いは洞瀉するを治す。柴胡・白茯苓・猪苓・沢瀉・三稜・莪朮・山楂・黄芩・白朮・半夏・人参・胡黄連・甘草、姜棗煎服」とあるが、『和田泰庵方函』に、家方浄府湯として回春浄府湯去半夏・人参・胡黄連加黄連・麦芽・木香の処方が記載されている。

28) 一般的に千金続命湯と言えば、『備急千金要方』巻第八諸風・諸風第二の小続命湯を指す。○麻黄・防已・人参・黄芩・桂心・甘草・芍薬・芎藭・杏人・附子・防風・生姜。但し、ここでいう処方は巻第五上少小嬰孺方上・驚癇第三に、「増損続命湯、小児卒中風の悪毒及び久風による四肢角弓反張して不随、并びに躄痙し、僻(へき)して行歩すること能わざるを治する方」とあり、麻黄・甘草・桂心・芎藭・葛根・升麻・当帰・独活・人参・黄芩・石膏・杏人と指示される。

29) 二陰とは少陰のこと。

30) 傍註には「喘急門」とある。

31) 徐用誠撰、劉純続増『玉機微義』巻之四痰飲門・攻下之剤には、王隠君滾痰丸が収載される。「千般の怪証、神効の如し」という。○大黄・黄芩・青礞石・沈香。尚、王隠君には『万氏積善堂秘験滋補諸方』の撰がある。

32) ○竹葉・石膏・半夏・麦門冬・人参・甘草・粳米。

33) 注31)で、水にて丸すること桐子の大きさにして服用するので、実質上は丸としても散としても不変との意。

34) 次の次の段落に、熖砂散の処方構成が登場する。

35) **2．産前後**の注20)で詳述した。

36) 漢字で炒れる、燃えると書く。怒りの感情が盛んに起こること。

○焰砂散は急驚の聖薬也。辰砂・白焰硝、桃花色に為るを度とし、新汲水にて頻りに少しずつやる也。陽証に葛根湯の場にても最初より用ゆる也。葛根湯にても兼用する也。世間に参連湯や三黄瀉心湯をやる処へ用ゆる也。焰砂散と名づく和方也37)。
○急驚風に思いの外に功なきものは大承気湯也。用うべき証あるに一向に効なし。田中38)が云う瘂にも一向きかざるもの也。此れらの諸症、大承気湯の場は走馬湯を用いたならばよからんか。先生未だ試みず。中西39)には効を得たること多しと云う。
○慢驚には神闕13)に灸することよけれども、陽証には灸すること大いにあしき也。急卒に臨みては隠白40)・章門41)・湧泉42)、其の極は神闕にすべて一旦の急を救うまでにて後はあしし。
○慢驚は通例、三陰43)に位をたてて、理中湯44)、白通湯45)及び加猪胆汁湯46)也。大抵、白通湯よりは加猪胆汁湯をよく用うる也。通脉四逆湯47)、四逆湯48)、通脉四逆加猪胆汁湯49)也。此くの如き位を立てて治をなすべし。又、慢驚風の白通加猪胆汁湯や四逆湯などのさかいに、当帰四逆湯50)、桂枝人参湯51)にてあしらうことあり。桂枝人参湯は、后世家にて銭氏白朮散8)をやる所也。右の諸方と類するに、葛根湯下利、白虎湯煩渇、右の桂枝人参湯に類するに、猪苓湯のあしらいあり。是れら大いに面白きこと也。
○上竄直視52)は陰陽ともにある也。
○猪苓湯を用うる場は、白虎湯53)の証に下利や小便不利ある処へゆく也。又、陽症に承気湯、紫円54)あり。是れは白虎湯の一段深き処也。
○驚風の初発に栝蔞桂枝湯55)を用うることあり。葛根湯とは勢いぬるき也。微搐56)にて上竄・ひきつけ・直視などが発ころうかと云う場へ用いてよし。

○白虎湯の部へは風引湯[57]、参連湯[58]、白虎加石膏湯[59]、甘連湯[2]、熖砂散が附く也。
○葛根湯の場は、后世にては敗毒散加天麻白僵蚕[60]。通脉四逆湯の場が附子理中湯也。
○馬脾風[61]には、麻杏甘石湯[62]兼用和方の一方[63]巴豆・天南星・辰砂等分、糊丸二分程づつ用うる也。此の方一ばんよし。若しなきときは紫円を用うる也。其の内、馬脾は双紫円[64]の方が効まさる也。
○丹毒の腹は十人に七・八人は石硬の如きもの也。やわらかなる者は猶あしき也。丹毒多く陰股より起こるもの也。それより上に上るものは臍より上、心下に至る中に死するもの也。陰股に生ずるものは十人に十人ながら死するもの也。上面部或いは胸膈より来たるものは治し易き也。連翹湯[65]効あり。上よりくるものは后世家にて金水しゃ[66]の犀角消毒飲[67]を用うる也。これにても死する。先生は連翹湯、此の上少しつよきは黄連解毒加大黄芒硝湯[68]を用いて、氷黄散[69]傅けて良し。是れにてすむ也。第一出血をなす処々を逐うて取りて、復た雲紋[70]からも取るべし。
○鵞口瘡[71]に附子のゆく証は百人に一人也。是れ必ず死する也。
○小児五・六歳より以上にて口吃者に瓜蒂を与えて奇効あり。
○小児胎毒にて頭瘡などを発するものに、解毒剤[72]に加軽粉よけれども、初発にはあしき也。早く手ぎわに[73]なおり過ぎて、反って害を残すもの也。后には理屈のあしきものにて、目に係り、或いは腹満の類をあらわす也。久しきを経て愈えざるときには、解毒剤に少の合匕に半分程入れ用ゆ。最初は浮萍湯[74]よし。最初に軽粉にて手ぎわに治し過ぎて害を残すものは、紫円の類を用うべし。頭瘡盛んに発しておるときは下剤あしし。瘡は乾くと云えども、病毒つよくなりて病能がますもの也。下剤をやりて死に及ぶこともあり。阿州北方能万寺[75]に頭瘡の売薬あり。此れを早く用うるときは必ず害あり。解毒剤のようなるものに軽粉の入りたる方と見えたり。久を経たる者には佳し。

全体頭瘡は一通り王道に行かば、一年も二年も愈えず、さてながきもの也。遅くも解毒してゆくべし。

注37) 村上等順著『続名家方選』上部病・眼目には、「蓬砂散　血輪（内外眼角のこと）に血脈見わるるを治す。眼中生菌之類なり」とあり、熔砂散加蓬砂（硼砂のこと）・麝香・石膏・決明子・竜脳の処方が掲載される。

38) 田中信蔵著『医事談』には、「瘂病にて汗下して解せざる者、之を吐すれば愈ゆ」と記載されていて、この瘂病のことを云うのか。

39) 中西深斎のこと。『傷寒論弁正』、『傷寒名数解』の著がある。深斎口授『函丈筆記』にもこの話は記載されていない。尚、**2．産前後**の注28) で、『人参説』に序を寄せていることを述べた。

40) 足太陰脾経の根起で、第Ⅰ趾端の内側にある経穴。

41) 足厥陰肝経上で、肋骨弓との交点にある経穴。

42) 足小陰腎経の根起で、足心にある経穴。

43) 三陰とは太陰のこと。

44) 傍註には「喝門」とある。

45) 傍註には「驚風門」とある。○葱白・乾姜・附子。

46) ○葱白・乾姜・附子・人尿・猪胆汁。

47) ○甘草・附子・乾姜。

48) 傍註には「食傷門」とある。注47) とは乾姜の分量が異なる。

49) ○甘草・附子・乾姜・猪胆汁。

50) 傍註には「癥瘕門」とある。○当帰・桂枝・芍薬・細辛・甘草・通草・大棗。

51) 傍註には「泄瀉門」とある。

52) 瞳孔が上方に固定したような様をいう。上宮天吊ともいう。竄のルビはウツムクとある。

53) ○知母・石膏・甘草・粳米。

54) **2．産前後**の注143) で詳述した。

55) ○栝蔞根・桂枝・芍薬・甘草・生姜・大棗。

56) 微弱な搐搦のこと。

57) 傍註には「癲癇門」とある。○大黄・乾姜・竜骨・桂枝・甘草・牡蠣・寒水石・滑石・赤石脂・白石脂・紫石英・石膏。

58) 傍註には「同上」とある。即ち、「癲癇門」のこと。**2．産前後**の注20) で詳述した。

59) 白虎湯の薬味の内、石膏を増量した処方で、桂枝加桂湯などと同様。

60) 原文には排毒湯加天麻白僵蚕と記載されるが、この方名は恐らく錯語と思われる。先ず、一般的に葛根湯の後世方化処方ならば、敗毒散（元名は人参敗毒散）を挙げなければならない。これは『太平恵民和剤局方』巻之二・傷寒　附　中暑に登載され、人参・茯苓・甘草・前胡・芎藭・羌活・独活・桔梗・柴胡・枳殻、加生姜・薄荷で、「傷寒・時気の頭痛・項強、壮熱、悪寒、身体煩疼を治す。及び寒壅の欬嗽、鼻塞がり、声重く、風痰・頭痛・嘔噦・寒熱並びに皆之を治す」とある。

　一方、『万病回春』巻之七・(小児科) 急驚には、「急驚風を治す。初起発熱し、手足搐搦・上竄天吊・角弓反張併びに一切の感冒の風寒・頭疼・発熱、咳嗽、喘急、鼻塞がり、声重きを治す。及び瘡疹出でんと欲して搐を発す。並びに宜しく之を服すべし」とあって、人参・羌活・独活・柴胡・前胡・茯苓・桔梗・川芎・枳殻・天麻・全蝎・僵蚕・白附子・地骨皮・甘草、加生姜とあるので、原文に云う処方は局方敗毒散加天麻白僵蚕と思われる。

61) 『日記中揀方』巻之下・痰喘には、「小児の痰嗽は乃ち心火、肺金を尅する也。寒邪、肺の中に停滞し、寒化して熱と成る。必ず痰喘を生じ、咳逆上気し、肺脹って齁䶎(こうこう)す。俗に馬脾風と名づく」とある。また、馬喉痺とも言う。喉頭ジフテリアの類を云う。

62) 傍註には「喘」とある。

63) 『名家方選』小児病・小児雑病には、「小児痰癖を治する方」として、天南星・巴豆・朱各半両と指示され、「右三味、細末して糊丸にして服すれば、必ず膿血を便す。丸薬は化せず、下るを以って度と為す」とも記載される。

64) 『備急千金要方』巻第五下少小嬰孺方下・癖結脹満第七には紫双丸と記載されている。「小児、身熱頭痛し、食飲消えず、腹中脹満し、或いは小腹絞痛し、大小便利せず、或いは重ねて下ること数々起こり、小児に異疾無く、惟飲食過度にして自ずから止むるを知らず、哺乳節を失し、或いは驚悸し、寒熱するには惟此の丸之を治す。差えざれば更に重服すべし。小児、下らんと欲するは、是れ其の蒸する候なり。哺食減少し、気息快からず、夜啼き・不眠、是れ腹内不調にして悉く宜しく此の丸を用ゆべし。他薬を用いずして数々用ゆれば神験あり。千金不伝の方なり」とあって、巴豆・麦門冬・甘草・甘遂・朱砂・蠟・蕤核人・牡蠣が指示される。尚、蕤核人は扁桃木で、袪風・散熱・養肝・明目作用があり、眼疾の要薬である。一方、本方は朱肱撰『傷寒活人書』巻之二十には、双円との方名で登載されている。

65) 傍註には「瘟」とある。『校正方輿輗』巻之三・丹毒には、「連翹湯方は後の瘟門に具う　〇丹疹初起、連翹湯与うべし。其の功、敗毒散・消毒飲の上に出づ。如し熱熾なる者は石膏を加え、毒甚だしき者は犀角を加え、大便結するものは芒消を加う。是れ、諸瘡癰初症を治するの聖剤なり」とあって、巻之十一・瘟　発斑　痧には、連翹・黄芩・麻黄・升麻・川芎・甘草・大黄・枳実と指示される。

66) 金水煮と書く。童子小便を以って煮沸すること。

67) 『万病回春』巻之三・班疹に、「癮疹は紅点、蚤の螫す状の如き也」とあり、一つの処方として犀角消毒飲が指示される。〇牛蒡

子・荊芥穂・防風・甘草・犀角。但し、ここでは単に水煎である。また、本書頭註には、「犀角無くんば升麻に代う」とも記載される。

68）傍註には「癲門」とある。

69）頭註には「氷黄散　大黄・硝石」とある。

70）蘆川桂洲著『病名彙解』丹毒には、「腫れて赤色になり、或いは腫れずして赤くムラムラと一身に雲の如く出づ。其の種類はなはだ多し。丹毒とは其の総名なり」とあるので、その雲翔状の箇所をいう。

71）口腔カンジダのこと。抑々発症するのは身体疲弊の極にあるときなので、その状態自体が危急なのであろう。

72）１．婦人雑病の注１）で詳述した。

73）手際よくの意。

74）『万病回春』巻之八・癬瘡には、「浮萍散、諸風・癬疥・癩瘡を治す」との許に、浮萍・当帰・川芎・赤芍・荊芥・麻黄・甘草、加葱白・豆豉と指示される。

75）阿波の国北方の能万寺で検索すると、該当寺は存在しない。が、本書が口授である点に鑑み、同一発音による徳島県板野郡北島町の能満寺がヒットした。電話を掛けると、創建460年になるが、江戸時代の頭瘡の薬の製造記録はない。否、吉野川の度々の洪水で古文献が流失したり、明治時代の廃仏毀釈で元の寺も焼失し、現在の寺は移転したものだとのこと。当時の状況としては、製造していてもそれ程違和感はない、とのお話しであった。

○小児初生、乳をつくる⁷⁶⁾に遅きほど佳しとすれども、あまり遅きはあしき也。先生、大氐（たいてい）三日はしっかりと薬を用ゆべし。四日めは乳を与うる也。又初生児、病あるものには乳を早くつくると、するむ⁷⁷⁾

ことあるもの也。甘連湯[2]を用ゆるとき、胎毒つよき者は紫円[54]を五・六丸程用ゆる也。紫丸[54]を用ゆれば、せき上げて咽につまりたる様にみえ、キヂキヂ[78]して手足も冷ゆるもの也。薬煩[79]也。驚くこと勿かれ。是れも初生の日などにあるもの也。二・三日も経てば其の瞑眩[80]なきもの也。初生児早く乳をつけざるものは、毒を快く取らん為也。初生児、毒を窺うには先ず腹候、外は面部あかき者は胎毒也。又、面部の白色なるものは、是れ陰証也。五香湯[81]を用いて佳し。百人中にして一人あるもの也。少なきもの也。甘連湯に面赤きもの也。是れ陽症とたつ[82]べし。多くは甘連湯の証也。甘連湯の証は腹満、或いは甚だしき者硬き也。五香湯は腹濡也。然れども塊物あるもの也。五香湯のゆく処には、紫円は兼用せぬ也。事に因ると、附子兼用あり。四逆湯或いは加猪胆汁湯[83]などゆく也。

○古より疳と云うて、甘きものを食い過ごすと疳を発するに因り疳とかくと、此の説大いに非也。甘物を食したるのみにて疳は生ずべからず、毒より生ずる者多し。甘味より来たるものなしと覚ゆ。鷓鴣菜湯[84]、産后や瘀血や帯下に用いて効有ることありと也。

○小児に用ゆるは紫円より双紫円[64]よし。双紫円は紫円より弱き様に見ゆれども、つよき方也。

○鵞口瘡[71]は最初より下す也。涼膈散[85]、紫円兼用し、つけ薬を用いて大氐足る也。偶々下しても差えずして附子のゆく処もあり。然し、此の附子までも持ちこたえて居る者は、宜しきと為すべし。多く此れまでは待たぬもの也。附子の用い場と云うは、下してもどうしても通例の鵞口[71]の治術尽きたる処也。大抵の人、皆陰位になりたる処に気のつかぬもの也。后世家にて、陰位とも何とも弁ぜずして銭氏白朮散[8]を用ゆることあり。即ち、是れ陰位に赴きたる処也。此の処、理中湯[86]の場と見えたり。一段つよき陰分に陥りたるときには、附子の用い場にて、四逆湯[87]、附子湯[88]、真武湯[89]の類証に従いて択び用ゆべき也。傅薬、辰砂・蓬砂二味[90]を蜜にて煉り、舌に塗る也。后

になり、咽へも係るものは末を吹くべし。涼膈散を用ゆる処に三黄湯や甘連加大黄湯[91]用ゆれども、涼膈散最も良し。つけ薬も色々あれども、辰砂・蓬砂の二味、最も第一よし。附子の行く処には理中丸など可也。
○鵞口瘡の初発を候うに、小児の舌をみる也。小児、乳などを飲まざるときに、医の方より意を用いて早く保母に命じて舌をみるに、舌上に物出でて白くなりてある也。其の白きは乳かけて[92]ある故也。此のときは早く治を施すべし。若し治を施さざれば、三・五日にして死するもの也。緩なるは四・五日をひくもの也。大抵四・五日にしてギチギチ[93]とし、死するもの也。或る伝に、茄花[94]黒焼にして足の裏へ張りて奇効あり。或いは舌にも傅けて可也。天南星も可也[95]と云う。
○入門[96]の方に桃仁丸[97]と云うあり。小児の偏墜[98]に能く効あり。
○小児中暑、下利三～五十行、上竄[52]の気味あり、搐搦の気味ありて食さず、大熱煩渇、半ば昏睡するもの也。多くは治せず。
○小児病中、頭を掉り、舌を弄する、並びに悪証也。
○熘砂散[37]は急驚風を一旦は能く緩むるもの也。后世にて辰砂益元散[99]、或いは参連湯[100]、白虎湯[101]の類を用ゆる処にて兼用して奇効あり。大人の狂にも一旦は緩むることあれども、小児ほどの効なきもの也。痘瘡にも煩躁の甚だしき者には此の方効有り。
○小児胎毒によりてか、心下へ塊つき上り、腹痛、なく位反張す。此れ直視上竄す。医、紫丸の類を投じても差えず、参連湯の類にて差えずして死す。先生云う、葛根湯を用いて見たき也。葛根湯の痙にも心下へ衝くもの也。是れ、熱もつよきこと此くの如く、反張目当て也。是らにて効無きときには走馬湯[102]、瓜蒂散[103]の類を用いて見ねばならぬ也。
○初生七夜の中に大いに啼くもの也。其のときには早く気をつけて臍のことを問うべし。此のときは臍帯落ちんとする故に啼くものあり。落ちて後にても一日許りは痛みあるもの也。
○小児夜啼とも云うべきに、昼夜止まずしてなくあり。初め、毒とし

て甘連加大黄湯に紫丸を兼用し、或いは参連湯加辰砂を用いて止まず。先生ふと心付けて、甘麦大棗湯 104) を用いて即効あり。先生、それより小児啼き止まざるものは皆此の方を用い、胎毒の候あるものは紫丸を兼用する也。小児驚啼にも此の方効有り。治法、別無き也。本方は小麦なれども、小麦芽 105) 最もよし。

注76) 付くる。哺乳するの意。

77) 滑るように滑らかに動くの意か。即ち、下痢することか。

78) **2．産前後**の注143) で解説した。

78) ここでは原文通りに記載したが、後の注と同じく、ギチギチであろうか。

79) 薬による予想外の生体反応の意で、ここでは所謂瞑眩との意味合いが強い。

80) その出現した予想外の諸症状のこと。

81) 傍註には「小児門」とある。『備急千金要方』巻第二十二丁腫癰疽・癰疽第二には、「五香湯　熱毒の気、卒かに腫痛し、結びて核と作し、或いは癰癤に似て非なりて、人をして頭痛・寒熱・気急ならしむる者、数日に除かれなければ人を殺すを主る方」とあって、青木香・藿香・沈香・丁香・薫陸香が指示される。

82) 立つ。現わになる、はっきり示される。

83) ここでは四逆湯に猪胆汁を加味する処方であるが、『傷寒論』には登載されていない。但し、四逆湯の方後に、「強人は大附子一枚・乾姜三両を可とす」と指示されているので、結局は強人の場合には通脈四逆加猪胆湯と同一になる。

84) 傍註には「虫」とある。『名家方選』小児病・虫症には、「小児胎毒・頭瘡・虫癖・腹痛の者を治す」とあって、鷓鴣菜・大黄・蒲黄・甘草が指示され、方後に「一方は蒲黄を去りて苦棟皮を加う」とも記載される。但し、『和田泰庵方函』には、「鷓鴣菜湯　家

方　鷓鴣・大黄・甘草」と掲載される。

85) 傍註には「口舌」とある。**2．産前後**の注114) で詳説した。

86) 傍註には「喝」とある。

87) 傍註には「食傷」とある。○甘草・附子・乾姜。

88) 傍註には「脚気」とある。○附子・茯苓・人参・白朮・芍薬。

89) 傍註には「痱」とある。

90) 『名家方選』小児病・小児雑病には、「鵞口瘡を治する方」として、石膏・滑石・硼砂・辰砂が指示され、「細末して水に和し、鳥の羽を以って之を塗る」とある。

91) 注2) では、甘連湯として甘草・黄連二味の場合と、甘草・黄連・紅花・大黄四味の場合とを解説した。ここでは結局、甘草・黄連・大黄三味の処方である。

92) 原文にはカヽリテとあるが、鵞口瘡は栄養失調、体力困乏などで発症する。それ故、文意上は乳汁飲用不足によるとする為、欠ケテと解する。

93) 前田勇編『近世上方語辞典』によれば、詰まっているさま、窮迫しているさまと登載されている。

94) 『本草綱目』巻二十八・菜之三蓏菜類・茄には、「花、金瘡・牙痛を主治す」とあって、「牙痛、秋の茄花、之を乾かして旋し焼き、研りて痛む処に塗る。立ちどころに止む。海上名方」とある位で、本文の用途の出処は不明。

95) 『名家方選』小児病・小児雑病には、「鵞口瘡を治する方」の又方として、「天南星の細末、糊に和して足心に傅く。甚だ妙なり」とある。

96) 『医学入門』のこと。

97) 同書・巻之五上・小児・諸積には、「○啼叫止まず、冷陰の気、下に結ぶことを致すに因りて、水竇(すいとく)行らず、或いは孕婦啼泣して過傷し、児をして生下に小腸の気閉じ、血水疑聚(ぎょうしゅう)せしめ、水、肺

に上乗すること有る故に、多くは先ず喘して後、腫痛す。稀軟の者有り、木硬の者有り。宜しく心気を行らし、腎邪を逐い、二便を利すべし。更に補法無し。桃仁丸に宜し」とあって、桃仁・辣桂・大黄・牽牛・蒺藜・牡丹皮が指示され、「末となし、蜜にて麻子の大きさに丸じ、毎五～七丸、葱白・木通・青皮の、塩を入れての煎湯にて下す」とある。

98) 先天性陰嚢水腫のこと。
99) 方広編撰『丹渓心法附余』巻之二十二小児門・小児諸病九十九には、「辰砂益元散応験方小児の中暑吐瀉、小便赤く少なく、夜臥しても寧からず、心煩して渇を作すを治す。常に服すれば、心を寧んじて熱を解す」とあって、益元散一両・辰砂一銭を灯心竹葉湯で調服する。

　　尚、益元散は劉宗素撰『黄帝素問宣明論方』巻之十・痢門に、滑石六両・甘草一両とある。
100) 傍註には「癲癇」とある。**2．産前後**の注20) で詳説した。
101) 傍註には「瘟」とある。〇知母・石膏・甘草・硬米。
102) 〇杏仁・巴豆。
103) 〇瓜蒂・赤小豆、以香豉。
104) 傍註には「癲癇」とある。
105) 江蘇新医学院編『中薬大辞典』には、小麦の他、小麦苗・浮小麦・小麦麸はあるが、小麦芽は掲載されていない。但し、大塚敬節先生は『漢方と民間薬百科』コムギで、「黄疸　生のコムギの苗（芽）をとり、……」と記載されている。そこで、小麦苗＝小麦芽と解釈すれば、『中薬大辞典』には、「煩熱を除き、黄疸を療し、酒毒を解す」と功用が記されている。

〇金匱蔵府経絡篇[106]) に、浸淫瘡、口より流れて四肢に向かう云々[107])

とあり。此の瘡の形、未だ審らかならざる也。一説に、小児の水痘108)の類にあてて云うあれども、是れは滞頤109)と云う者にて四肢に流れぬ也。たとえ四肢に及びしとて死に至るものなき也。其の証、小児涎を流して口の辺赤くなる者也。此れ、水痘と云うにもあらず。此れらは凉膈散85)にて効あるもの也。若し治し難きは、千金方に破絮灰の入る方110)あり。此れを傅け薬に用ゆる也。或いは檳榔末、水にてとき用ゆる也。或いは和の甜葶藶111)でもつくるに、此れにて大氐(たいてい)よきもの也。然れども、先ず大氐凉膈散のみにてよきもの也。若し、湯を服すること能わざる者は、儒門事親の通膈丸112)よきもの也。

○小児、夜中にふと起きて家内をめぐりあるき、又ふとして寐処(びしょ)に入りてねいり、翌日そのことを知らぬことあるもの也。此れらは昼の内よくなるもの、ままあるもの也。此れらの証、男女ともに甘麦大棗湯104)のゆく処也。左右の凝りに拘らずして用ゆる也。小児は其の候、備わらぬもの也。若し心胸にあつがる者は柴胡湯113)也。兎角、甘麦大棗湯は蔵躁・悲傷が目当て也。

○小児胎毒にて一向に乳を吸わぬものある也。此の処へ皂莢・瓜蒂の末を鼻中に、ぽんぽりに付けて鼻へ入れてよき也。然し、是れは瞑眩甚だしくして大人すら耐えぬもの故、小児には甘遂末を用ゆるがよき也。此の処へよく効あり。直ちに乳を飲むもの也。下剤、紫円54)の類を兼用する也。右の証は鼻塞がりて乳を飲まぬ者也。これ、胎毒より来たる也。百日以内の初生にある也。甘遂末を一度鼻中へ入るれば、直ちに乳を飲むもの也。又、塞がりて乳を飲むこと能わざるときは、又甘遂末を用ゆ。其の内、下剤を用いてゆく也。仮令一度吹きて鼻あきてありても、一日に二・三度程の間甘遂を用ゆべし。此くの如くする時には全く愈ゆるもの也。其の儘棄てておくときには目に係わり、或いは耳へ掛かり、甚だしきは死に至る也。

○小児大病のとき、章門114)を爪して見るに、啼声を発するは内に守りのあるもの也。治を施すべし。爪しても何ごとなきものは、内に守

りの尽きしもの也。治せずと知るべし。驚風・鷲口[71)]の類、卒暴の病には此の候を用いてよし。此の法、千金に出づ[115)]。
○小児馬脾風[61)]に髪のなでたるようにべったりとなりてあるは必死也。たがわぬもの也。
○小児頭瘡、発出盛んなるとき下すはあしし。気分あしかり不食し、或いは寒熱を発しなどして色々の変出でてぐあいのあしきもの也。先ず発剤を用いて后、紫丸[54)]などを用ゆれば可也。急なるときは、発剤に紫丸を兼用してよき也。それにても紫円を多く用ゆるはあしき也。然れども瘡、内に在りて外に発せぬものは紫丸のみにて下して取るべし。又、発出して久しきを経て愈えざる者は内毒甚だしきによる。是れにも紫丸のみにて下してよし。盛んに心より出でてあるに、紫丸の類を用ゆるはあしし。金華散[116)]よき也。又、小児頭瘡を早く下し過ごして瘡かわき、煩いをなすあり。それには醪熨の方[117)]効有り。其の方、酒を温め、手巾を入れ、しぼり、頭上を熨す也。是くの如く度々すること、五日もすれば瘡出で来るもの也。大人頭瘡の発出し兼ぬるにも此の法を用いてよし。
○小児鼠漏[118)]とて、これ臭ちを以って名づくる者にて、やはり発漏[119)]の内なり、百会[120)]後に発するものあり。其の方、つるし柿を黒焼きにし、里芋のおろし汁にて煉り貼く。能く効有る也。按ずるに、此の病、南部の辺にてねずみくぐりと云うもの、是れ也。
○小児疳労[121)]に毒より来たるもの多し。大柴胡湯加当帰[122)]を用いて挫きてあとは、小柴胡湯か小建中湯の類にて調理する也。多く疳の薬とてあれども、多く方は要[123)]らぬもの也。毒より来たるもの多し。旧説には皆蚘虫より来たると云う。非也。蚘虫より来たる者は稀なるもの也。毒より来たるものは臍の右の旁に凝るもの也。又、臍に凝りあるものは毒と見て治をなす也。必ずしも臍の右にかぎらぬ也。疳労、始めより大柴胡湯加当帰をやりてよきと云うものは、前にも云う如く、毒によるもの也。凡て腹部に満気ある者也。是れを目当てと為

す。小児は始めには下してよきもの也。然し、大人の労などは一向に下すことはならぬもの也。毒によりて下すがよしと雖も、紫円を此の処へやることはあしき也。但、魚の胆類を用いて毒を逐うべし。

○疳労にて百治効無く、死と決したる者にて一身羸痩しても、腹満あらば紫丸を用いて生を得ることあり。紫丸に牡蠣を加えて用ゆると云えども、それには及ばざる也。然しながら、牡蠣のよきこともあるやらんして双紫円[64)]には入りてあり。右、紫丸をやるとき、本方は大柴胡湯を用ゆ。然し、紫円をやれば大柴胡湯は用いずともよき也。此の時に鷓鴣菜湯[84)]を用ゆることあり。なれども是れは、別に虫症なくしても瘀物を追う為に用ゆる也。日に一分或いは一分五厘、強弱をはかりて用ゆ。此れには少しは食する者也。此れには食せぬものはし難き也。然れども、右証にても紫丸を用ゆるより外にしかた無し。但し、死するものなれば紫円を用いて早く何れへなりとも片づくべし。此の時に当りては、病家も外に術なく坐しながら斃るるを待つもの故、攻撃も危急の場に行わるる也。此の法にてまま生を求むることあるもの也。凡て労の内にて治を得る者は小児の疳労也。

○小児頭瘡に赤小豆湯[124)]ぐあいよきもの也。先生、連翹湯[65)]を用う。然れども、赤小豆湯はかぶとの如くなりたるものに非ず。それには芎黄湯散[125)]、金花散[126)]能く効有るもの也。芎黄湯散などより見れば、赤小豆湯は初発にて表にあるもの也。連翹湯も赤小豆湯と位は一なるもの也。

○小児傷食には清穀[127)]することあるもの也。小承気湯などのゆく処にあるもの也。大人の傷食にはなきもの也。又、小児驚風、太陽と陽明との合病にて、葛根湯を用ゆる下利などの処に完穀[127)]を下す者あり。別に畏るるにたらず。大人には四逆湯[128)]の場、甘草瀉心湯[129)]の場を除きて、他には清穀するものあるを見ざる也。

注106)『金匱要略』臓腑経絡先後病脉証第一のこと。

107) 同箇所には、「問うて云く、脉脱して臓に入れば即ち死し、腑に入れば即ち愈ゆとは何の謂ぞや。師の曰く、一病の為に非ず、百病皆然り。譬えば浸淫瘡、口より起こりて流れて四肢に向かう者は治すべし。四肢より流れ来たりて口に入る者は治すべからざるが如し。病、外に在る者は治すべく、裏に入る者は即ち死す」と記載される。

108) 水疱を形成する病変のこと。

109) 小児が常に涎を垂らしている状態をいう。俗に涎繰(よだれく)りという。

110) 『備急千金要方』巻第五下少小嬰孺方下・小児雑病第九には、「口傍の悪瘡を治する方」として、乱髪灰・故絮灰・黄連・乾姜と掲載される。本文の破絮灰は「くずわたの焼いたもの」で、故絮灰は「ふるわたの焼いたもの」で、孰れも効用は止血作用である。

111) 一般に葶藶子は苦葶藶が用いられ、利尿消腫・袪痰平喘作用がある。内藤尚賢著『古方薬品考』巻之二・葶藶には、「……今、薬舗に甜葶藶と称うる者、粒は極めて細にして黄金色、味淡甘。此れ、薺子(なずな)或いは菥蓂子(いぬなずな)也」とある。

112) 本文には通膈丸とあるが、原名は牛黄通膈丸。『儒門事親』巻之十一・(小児) 二火類には、「凡そ小児、赤瘤暴腫有るに、先ず牛黄通膈丸を用て之を瀉し、後に陽起石散を用て之に傅くべし。則ち腫毒自消す。如し消せずんば、鈹針を用て砭刺すべし。血出でて愈ゆ」とあって、巻之十二・下剤には、「牛黄通膈丸　黒牽牛・大黄・木通」とある。即ち、ここでは牛黄とは牛の胆石ではなく、黒牽牛と大黄とに由来する方名であることが分かる。また、陽起石散は焼いた陽起石一味を末として外用する。陽起石は下焦虚寒に内服されるが、丹毒に外用する用法は『儒門事親』以外、あまり見掛けない。

113) ここでは具体的な処方名ではなく、柴胡含有処方位の意味。

114) 足厥陰肝経に属する経穴で、第十一肋骨端に位置する。

115)『備急千金要方』巻第五上少小嬰孺方上と巻五下少小嬰孺方下には、本文の記事は掲載されていない。

116)同名異方が多いが、ここでは「盛んに心より出でて」とあるので、不著撰人『小児衛生総微論方』巻第十一・治熱痢方の金華散、即ち、黄連一味に蜜少許を入れて煎服する処方か。あるいは、注126)の金花散の錯誤である可能性も有り得よう。

117)醪はにごり酒、どぶろくのことで、醪で温罨法する方法をいう。局所的には収斂・刺激・消毒作用がある。

118)瘰癧による結塊が融合し、やがて皮膚に瘻管を形成して鼠瘻となる。更に瘻管が開孔したまま膿が絶えず漏出するようになり、鼠漏という。

119)膿を漏出する病変の総称。尚、臭ちは臭気のある膿血物の意。

120)督脈経に属する経穴で、頭頂中央部に位置する。

121)疳は羸痩して衰弱し、神経過敏・栄養障害に陥った小児の病状で、疳労はこの状態が極度に進行した状態。

122)傍註には「癥瘕」とある。

123)本文には入字を使っているが、ここは要・不要の意。

124)『名家方選』水飲病・水腫には、「赤小豆湯　毒気内に攻め、水腫・気急なる者を治す」とあって、赤小豆・商陸・木通・桂枝・茯苓と指示される。

125)芎黄湯又は芎黄散の意。○川芎・大黄。

126)本方も同定は困難だが、一例を挙げる。劉涓子撰、龔慶宣編『劉涓子鬼遺方』附録・雑療に、「一切の丹毒を治する金花散」とあり、鬱金・黄芩・甘草・山梔・大黄・黄連・糯米で、「患処に傅く」とあるが、内服も可である。

　　尚、黄芩・黄連・大黄は三黄瀉心湯であるが、王袞撰『博済方』巻一・労証では、「金花丸　急熱の労で煩躁・羸・面目痿黄・頭痛眼渋・困多くて力少なきを治す」として蜜丸で服用する用途・

用法もある。
　127）食物が未消化のままで下痢する内、臭気のないものを清穀といい、臭気のあるものを完穀という。
　128）傍註には「食傷」とある。
　129）傍註には「泄瀉」とある。

──────────────────

○小児疳癖¹³⁰⁾にて労となり、肌膚甲錯し、肉脱してそれより色々証をなすものあり。俗に疳労¹²¹⁾と云うもの、是れ也。是れには章門¹¹⁴⁾に灸する也。ブラブラしてさしたる煩いもなきものは月に一次ほどずつ灸する也。此くの如く一年ほどもすれば壮健になるもの也。当病の者ならば、毎日一回も二回もする也。何れよく効ある者也。是らも薬よりは灸、効あるもの也。大人には章門にてはあまり効なし。脊際¹³¹⁾に灸するよし。今又、世医、労証と見れば、寒熱をも撰ばずして熱の劇しきにも灸するは大いに非也。慎むべき也。然し前に云う疳労などの証には、寒熱往来などありても灸してよし。灸にて寒熱も治るもの也。然れども、下利あれば灸はあしし。凡て労だち¹³²⁾に、下利ある者に灸をしてみるに塩梅あしきもの也。
○小児、母胎にうけたる毒、三歳の頃まではとるるもの也。それより以往¹³³⁾はとれぬ也。三歳に至るものもむつかしきもの也。
○烏を黒焼川がらす、觜太の烏也にし、小児疳労・疳癖¹³⁴⁾、俗に云う疳の虫一切に、右薬一味末となし、白湯にて送下する也。又は丸となし用ゆることあり。毓嬰丸（いくえいがん）¹³⁵⁾の方、別にあり。外にも色々方あれども此の方よくきく也。凡て烏はよくきくもの也。
○小児羸痩、往来寒熱、或いは咳嗽、或いは気みじかにして善く怒り、或いは大便秘・下利、或いは爪をかみ、米を食うを好み、或いは壁・瓦・炭の如きものをかみ、或いは盗汗、或いは鼻をいらいなどする、皆これ疳と俗に云うもの也。前方、能く効有り。

○初生児、陰嚢腫大の者、多く穏婆¹³⁶⁾の爪指誤って小児の陰へあたる故也。洗薬してよき也。其の方¹³⁷⁾、文蛤大・甘草少、右二味煎じ、陰を洗う也。文蛤を其の儘生を用ゆ。若し生なきときは貝のみを用ゆ。若し右の洗薬にても、陰の腫大治せざるものは胎毒也。
○初児、頭項の辺り突起して贅(いぼ)の如く色もつかず、按じてみるとブワブワしてあるもの也。世医、此れを胎毒となして紫円⁵⁴⁾の類を用いても、一向に治せぬもの也。賀川子云く¹³⁸⁾、横骨¹³⁹⁾に項あたりて血滞りて為す処也とて出血す。即愈ゆ。出血の法、下の方よりちぢめてさして血を出だすがよき也。賀川子もはじめ色々治法を工夫せられしかども治せず。其の后、前の方をせられしに一つもあやまることなしと也。右の贅の如きものは、多く後項・後頸の辺りに在るもの也。
○小児臍風撮口¹⁴⁰⁾とて別に臍より風引きたるにあらず。やはり胎毒にて上に攻め、牙関緊急と云うには至らざれども、口つぐむもの也。治法、常の驚風と同じ。参連湯¹⁰⁰⁾、甘連湯加大黄¹⁴¹⁾、紫円の類、或いは熊胆¹⁴²⁾などを用ゆる也。
○小児のあくち、黄吻¹⁴³⁾と云うもの、是れ也。口の両方ただるる也。きるる也。治方¹⁴⁴⁾、黄連・阿仙薬・天花粉等分、末と為し、塗る也。若し右の薬なきときは、土茯苓¹⁴⁵⁾一味、末と為し用ゆる也。
○驚風や中風の搐搦にも陰陽の別あり。風引湯¹⁴⁶⁾のゆく処にも、外は少陰にして風引湯のゆく処あり。
○弄舌¹⁴⁷⁾の証、小児痘瘡、驚風にあるもの也。悪証也。舌をベロベロと出だすもの也。又、痘瘡に口乾き、唇などをうるおさん為に舌を出だすものあり。彼の弄舌と混じ易きもの也。審らかにすべし。驚風の弄舌は紛れなき者也。
○小児頭瘡に瓜蒂二分・鬱金一分、耳かきに三つほど鼻中に吹く也。瘡乾きて落痂するもの也。尤も一度吹く也。度々吹くものにあらず。
○小児、塊あって癖疾と名づくべき処に、后世家にては浄府湯²⁷⁾を用ゆると云えども、効無し。此の処へは乾漆・大黄・鼈甲、丸薬とし

て用ゆ[148]。是れ、一切腫塊の類に可也。柴胡鱉甲湯[149]などに兼用して佳き也。前の丸は和方也。本は瘧母の為に設けたる方也。右の証も陽症ならば此の丸よけれども、陰症ならば起癈丸[150]をやりてよき也。右の丸のゆきばは、ひついて[151]こべりつきてあると云うきみなる処也。乾血労[152]などにも佳ならん乎。

○滞頤[109]を治するに、涼膈散[85]奇効有り。和の葶藶[111]を涼膈散に倍加してよしと云う。傅薬は千金に破絮灰の入る五味の方[153]也。是れをその愈え難き者につけてよし。大氐は前の煎方にて愈ゆるもの也。一方、檳榔を敷散してもよしと云う。又小儿、煎薬を服せざるものあり。是れには儒門事親、大黄・木通等の入る通膈丸[154]と云う方あり。能く効有るもの也。

○小児驚風などにて露睛[155]という症あり。これ悪証也。目をおかしくしてすわるにてもなく、脱したるもの也。上へも見あげず、下へたるる気味也。委しく注したるときには半開半合と云う処へ当たる也。此の証は附子のゆく所也。大氐、太陰位の病位よりソロソロ出て来るもの也。これ目中了了たらずとは異なる也。目中了了たらずの証は陽実にあるもの也。故に承気湯を用いてあり。

○小児乾疥[156]には苦参丸[157]を山帰来を煎となして苦参丸を送下して効あらんと云々。

○小児下利、完穀の者は大人と違いて苦しからざるもの也。下すべき場にてもあるもの也。宿食或いは驚風の時にあるものあり。

○小児は脾胃もろしと云えども、反って小児は攻撃に耐うるもの也。小児は反って下さねばならぬと云うほどのこと也。

○初生の小児、腹塊あるに毒かろき者は中脘の辺り、臍上にあるもの也。其の重きは肚腹・少腹、いくつともなくあるもの也。又、その重きは板の如くに心下よりひっつづけにあるもの有り。結胸の如くにあるものあり。

○初生児、毒塊を下さずしておりても、一旦は何処へいったやら見え

ぬもの也。後に臍旁或いは少腹にさがるもの也。
○小児のはやくさ158)は即ち、丹毒也。小児卒死に丹毒に因るものあり。此れは丹毒にても急劇のもの。死してより見れば瘍出でてあるもの也。
○小児、乳をかみて痛むには阿仙薬・天花粉・黄連144)を末と為し付くる也。婦人門に審らか也。

注130) 痃は積聚の腹中にあるもの、癖は積聚の両肋間に潜伏するものをいう。

131) 背兪穴のこと。

132) 漢字で書くと、労立チ。労に発した病のこと。

133) 後、以降。

134) 疳の原因と考えられた腹中のしこりのこと。

135) 毓は育の古字。中川成章著『証治摘要』附録・方輿所載後世方に、「毓嬰丸　疳を治する方」として、大鶺烏・鰻魚胆・黄柏・薫陸四味を糊にて丸とする記載がある。

136) 産婆のこと。

137) 『傷寒論』弁太陽病脉証并治下第七には文蛤散として文蛤一味の内服が、また『千金翼方』巻之二十四瘡癰下・甘湿第六には、鼻口の疳湿に対して、「文蛤を焼きて灰とし、臘月の猪脂と和して塗る」用法が記載される。一方、本文のように煎液で洗う用法はあまり見掛けない。

138) 『産論翼』嬰児保護には、「又、生児、七朝の内に、頭に肉腫起くること瘤の如き有り。其の色、平らな肌肉と異ならざる者なり。此れ、蓋し娩時、頭が陰戸に夾まるる所と為し、瘀血の聚結して致す所なり。須く三稜針を用いて破るを略(はか)る。其の出血の色は煤の如くして、其の腫れ立ちどころに消ゆ」とある。

139) ここは穴名ではなく、恥骨のこと。蓋骨ともいう。

140) 曲直瀬道三口授『師語録』巻上二・四十一　小児には、「臍風撮口と云うて臍より風入って口をつまみあぐるようにして、面赤く、乳呑まずは、急に口の中を見よ」とあり、今日的には破傷風である。一方、東郭は「臍より風引きたるにあらず」と云うが、臍帯切断端よりの破傷風菌の感染を思えば、やはり臍より風が入ったことになる。

141) 注91) では甘連加大黄湯として登場した。

142) **2．産前後**の注23) には、熊参湯として参連湯加熊胆が登場した。

143) 黄吻＝黄口で、一般的には子供、経験の浅い未熟な者をいう。

144) **1．婦人雑病**の本文には、「小児、乳をかみて痛むには阿仙薬・天花粉・黄連を末となし付くる也」として登場した。また、同じく**1．婦人雑病**の注88) には、『名家方選』瘡腫病・雑瘡に、「浸淫瘡を治する方」として、阿仙薬・黄連各等分と指示され、瘡上に傅く用法も既述した。

145) 本来の土茯苓はユリ科サンキライだが、我が国では習慣的にユリ科サルトリイバラ（菝葜(ばっかつ)）を和の山帰来として、主に梅毒治療の軽粉剤の副作用軽減目的で用いた。一般的には悪瘡に対して煎服するが、末として外用にも処方された。

146) ○大黄・乾姜・竜骨・桂枝・甘草・牡蠣・寒水石・滑石・赤石脂・白石脂・紫石英・石膏。

147) 舌を頻繁に、且つ無意味に動かすをいう。

148) 『名家方選』中部病・心腹痛に、「鼈甲湯　癖塊にて腹満・寒熱するを治す」として、鼈甲・桃仁・虎杖・大黄と指示され、「血塊穢物、当に大便より下るべし」ともある。

149) 『聖済総録』巻第二十三・傷寒門・傷寒潮熱に、「傷寒過経、潮熱解せず、或いは時に寒を作して瘧の如き状を治する柴胡鼈甲湯方」とあり、柴胡・鼈甲・赤茯苓・黄芩・知母・桑根白皮・甘

に、生姜を拍砕して煎服する。
150）**1．婦人雑病**の本文及び同じく注3）で記載した。
151）漢字で書くと、干付イテ。ひっついて、干涸びて。
152）血枯や血熱の累積によって肝腎不足を来たし、骨蒸潮熱、肌肉羸痩、口渇咽乾、頭目眩暈等々を来たす虚労の一つ。
153）注110）で解説した。本文には五味の方とあるが、『千金方』の処方は四味である。
154）原文には通腸丸とあるが、注112）により改める。
155）『大漢和辞典』には露睛はなく、露眼が掲載され、高く飛び出したまなことある。
156）皮膚の乾燥して芥子粒程の小瘡で、瘙痒感の強い病変のこと。
157）『太平恵民和剤局方』巻之一・治諸風　附　脚気に、「苦参円　心肺積熱、腎臓の風毒、皮膚を攻め、時に疥癩を生じ、瘙痒忍び難く、時に黄水を出だし、及び大風、手足爛壊し、眉毛脱落するを治す」とあって、苦参・荊芥二味が指示されている。尚、本方は後世遠く、『外科正宗』の消風散の原方になったと思われる。
158）漢字で書けば、早瘡か。

○一閑斎に紫円を用ゆる処に金芎丸159）と云うてあり。其の方、川芎・大黄・鬱金・巴豆・丁子・軽粉、右五味を丸とし、軽粉を衣とし、堅紅160）にて水にてとき送る也。若し堅紅、まに合わぬときは紅花湯にて送る也。此の方、胎毒下し、疱瘡まえになどは至ってよきもの也。此の方、松原にて秘薬也。此の方、痘瘡の序熱161）に松原にて此の方をのみ用ゆる也。双紫円よりよき也。又、此の方、小児の頭瘡などに用いてよく、早く乾かすもの也。紫円よりは瞑眩あるもの也。
○凡そ小児に用ゆるには、緩病には双紫円、急病には常の紫円よき也。是非に通利なければならぬもの也。

注159)『松原一閑斎先生古医方則』痘瘡には、頭註に「金花粒　巴豆・杏仁・百霜草、丸円にて五粒か十粒まで、又は大黄・丁香・うこん加え、丸にて用ゆ。亦は紅花・木香加う」とある。尚、同書には金芎丸は掲載されていない。

160)『本草綱目啓蒙』巻之十一・草之四隰草類・燕脂には、「べに、かたべに、……。灰汁と醋とを用いて、紅花をしぼりて紅色をとり乾かしたるを、かたべにと云う」とある。『和漢三才図会』巻第九十四之本・隰草類・紅花には「加太部仁(かたべに)」とある。

161) 痘瘡が順調に進行して快気するまでの十五日間の内、最初の発熱三日のこと。後は痘出三日、起脹三日、貫膿三日、収靨三日と経過する。

4．蚘虫

　蚘虫の候、唇赤く舌上刷毛にてはだくる[1]如く、或いは白苔[2]にてぽちぽち[3]星ありて、うす赤くなりてある也。腹はみす[4]帛(ぎぬ)を張りたる如くに手に応ずる也。大氐、大腹緊満するもの也。脉はちりぢり[4]する也。或いは右の臍旁下に塊ありて、ふるわたを推す如く結してある也。是れ亦蚘虫の候也。毒の塊は柔らかならずして堅し。近年、杏林先生試みたるに、小児頭痛に寸部[5]至って洪数なる者あり。決して虫の候也。十に八・九は虫による也。鷓鴣菜湯[6]を用いて大いに効有り。此の方、試用するに檳榔の入るもの、益々良し。是れよりして右の脉を見覚えたり。余、小児頭痛[7]つよくあるは、十に八・九は虫による也。鷓鴣菜湯を用いて虫下さずしても愈ゆる有り。大人にも虫積[8]より頭痛する者あり。此の方、効有り。又、嘔逆より頭痛する者多く、

虫積より来たる也。蚘虫、常を以って云えば、臍旁或いは臍、塊物あるは鷓鴣菜湯にて効有り。但、満してみす⁴⁾の如きは檳榔鶴虱散⁹⁾効有り。痛みありても是れを以って治す。此の方、蛔虫に腹痛あるに妙也。鷓鴣菜湯は痛みのあるには緩し。必ず不可也。烏梅円¹⁰⁾の証にて腹痛あるにも此の方を用ゆる也。一病人あり。腹痛、四支微冷、気息急迫す。杏林先生、檳榔鶴虱散¹¹⁾を投じて即効あり。

○金匱¹²⁾に云う、腹中痛むは其の脉、当に沉若しくは弦なるべきに、反って洪大なる故に蚘虫有りと。此の脉説、可也。沉は小建中湯、弦は小柴胡湯也。洪大を蚘虫の常脉とは云われねども、有ること也。

○甘草粉蜜湯¹³⁾、是れ必ず腹¹⁴⁾痛発作に時有りて殺虫の薬を用いて愈えぬ処へ用いて効あり。甘草粉蜜湯、蚘虫の外に久腹痛して水を吐く者、効有り。此の方をしっぽり¹⁵⁾用いておると、段々となおるもの也。此の方を用いて愈えんとするとき、一身に腫気を発するもの也。是れ、佳徴也。やはり此の方を用いてよし。利水の剤などやるはあしし。若し腫れも発せずして愈ゆるものは、再発計り難く、腫気ある者は再発せずと決してもよきほどのこと也。此に云う腹痛は水飲などにて、千金¹⁶⁾に鳩毒¹⁷⁾（ちんどく）毒とりなりを治すとあり。未だ試みざる也。此の方、甘草一銭・粉五分・蜜二銭、二合を一合に煎ずる也。至って甘きを忌む者は半減にして用ゆる也。吐水無くしても久腹痛には用ゆれども、多く此の症にはあるもの也。此の方の腹は真武湯¹⁸⁾などと同じきことにて、ぐさ¹⁹⁾ついて水気あるもの也。右の腫気来たりて治するは、熱病にて愈えんとするとき、腫気の一旦ぽっと²⁰⁾くるものあり。かまわずに置きて自然に愈ゆる也。此の方、先生、癖囊²¹⁾に用ゆれども効を得ずと云う也。

○烏梅円のありあわぬときは、煎薬にしても速やかに効あるもの也。蔵寒にて虫を吐くと此に云えども、熱病にもあるもの也。多く古来より蚘を吐く者は、皆寒となしてあり。今、大病の末に吐蚘のものあり。難治也。多くは死する也。老人の大病の末にこれあるは、三〜五日経

て必ず死するもの也。然れども病中に蚘吐あるは、治方あることなれども、病末になりては大いに忌むこと也。此の処に后世家、回春の理中安蛔湯[22]を用ゆ。古方を用ゆれば烏梅円也。病末の蚘吐は蔵寒となして、熱症ありても烏梅円也。后世、椒梅丸[23]の方あり。和方也。これ、烏梅円の単方にせしもの也。此の方も丸なきときは湯にして用ゆ。椒梅丸も効あるもの也。烏梅・黄連・附子・乾姜、四味にして田中子[24]など用いられたり。椒梅丸の主治に、命、旦夕に在者[25]也。経験単方[26]にあり。

注1） はだく（刷く）の連体形。掻き上げる、掻き落とすの意。

2） 原文は白胎と誤記される。

3） 幾つもの小さな点が散在している様。点刺をいう。

4） **1．婦人雜病**の本文には、「脉に数ありてちりぢりとし、腹は簾に絹をかけたる如く、……」と登場した。みすは御簾ですだれのこと。ここでは絹製の簾をいう。

5） 「独取寸口」でいう寸口脈を候う部位のこと。

6） **3．小児諸病**の注84）で解説した。〇鷦鴣菜・大黄・蒲黄・甘草。

7） 原文は頭瘡とあるが、他の写本との校勘により訂正する。

8） 腹腔内臓器の寄生虫症のことで、腹部症状を伴う。

9） 傍註には「虫」とある。**1．婦人雜病**の注59）で解説した。

10） 傍註には「虫」とある。『傷寒論』弁厥陰病脉証并治第十二及び『金匱要略』趺蹶手指臂腫転筋陰狐疝蚘虫病脉証治第十九には烏梅丸とある。〇烏梅・細辛・乾姜・黄連・当帰・附子・蜀椒（『金匱要略』では川椒）・桂枝・人参・黄柏を苦酒・米・蜜で調理する。

11） 原文には檳榔藿虱散とあり、**1．婦人雜病**の注59）でも同様に指摘した。

12) 『金匱要略』趺蹶手指臂腫転筋陰狐疝蚘虫病脉証治第十九のこと。
13) 傍註には「虫」とある。配合薬は後出する。
14) 注12) の甘草粉蜜湯の条文には、「蚘虫の病為る、人をして涎を吐き、心痛せしめ、発作は時に有りて毒薬にても止まざるは甘草粉蜜湯之を主る」とあり、『金匱要略』の原文は心痛と記載される。
15) 静かに落ち着いた様。
16) 『備急千金要方』巻第二十四解毒并雑治・解百薬毒第二に、「鴆毒及び一切の毒薬にて煩懣(はんもん)を止めざるを解する方」とあって、甘草粉蜜湯が指示されている。
17) 南海に住むという伝説上の鴆鳥の羽を酒に浸した毒のこと。多紀元簡著『医賸(いしょう)』巻下・孔雀尾有毒には、「体仁彙編に云う、鴆鳥の毒は即ち孔雀の毛幷びに胆也。……嶺南雑記に云う、孔雀の尾の金眼に毒有り。孩童戯れて取りて口中に嚼(ふく)めば死する者有り。其の胆と糞と尤も毒あり。能く人を殺す。品字箋云う、孔雀の項に長さ一・二寸の毛有り。之を以って酒中に画(は)けば之を飲みて立ちどころに死す。又、之を鴆毒と謂う」とある。京都市動物園に確認したところ、もちろん孔雀に毒はないとのことであった。
18) 傍註には「水腫」とある。
19) 矢などが勢いよく突き刺さる様。ぐっさり。
20) 急に現われる様。
21) 反胃(ほんい)または翻胃とも云い、膈噎と異なり、一旦は食物が胃に納まっても、朝に食し、夕に吐すという如し。胃癌のことと考えてもよい。
22) 『万病回春』巻之二・傷寒　附　傷風には、「傷寒、蚘を吐する者、手足冷え、胃空虚也」とあって、理中安蚘湯が指示される。○人参・白朮・茯苓・乾姜・烏梅・花椒。更には、方後に「蚘を治するに、甘草の甜き物を用ゆべからず。蓋し蚘は甘を得るときは上

に動き、酸を得るときは静かなり。苦を見るときは安んじ、辛辣を得るときは頭を下に伏す。如し丸を合わせ、烏梅を用いて浸して爛らかし、蒸して熟し、搗いて泥の如くし、前の末薬に入れ、再び搗き、泥の如くして毎服十丸、米湯にて呑下す」と記載される。

23) 『校正方輿輗』巻之五・虫には、「椒梅湯 経験単方 諸虫痛みを作し、口中清涎流出し、湯飲進まず、危、旦夕に在る者」とあり、烏梅・蜀椒を生姜煎服する。又、「○虫痛にて嘔逆し、食薬下らず、危候を見わす者、此の湯、即効あり。又、嘔吐薬中、此の二味を加うるも良きなり」とある。

24) 田中信蔵のこと。ここの四味の処方については、『証治摘要』附録・方輿所載後世方に、「烏梅丸 奥村 蚘厥を治す。烏梅・椒・乾姜・黄連・附子、右五味、末と為して蜜にて丸ず」と掲載される。この処方は本文の四味加蜀椒である。

25) 先に注23)で、「危、旦夕に在る者」と記載した。

26) 原文には経験丹方と記載されるので、銭峻撰、兪煥・周朗同増補『経験丹方彙編』(1752年序)を検索したが、無為だった。注23)にも記載しているように、経験単方である。但し、筆者は未見である。

○九虫の内、蚘虫、蟯虫多く有るもの也。然れども蚘虫多し。蟯虫は剃毛(そりげ)ほどの細みにて、長さもそり毛ほどあるもの也。九虫、外台[27]にあり、病源[28]にもあるべし。

○鷓鴣菜湯[29]、産後瘀血や帯下に用いて効あることもありと也。

○一本堂の説[30]に虫の生ずる所以は毒と過食とに因る也。其の徴は今云う疳虫、胎毒のある者が多く患うる也。ぜんたい鷓鴣は胎毒を逐うに効あり。産后の瘀血などを能く逐うもの也。虫を兼ぬる者は益々

可也。乾漆などにても、千金[31]には瘀血を逐う為に用いてあり。それより後には虫を制する為に多く用いてあり[32]。又、疳にも能く組合わせてあるもの也。是れ、虫の生ずる所以は毒などより来たること明らか也。或いは軽粉丸[33]に鷓鴣の入りたる方あり。又、鷓鴣菜湯に人参を入りたる方あり。是らを見れば、やはり毒也。

〇鷓鴣菜湯、下利ある者には大黄を去りて木香を加う。行余医言[34]に、蚘虫に朝に下して夕に生者ありと云うことあり。先生、其の症を見たり。一婦人、蚘虫にて久腹痛、経水来たらず、是に於いて鷓鴣菜湯を用ゆるに、塊の如くになりて下る。たたんとせば、又虫塊[35]を為して下す。先生、半季[36]ほど用ゆるに、虫下らざること無し。因りて薬を止むるに虫も亦下りて止むことなし。其の後、它の病にて死せし也。此の病人、廿二になりしかども、未だ経を見ず。食事は平生の人の如く、只憂うる処は腹痛のみにてありける。

〇鷓鴣菜湯、虫下らずしても全く愈ゆるものあり。虫下ることを必ずとせず。

〇蚘虫に、脈にも腹にも其の候なくして蚘虫なるものあり。

〇鷓鴣菜湯を用ゆるに、夜食を止めて八つ時[37]と、又臨臥と、翌朝の平旦とに三度用ゆる也。臨臥と平旦とに用ゆるもよし。

〇小児蚘虫の症には油膩・粘滑・甘餌[38]の者を忌む也。

〇鷓鴣菜湯、七日ほど用いてみて虫下らざる者は治を易うべし。三日用いて棄つること勿かれ。

〇凡そ諸病何も見えず、蚘虫の候もなきものに蚘虫のものあり。気を付けて見るべし。頭痛、嘔吐久しく止まざるものも、蚘虫に因りて治して効を得ることあるもの也。

〇蚘虫によりて瞰(ぼくとう)するものあり。別に其の手あて入らぬもの也。然れども瞰はげしきときは三黄瀉心湯などを用いて、先ず瞰を制せねばならぬもの也。或いは疼みあり、大便鶩溏[39]するものあり。或いは婦人、蚘虫にて不経するものあり。鷓鴣菜湯よく効有る者也。第一、蚘虫の

目当てとするものは嘔吐、頭痛、次には時に腹痛する者あり。此の三候は虫証には必ず一・二を見わす者也。又、或いはヘタヘタ[40]と下利するもあり、食事にむらのある者あり。

○児、虫にて足ひきつけて屈伸ならぬことあるもの也。これに二道あり。痔癖[41]にて成すあり、虫にて成す者あり。虫よりしてなす者ならば鷓鴣菜湯を用ゆ。能く機に当たるものは一貼にて効を見るもの也。虫下らずしても愈ゆるもの也。痔癖よりしてなす者は芍薬甘草湯効あり。或いは小児耳聾に虫によるものあり。是れも前方鷓鴣菜湯にて差ゆるもの也。鷓鴣菜湯にて虫を下さずしても、ところてんや丹[42]の如き者を下して差ゆるものあり。鷓鴣菜湯は翅[43]虫を下すのみにあらず、瘀物を下すものなれば尚よきもの也。又、虫に日を隔てて卒倒し、人事を省みず、直視上竄する者あり。鷓鴣菜湯にて効あり。

○小児壮熱焼くるが如く、或いは熱病なると云うものに、別に虫の候もなくして鷓鴣菜湯にて能く解するもの也。若し咳つよき者は、小柴胡湯などに青黛を加え用いて能く効あるもの也。前の壮熱焼くるが如くに、小児なれば最初に石膏の類、或いは大青竜湯[44]をやりても一向に効なきものは、前の虫の治をして治を得ることあるもの也。

注27)　『外台秘要方』第二十六巻痔病陰病九虫等・九虫方に、伏虫・蚘虫（蛔虫と同じ）・白虫・肉虫・肺虫・胃虫・弱虫・赤虫・蟯虫とある。

28)　巣元方撰『巣氏諸病源候総論』巻之十八・九虫病諸候に、全く同様の九虫が掲載される。というよりも、『外台秘要方』が『巣氏諸病源候総論』から引用しているのである。

29)　**3．小児諸病**の注84)で詳説した。

30)　**3．小児諸病**の本文には、「一本堂は熱の微甚の間に生ずると云う」とあり、同じく注23)で『一本堂行余医言』巻之四・蟲から引用した。

31) 『備急千金要方』巻第三婦人方中・悪露第五には、「新産後、血有りて腹中切痛するを治する大黄乾漆湯方」とあって、大黄・乾漆・乾地黄・桂心・乾姜を㕮咀後、酒水煎服と指示される。

32) 『千金翼方』巻第三本草中・木部上品には、「乾漆、……蚘虫を去る。生漆、長虫を去る。……」と掲載される。この記載は『名医別録』で既に「乾漆、……蚘虫を去る」と、『神農本草経』では「生漆、長虫を去る。……」と掲載されていた事実を『新修本草』から引載している。即ち、陶弘景が既に乾漆の効用で去蚘虫に言及していたことになり、『千金翼方』をざっと150年遡ることになる。本文に云う「それより後」ではない。

33) 『名家方選』癖痼病・結毒には、「軽粉丸　癥毒痼疾、累月積年愈え難き者を治す」とあって、牽牛子・竹筎・軽粉・梅肉を末して丸とし、茶末を衣として下し、後に備急円を服す。

34) 『一本堂行余医言』巻之四・蟲には、「頻りに生じて頻りに出づる者有り。数日にして生じて出づる者有り。日々生じて日々出づる者有り。其の症、多端にして窮め尽くすべからず」とある。ここで端は糸口、兆しの意。尚、原文では行余遺言と誤記される。

35) 原文には蛹とあり、蛹はさなぎ、まむしの意である。ここでは、本文で先の塊の意と思われる。

36) 1ヶ月半のこと。季は春夏秋冬の各期間の3ヶ月をいう。

37) ここでは未の刻、即ち午後2時頃。

38) 原文には摯とあるが、意味上は餌と思われる。

39) 家鴨の排泄物のような溏便をいう。

40) 気力、体力が抜けて立っていられない様。

41) **3．小児諸病**の注134)で解説した。

42) 傍註には「痰厥」とある。丹でも痰でも意味は通じる。

43) ここでは翅虫で、はね虫ではなく、翅はただ、ただにの意。

44) 傍註には「痰飲」とある。○麻黄・桂枝・甘草・杏仁・生姜・大

棗・石膏。

5．癥瘕疝

　後世、五積六聚の名あれども、癥瘕[1]の二つに約してよし。癥には積・癖・塊の類、入る也。瘕には疝・痃・聚・痞の類を属すべし。又、苦満や硬満、脇[2]下結の如きも瘕と類にすべし。其の中に疝のみは一種病状ありとみゆ。凡て癥瘕疝の三つにて尽くせり。
〇柴胡湯[3]に四道の分別あり。脇下硬満と心下支結と微結と心下急と也。柴胡湯の凝りは皆左にあるもの也。又、左より右に臍下を巡りてあるもあり。又、臍下よりめぐりてある処は見えずして右に引っぱりあるもあり。やはり是れも左より入りたるもの也。何れ左右に有りても、左の方つよく手に当たるもの也。然れども又、左つよからずして右つよく手に当たる者あり。是れにも柴胡湯を与う。愈えざる者は血証・経閉の類也。微結は動気あるもの也。水気による故也。凡て水気ある者はみな動気ある也。小建中湯は腹中拘攣なれども、柴胡湯の支結に似たるものあり。腹痛のときなど、此くの如きものは柴胡湯を与えて愈えざる者は、小建中湯にて効ある也。傷寒論[4]に建中湯、柴胡湯の脉の紛るる処を云う。翅に脉のみあらず、腹候にも紛ることあるもの也。善くかなえり。
〇半夏瀉心湯[5]の類と柴胡湯との別は、柴胡湯はたとえ心下に物ありても、左の脇下がおもにて其の勢い少し心下へ来るもの也。半夏瀉心湯の類は、只心下の正中にありて脇下へは掛からぬ也。脇下に係るものに瀉心湯類を用いては効無き也。又、半夏瀉心湯の類の痞硬に中脘の満を兼ねたるは、外台瀉脾丸[6]など効有る也。
〇寒疝、烏頭煎[7]の痛みは、本より疝の証の備えて少腹までに在り。

大建中湯はもとより頭足形の如き有りて、痛み少腹より心胸に係る。是れ、二方の別也。又、此に混ずるものに高良姜湯[8]あり。然し是れは塊物なくして心胸におもにかかる也。高良姜湯、心腹痛に能く効有る也。大建中湯の証にして塊なき者に用ゆ。此の方、心痛つよき程効あり。又、疝瀉[9]久しく止まざる者、高良姜加附子湯効有る也。
○附子粳米湯[10]は一旦速やかに効を取るものなれども、根治はせぬ也。用法の其の処を得ざる故か、未だ知らざる也。蜀椒湯[11]は宜しきか、未だ試用せず。

注1）一般的には腹中のしこりのことで、癥は固定性硬結、瘕は移動性硬結をいう。
2）原文には胎とあるが、他の写本との校勘により訂正する。
3）ここでは小柴胡湯を主として他の柴胡剤をも含めて表現している。
4）『傷寒論』弁太陽病脉証并治中第六には、「傷寒、陽脉濇、陰脉弦なるは法、当に腹中急痛すべし。先ず小建中湯を与えて差えざる者、小柴胡湯之を主る」と記載されることによる。
5）傍註には「癥瘕」とある。
6）傍註には「癥瘕」とある。『外台秘要方』第十六巻虚労上・瀉脾丸主脾気不調及腹満方には、「深師、中を調え、飲食を利し、胃中の積聚・寒熱を除き、老人は将に服せんとせば肌肉を長じ、人をして光沢せしむる瀉脾丸方」とあって、黄芩・杏人・沢瀉・通草・芎藭・桂心・白朮・乾姜・茯苓・黄耆・乾地黄・附子・麦門冬が指示される。
7）傍註には「癥瘕」とある。○烏頭、蜜煎する。
8）『備急千金要方』巻第十三心臓・心腹痛第六に、「卒かに心腹絞痛すること刺すが如く、両脇支満し、煩悶すること忍ぶべからざるを治する高良姜湯方」とあって、高良姜・厚朴・当帰・桂心と指

示される。
　9）　五更瀉に同じ。即ち、平旦時の瀉利のこと。
　10）　傍註には「腹痛」とある。○附子・半夏・甘草・大棗・粳米。
　11）　『証治摘要』附録・方輿所載後世方には、「蜀椒湯　小品　寒疝気、心痛刺すが如く、臍を繞りて腹中尽く痛み、自汗出でて絶せんと欲するを主る」とあって、蜀椒・附子・粳米・乾姜・半夏・大棗・甘草が指示されている。この処方は附子粳米湯加蜀椒・乾姜である。一方、この処方は『外台秘要方』巻第七心痛心腹痛及寒疝・寒疝心痛方に、小品解急蜀椒湯として掲載されている。

○癖囊12)も久しきを経ずしては隠見13)出没するもの也。后には必ずいつも見えて居る也。癖囊の塊は余りに堅からずして鞠を按ずる如くの塩梅にて按ず。内にも出没することあり。時によりてはムクムクと高くなることあるもの也。若し出没せずして常にあらわれあるものは枳朮丸14)の証ならんか。
○疝にて腰痛して屈して直坐すること能わざる者、烏頭桂枝湯15)効有り。烏頭桂枝湯は瞑眩16)は少なきもの也。瞑眩ありと云えども、漸く目のチロチロするほどのこと也。
○疝にて腰痛して腰を伸ぶること能わざる者、烏頭湯17)や烏頭桂枝湯などのゆくべき処の病人には、必ず横骨の上、陰毛中に斜めに火箸ほどの筋引きてあるもの也。左右何れにても其の筋のある方へ、其の筋上に灸すれば、少腹便ち快利して痛み除くもの也。五〜七壮する也。直ちに腰痛もやみ、腰も伸ぶるもの也。此の法、只一旦の急を救う者也。此の方、儒門に出づ18)。
○支結の類つよければ、真中へ促りたるもの也。此に至りては柴胡湯の証、いかほど有りても効無き也。先ず参連湯19)などにて促りを緩めて後、柴胡湯の類、其の証に従いて治すべし。

○常に疝毒も湿毒も五分[20]にある人にても、其の人、疝にて病起こるものは疝の塊の方、勢いつよきもの也。湿毒にて病の発するときは、右の引っ張り強くして勢いかつ者也。疝毒、湿毒よりよわき人にても、疝の発してやむときは左のひっぱり強く、勢いかつもの也。
○大建中湯の頭足状は心下に及ぶもあり、臍上までにあるもあり、何れ臍の上下連なりてある也。
○疝の陰囊に引きつりなどする者に、呉茱萸・檳榔・茴香の三味[21]、儒門事親に丸となりてあり。此の方よく効あり。又、疝腹痛に此の丸を兼用すると早くゆるむもの也。
○禹功散[22]は牽牛子を入れて木香を去りて可也。但、飲みにくき耳(のみ)にして功なし。疝に此の方を用ゆるは腸鳴を目当てとすべし。本方は五苓散加茴香[23]を与えて可也。此の証にして一段劇しき者には、甘遂・茴香二味[24]を散となし用ゆ。若し此の散なきときには、神祐丸[25]、舟車丸[26]の類の甘遂入りたる方を与えて可也。
○平水丸[27]の処へ、先生、神祐丸、舟車丸を用ゆる也。
○疝痛の腹に在りて、柴胡剤にてもなく、建中剤にてもなき処へ、沉香降気湯加呉茱萸・牡蠣を与えて大効あるもの也。吐水なくてもよし。或いは証に従いて処する剤に沉香を加減してもよき也。大抵、疝にて足などに凝り痛みなどあり、或いは攣急ある者は益々沉香を与えてよき也。若し凝り痛みなど、是れにてゆるまざるときには烏頭・附子の類を用いてよし。附子剤は此の処へ用ゆるは桂枝加附子湯[28]、これより越ゆるものなし。其の内、沉香の痛みは心下へ迫りて痛みをなす者によし。今人、此の場へ、檳榔丸[29]、三和湯[30]の類を用ゆる処也。
○山脇[31]にて疝に多く四逆湯[32]を用うる。これ、甘草干姜湯[33]の拘攣あるきみなる処へ用うる也。
○疝に脉浮大なる者は難治也。又、つよくもなるものにあらず、浮大の者は老后には大氐、中風偏枯の類をなすもの也。浮大の者は発汗してよきことあり。浮大にもうるおいあるはよし。滑の類也。乾きたる

はあしし。渋の類也。発汗すべきは麻黄杏仁薏苡甘草湯³⁴⁾或いは痙湿暍門麻黄加朮湯³⁵⁾などにて発汗してよし。
○甘麦大棗湯³⁶⁾は右の脇下、臍旁の辺に拘攣や塊結のある処へやると効あるもの也。毒や帯下にて塊あるものにても効ある也。左にあるは効無く、左にあるときは、其の症あるときは柴胡剤を与うる也。
○今の気腫痞腫³⁷⁾の類、右にこりあるものは本事方の枳殻散³⁸⁾効あり。香附子・朮・枳殻・檳榔、此の方頗る効有る也。先生、湯にて用う。散ならばいよいよかるべし。
○今、便毒下しと云うて芎黄散³⁹⁾を用ゆれども、きかぬ者也。此の処へは大黄牡丹皮湯⁴⁰⁾大いに効あるもの也。
○儒門事親に七疝の名⁴¹⁾あり。その内に狐疝の名もある也。疝、腹に入るときあり、入らざるときは陰嚢大になりてあるもの也。腹に入るときはあんばいあしき也。出てあるときは気味よき也。出没は五・六日、七・八日、或いは一月・二月にして出入するものあり。出没する者は難治也。出没なくしてつねに陰はりてある者は、最初には治するもの也。陰狐疝⁴²⁾は不治の症と云えども、先ず当時⁴³⁾のなやみを救うに、軽きは禹功散²²⁾、重きは甘遂・茴香の方²⁴⁾、儒門事親にあり。此れらを用ゆる也。又、烏頭桂枝湯¹⁵⁾、大烏頭煎⁴⁴⁾の類を用うる也。
○烏頭桂枝湯も当帰四逆加呉茱萸生姜湯⁴⁵⁾、烏頭湯⁴⁶⁾も、疝にて腰痛し、屈伸ならざるに能く効あれども、当帰四逆湯は烏頭桂枝湯よりは一段緩き也。金匱⁴⁷⁾に、外台烏頭湯⁴⁸⁾の所へ烏頭桂枝湯をやりてよく効ある也。一・二貼にして効あり。当帰四逆湯は此の処へは効なき也。
○一病人あり。疝にて腰痛、屈伸ならざるに、先生、初め烏頭・牡丹皮・桂枝三味を用いて効かず。因りて当帰四逆加呉茱萸生姜湯、烏頭湯を用いしに二日にして腰痛やみ、屈伸故の如し。
○東洞流に二本竹⁴⁹⁾と名づくる有り。即ち、拘攣にて其の攣なるもの也。

注12) **4．蚘虫**の注21) で解説した。

13) 見え隠れすること。出没も同義。

14) 傍註には「痰」とある。○枳実・白朮。元々は『金匱要略』水気病脉証并治第十四の枳朮湯を張潔古が丸剤とした。但し、『金匱要略』では散としての用法も記載される。

15) 傍註には「癥」とある。烏頭を煎じて桂枝湯にて服す。『金匱要略』の用法は注意深い。

16) ここは副作用の意。『金匱要略』には「酔える状の如し」とある。

17) 傍註には「脚気」とある。○麻黄・芍薬・黄耆・甘草・川烏。

18) 『儒門事親』巻之十五・小腸疝気第十には、「疝に灸する法　疝の辺り、堅き紋の左右の交わる弦に放つ（火を点ける）、灸すること七壮」とある。

19) 傍註には「癲癇」とある。**2．産前後**の注20) で解説した。『山脇家八十二秘方』（四五）諸々の気疾にて心を衝き、直視し、煩悶し、或いは吐血止まざる者を治する方では、人参・黄連を煎じ、少量の熊胆汁を加えている。

20) 充分（十分）の半分の意。

21) 『儒門事親』巻之十五・小腸疝気第十には、「陰痛みて忍ぶべからざるを治す」として方名なく、呉茱萸・檳榔・茴香を醋糊にて丸じ、熱酒送下する。

22) 『儒門事親』巻之十二・下剤に、「禹功散　黒牽牛頭末・茴香、或いは木香を加う」とある。尚、同箇所では功を攻に作っている。

23) 『医学入門』四巻下・疝気・陰癩腫痛硬如石には、「○水癩は外腎腫大すること斗如り升如り、痛まず痒からず、卑湿に得。五苓散に小茴・韮汁を加え、丸と為す。……」とあり、又、続いて硬木不通腫偏丸には、「○通用五苓散、……小腸の気には小茴を加え、……」とある。

24) 先の注21）箇所に引き続いて、「偏腫を治す」として同じく方名なく、茴香・甘遂を末と為し、酒にて送下する。

25) 先の注22）箇所に、通経散を挟んで掲載され、「神祐丸　甘遂・大戟・芫花・黒牽牛・大黄」とあり、細末として服用する。

26) 『袖珍方』巻之三・積聚に、「舟車丸　聖恵方　大黄・甘遂・大戟・芫花・青皮・檳榔・陳皮・木香・牽牛頭末・軽粉」とあり、丸と為して服用する。

27) 『東洞先生家塾方』第五方䨲賓丸には、「乃ち平水丸。脚気腫満し、大便せざる者を治す」とあって、商陸・甘遂・芒硝・芫花・呉茱萸を末と為して服用する。しかし、元々は『備急千金要方』巻第二十一消渇　淋閉　尿血　水腫・水腫第四の「水腫、小便利し、酒客の虚熱、風に当たりて冷水を飲み、腹腫れ、陰脹満するを治する方」として、当陸・甘遂・芒硝・呉茱萸・芫花を末となし、蜜丸して服用する処方からの引載である。尚、当陸は商陸のことである。

28) 吉益東洞著『類聚方』に、「桂枝湯方内に附子一枚を加う」とある。

29) 『儒門事親』巻之十二・独治於内者に、「檳榔丸　檳榔・陳皮・木香・牽牛」とあって、末と為して醋糊に丸じて生姜湯にて服用する。

30) 『儒門事親』巻之十二・下剤には、「三和湯　四物湯、凉膈散、当帰、各々中停を以って水煎服す」とある。○生地黄・白芍・川芎・当帰・連翹・大黄・芒硝・薄荷・黄芩・山梔子・甘草。

31) 山脇東洋著『養寿院医談』には、「疝気、臍を繞りて疼痛し、或いは腹内より陰嚢に至りて痛む。建中湯即効あり」や「疝積にて小便不通することあり。外より附け薬可也。臍下不仁するは脚気の症、八味丸煎服す」とある。

32) ○甘草・乾姜・附子。

33) ○甘草・乾姜。

34) 傍註には「中湿」とある。

35) ○麻黄・桂枝・甘草・杏仁・白朮。

36) 傍註には「癲癇」とある。

37) 消化管機能の低下により痞満や腫脹を来たす病状。

38) 『普済本事方』巻第三・積聚凝滞五噎膈気には、「心下に蓄積して痞悶し、或いは痛みを作し、多く敗卵の気を噫するを治する枳殻散」とあり、枳殻・白朮・香附子・檳榔を細末と為して米飲にて服す。最後に「龐老方なり」ともある。

39) 『東洞先生家塾方』第十応鐘散には、「乃ち芎黄散。諸々の上衝転変して治せざる者を治す」とあって、大黄・川芎を末と為して酒又は湯にて服用する。

40) 傍註には「腸癰」とある。

41) 『儒門事親』巻之二・疝本肝経宜通勿塞状十九には、「疝に七つ有り。……七疝とは何ぞ。寒疝・水疝・筋疝・血疝・気疝・狐疝・癀疝、是れを七疝と謂う」とある。尚、次に登場する狐疝は鼠径ヘルニアのことである。

42) 狐疝と同じ。

43) 其の時の意。

44) ○烏頭・蜜。『金匱要略』腹満寒疝宿食病脉証第十では、「差えずんば明日更に服す。日に再び服すべからず」と注意深い。

45) 傍註には「中寒」とある。

46) 傍註には「脚気」とある。○麻黄・芍薬・黄芪・甘草・川烏。

47) 『金匱要略』腹満寒疝宿食病脉証第十を指す。

48) 注44)の大烏頭煎のこと。

49) 両腹直筋が拘攣している様を形容している。

○張子和、大柴胡湯加当帰50)を用う。大柴胡湯の証にて拘攣あるか、又、血分の病とみるものに大柴胡湯耳(のみ)を用ゆるより、加当帰良し。此れ、当帰生姜羊肉湯51)、当帰芍薬散52)、当帰建中湯53)の当帰を入るると同じ用いぐあい也。

○疝に塊とも云うべからず、但からんであるあり。此の様なるもの多くあるもの也。なにか知れぬ拘攣に類したる様なるあり。是れはやはり疝の治を施してよき也。

○疝、大抵は緊なれども、太く弦にして脉うるおいなく打つあり。是れ、熱疝54)也。此の脉は六脉共に右の如くなるもあれども、先ずは左にあり。此れは表を発する乎、利水する乎也。腹中にて少しにても水気あるは利水也。此れ、発表は梔子・附子、右二味等分煎服す。汗出でざれども効ある也。梔附湯と名づく。入門55)に主治悉くあり。本草56)に梔子・烏頭二味の方あり。然れども梔附湯よし。凡て熱疝は梔附湯、聖薬也。熱疝は治し難きもの也。又、疝にて五更瀉57)の如く毎旦57)下利するものあり。仮令此れは熱疝に見えても寒疝也。梔子は熱疝の良薬にして一味用いても病人、心よかるもの也。熱疝、正方にてすれば、柴胡湯や柴胡桂枝湯、主薬也。

○疝痛は痛痛しきとき、陰毛中にキセル58)のラウ58)の細き程の如きものある也。此れは病人に自ら探らしめて灸する也。是れ、必ず陰毛中にある者也。

○股より膞(せん)59)に至るまで紫筋を多く見わし、虫のほうたる如くあるもの也。是れ、疝の候也。又、青筋あるもあり、其の内紫筋多し。一本堂、膞脚60)とやらんとあり。

○疝にて心胸にさしのぼり、時々発するものは失笑散61)、高良姜湯62)を与えて、当時の患をゆるめておきてよし。右のなどは、老人などに臍の上下左右に凝結して、是れよりして折々さしこむ也。根治はせざるもの也。

○二本竹49)と云うは即ち拘攣也。柴胡湯のゆく処也。

○茯苓桂枝甘草大棗湯 63)、臍下の動気、或いは臍を巡りての動気、たとえ臍上に上るとも臍下より発する動気に用ゆる也。今云う積気 64)などあるもの也。能く効有るもの也。又、虚労の初発にも此の動あるもの也。此の方宜し。

○疝に結毒より来るものあり。小児胎毒ありて其の毒、右にまわれば梅瘡の類となり、左にまわれば疝となると見ゆ。然れども其の発するに至りては、疝なれば疝の治方をなし、すべて諸病毒より多く来るものあり。小児にても二・三歳の者に便毒・下疳を為すものあり。此れ、母胎より受くるもの也。其の治法、大人と同じき也。

○疝も本は毒より来る也。左につく故に是れを疝のつき処として疝の名あり。后世になりて、疝に瘀血の法を為してあり。千金或いは后の方書、牡丹皮・乳香の類の入りたる方あり、或いは癩疝 65)にも多く瘀血の治療してあり。入門、桃仁丸 66)と云うて瘀血の療治してあり。此の方、小児偏墜 67)に用いて大いに効あるもの也。小児、生まれ下ると疝のあるものあり。やはり大人と同じ治法をなして可也。

○五苓散、医学入門に此の方に茴香を加えて疝に通用して用ゆるとあり 68)。奥村子 69)も疝にあうと、即ち此の方を用いられたり。然れども烏頭桂枝湯 15)のゆく腹中に係りて痛む如きは効なき也。腰脚に係りて筋攣するなどの証に効有る也。先生曰く、熱疝に方なし。故に此の方を用ゆ。

○苓姜朮甘湯、因を問わず、腰重く、或いは冷ゆる者効あり。二・三日にして効をみるもの也。是れ、古方の妙也。后世の方は因を論ぜずして用いて、効を奏するもの少なし。

○当帰四逆湯 70)、疝に用ゆ。其の別、烏頭桂枝湯の一段緩なるに用ゆ。大烏頭煎 44)は烏頭桂枝湯の一段つよき者也。烏頭桂枝湯は臍を繞りて痛むなどに及ぼす。腰腹痛み、或いは陰嚢に係り、腰屈して伸ぶべからざる者に用ゆ。当帰四逆湯は其の緩なるもの也。

○外台の当帰大黄湯 71)、後世家に用ゆる平肝流気飲 72)の証に用いて

効有り。又、当帰大黄湯、附子湯[73]の証の愈えざるものの処などに効有り。
○外台寒疝門[74]に千金厚朴七味湯[75]あり、腹満気脹を主る方あり。主治も金匱の厚朴七物湯[76]よりよし。煎法も異にして大黄をあとより入るる也。分量は同じ。
○外台第七巻・柴胡桂枝湯[77]条に、寒疝、腹中痛む者を療すとあり。知らざるべからざる也。
○芍薬甘草附子湯、疝に用ゆるは脚へ引きつるが第一の目当て也。中風に用ゆるも筋攣目当て也。此の一つよきは烏頭桂枝湯也。
○疝には蕫蕳[78]を忌む也。殆ど治しても、蕫蕳を食すると又起こるもの也。

注50) 『儒門事親』巻之二・凡在下者皆可下式十六に、「傷寒、大いに汗するの後、発熱し、脉沈実、及び寒熱往来し、時時涎有りて嗽する者の如きに至りては、宜しく大柴胡湯に当帰を加えて煎じ、之を服すべし。下すこと三〜五行にして立ちどころに愈ゆ」とある。但し、同書には他に、小柴胡湯加当帰、涼膈散加当帰、調胃承気湯加当帰、桃仁承気湯加当帰、黄連解毒湯加当帰等々、当帰を加味する用法がよく見られる。張子和の処方癖であろう。

51) 傍註には「労」とある。○当帰・生姜・羊肉。

52) 傍註には「妊娠」とある。

53) 傍註には「妊娠」とある。

54) 注41)に於ける七疝には含まれない。一般的には下焦の化膿性、激痛性症状を指す。

55) 『医学入門』巻之六・雑病用薬賦・疝には、「○古梔附湯、山梔子四両半炒過し、大附子一枚炮熱し、剉み散じ、毎服二銭、水一盞・酒半盞煎じて七分に至り、塩一撮を入れて温服し、即ち愈ゆ。寒疝、腹に入り、心腹卒痛を治す。及び小腸膀胱の気疠刺し、

脾腎の気攻攣急極し、痛み忍ぶべからず、屈伸すること能わず、腹中冷重して石の如く、自汗止まざる者に宜し」とある。

56) 唐慎微原著『重修政和経史証類備用本草』巻第十三・木部中品・梔子には、「博済方：冷熱の気和せず、飲食を思わず、或いは腹痛疠刺するを治するには、山梔子・川烏頭等分に生にて擣きて末と為し、酒糊を以って丸ずること梧子大の如し。毎服十五丸炒り、生姜湯にて下す。如し小腹気痛するには、茴香・葱を炒り、酒に任じて二十丸を下す」とある。

57) 五更瀉は夜明け前の下痢で、鶏鳴瀉ともいう。旦は明け方の意。

58) キセルは煙管で、刻み煙草を吸う道具のことで、ラウは羅宇で、キセルの胴体部分の竹管のこと。

59) 脹脛(ふくらはぎ)のこと。腓(こむら)ともいう。

60) 一本堂は香川修庵の堂号。『一本堂行余医言』巻之三・疝には、「又一種、俗に脰脚(とっきゃく)と呼ぶ者有り。其の証の初発、何れに因りて然るやを覚えず。或いは一脚、或いは両脚の脛腫大し、痛まず、痒からず、行歩妨げられず。治療せざると雖も、終身害無し。間々腿腫るる者有り。此れ亦、瘀血悪汁の脚部に凝結する者にて、陰癩と類を同じくす。治せざるの疾也。王肯堂は脚気と看て同じくす、非也」とある。尚、陰癩は子宮脱垂のこと。また、脰は太るの意。原文には循脚とあるが、訂正する。

61) ○五霊脂・蒲黄。『本草綱目』巻十九・草之八水草類・蒲黄に、「五霊脂と同じく用いて、能く一切の心腹諸痛を治す」とある。

62) ○高良姜・厚朴・当帰・桂心。『備急千金要方』巻第十三心臓・心腹痛第六に、「卒かに心腹絞痛、刺すが如く、両脇支満して煩悶し、忍ぶべからざるを治する高良姜湯方」とある。

63) 傍註には「癥」とある。○茯苓・桂枝・甘草・大棗。『金匱要略』では甘爛水を以って煎じることになっている。

64) 腹部臓器の痙攣性疼痛のこと。

65) 鼠径ヘルニア（狐疝）が嵌頓して疝痛を伴うに至った病状。
66) **3．小児諸病**の注97)で詳述した。
67) **3．小児諸病**の注98)で解説した。
68) 注23)で解説した。尚、呉謙撰『医宗金鑑』巻五十四・編輯幼科雑病心法要訣・淋証門・寒淋には、「(註)寒淋は皆、風寒乗じて膀胱に入り、下焦に冷を受くるを致すに因りて、遂に寒淋と成る。其の候、小便閉塞し、脹痛を禁じ難く、時ならずして淋瀝し、少腹隠かに痛む。須く五苓散を以って肉桂・小茴香を倍加して之を治すべし。其の淋自ずから愈ゆ」とあって、ここでは五苓散倍加肉桂・小茴香が登載されている。
69) 奥村良竹のこと。
70) 傍註には「中寒」とある。○当帰・桂枝・芍薬・細辛・甘草・通草・大棗。
71) 傍註には「癥」とある。『外台秘要方』巻第七心痛心腹痛及寒疝・腹痛方には、「張文仲の当帰大黄、冷気、腰背肋下に牽引して腹内痛むを療する方」とあり、当帰・芍薬・桂心・乾姜・茱萸・人参・大黄・甘草を煎服する。
72) 『万病回春』巻之五・脇痛に、「平肝流気飲　脇痛及んで小腹、臍を遶るに至り、併びに疝気、内外疼く者を治す」とあって、当帰・白芍・川芎・橘皮・茯苓・半夏・青皮・黄連・柴胡・香附・厚朴・梔子・呉茱萸・甘草を姜水煎服する。
73) ○附子・茯苓・人参・白朮・芍薬。
74) 『外台秘要方』巻第七心痛心腹痛及寒疝のこと。
75) 注74)の内、心腹脹満及鼓脹方に、「千金の厚朴七味湯、腹満気脹するを主る方」とあって、厚朴・甘草・大黄・大棗・枳実・桂心・乾姜を煎服する。方後の加減法は『金匱要略』と同じ。
76) 傍註に「皷脹」とある。○厚朴・甘草・大黄・大棗・枳実・桂枝・生姜。

77) 『外台秘要方』巻第七心痛心腹痛及寒疝・寒疝腹痛方には、「又(仲景傷寒論)、寒疝にて腹中痛む者を療する柴胡桂枝湯方」とあって、『傷寒論』と同一薬味量で指示されている。
78) 一般的には蒟蒻と書く。『和漢三才図絵』巻第九十五・毒草類・蒟蒻には、「按ずるに、……、又癇疾の人、之を食らえば発こる」とある。

○旋覆花代赭石湯[79]、此の湯にて一段精気脱したる処へは黒錫[80]を用いて可也。硫黄を入れてやく也。和剤[81]、本草[82]にもあり。右の方に黒錫を加えても効有り。
○唯、其の根無き故、能ち大、能ち小、或いは左、或いは右、或いは脇肋近くにして臂の如く、指の如きときは、之を痃癖[83]と謂い、或いは臍腹を下りて脹を為し、急を為すときは之を疝癖[84]と為すと。右、景岳全書気瘕門[85]に抄出す。
○柴胡加竜骨牡蠣湯[86]の動悸は胸腹にあり。柴胡姜桂湯[87]や桂枝加竜骨牡蠣湯は臍腹にある動と為す也。
○柴胡鼈甲湯[88]、心下に磊塊を生じ、或いは盤の如くにして凝結するもの也。支結・微結の劇しきもの也。或いは支結劇しくして左右に在る者は、柴胡桂枝湯よりは此の方、瘧母にも最も効有り。
○本草[89]浮石の附方に、浮石二銭・没薬一銭五分、右二味末と為し、疔毒に用いてあり。先生、今此の方で疝にて腰痛し、烏頭の類にてもきかぬ者は此の丸にて効有る也。此の方、山脇にて水華丸[90]と名づけて久腹痛と疔毒に用いてあり。先生云う、此の丸、久腹痛より疝の腹痛差えざるものに最も効ある也。
○凡そ積気、常に左にある者、其の勢い大甚してつっかけて来たるときは、右、反って劇しくなるものあり。知らざるべからざる也。

注79) 傍註には「嘔吐」とある。『傷寒論』では旋覆代赭湯とある。○旋覆花・人参・生姜・代赭石・甘草・半夏・大棗。
80) 鉛丹のこと。今日では外用として短期間のみ用いる。
81) 『太平恵民和剤局方』巻之五・補虚損　附　骨蒸には、黒錫丹として、「脾元久しく冷え、上実下虚し、胸中痰飲あり、……及び陰陽の気、上下に升降せず、飲食進まず、……脾寒え心冷え、汗止まず、……寒邪に触冒し、霍乱吐瀉・手足逆冷・唇口青黒く、……臍腹虚鳴し、大便久滑し、……並びに宜しく之を服すべし」とある。また、闕名撰『太平和剤図経本草薬性総論』巻上・玉石部中品にも鉛として収載されている。
82) 『本草綱目』巻八・金石之一金類・鉛には黒錫とも記されている。「鎮心安神を主治し、傷寒の毒気、反胃嘔噦するを治す」とあるが、「鉛変化して胡粉・黄丹・密陀僧・鉛白霜と為し、其の功、皆鉛と同じ」ともある。外観上、鉛は色白く、錫は色黒い。また、「成無己曰く、仲景の竜骨牡蠣湯中、鉛丹を用ゆるは乃ち神気を収斂し、以って鎮驚する也」とも記載される。
83) 本来は痃と癖は異なり、前者は臍の両側の、後者は両脇間の積聚をいうが、纏めて総称される。
84) 痃癖は常に痛むとは限らないが、疼痛を為すときに疝癖という。
85) 『景岳全書』巻之三十九・婦人規下・癥瘕類・気瘕には、「瘕は仮也。……惟、其の根無き故、能ち大、能ち小、或いは左、或いは右、或いは脇肋近くにして臂の如く、指の如きときは、之を痃癖と謂い、或いは臍腹を下りて脹を為し、急を為すときは之を疝瘕と謂う」とある。婦人門に記載されていても、婦人にだけ特異ということではない。
86) 原文には小柴胡加竜骨牡蠣湯と記載されるが、他本との校勘により改める。
87) 柴胡桂枝乾姜湯のこと。

88) 福井楓亭著『方読弁解』中部中ノ一・心腹胸痛には、「柴胡鼈甲湯 外 痰癖にて心腹痛み、兼ねて肚冷ゆるを療する方」とあって、柴胡・鼈甲・芍薬・檳榔・白朮・枳実・甘草・生姜と指示されるが、元々は『外台秘要方』巻第八痰飲胃反噎鯁等・痰飲方に、「集験の痰澼にて心腹痛み、兼ねて冷ゆるを療する方」と方名無く、同方が記載されていることによる。
89) 『本草綱目』巻九・金石之三石類上・浮石には、「附方……疔瘡発背。……」とあって、白浮石半両・没薬二銭半を臨臥に冷酒にて下す用法が記載されている。
90) 実は山脇東洋より遥か以前、朱橚撰『普済方』巻二百七十三・諸瘡腫門・諸疔瘡附論・方に、「耆老丹 一切の疔瘡・発背・悪瘡等の疾を治す」とあって、白浮石半両・没薬二銭を冷酒にて送下する記載がある。

---

6. 黴瘡　結毒　附　下疳　便毒

毒にて耳聾れんとする者、膀胱の右少し上に、中脘よりは少し下を按じて必ず耳へひき痛むものは、此の儘にて棄て置くときは后、耳聾となるもの也。
○下疳に血の多く下るものあり。三黄湯[1] 良き也。此れにて効無きものは治せざる也。耳より血の出づるに三黄湯を用いて効を得たることあり。因りて之を観れば、此の方すべて九竅の血を治する乎。又、下疳貼け薬は山脇方の杏仁雞子黄[2] の方あり。軽者、効有る也。
○再造散[3] に反鼻を加えしぞ。山東洋のせしこととぞ。頭瘡・淋疾・瘰癧などに用ゆ。
○毒、癇疾となる者は左の横骨の上に箸の如く斜めに二[4] 筋ある也。

強き毒にても新しき毒は此の筋なき也。
○便毒発出してあるときは、其の発する処の左右に従いて横骨にそいて其の上にかたまりあるもの也。是れは発しておるときのみ也。膿尽きて治するは其の塊消失するもの也。
○下疳の病は下すにしく者なし。梅肉丸[5]よし。凡て疳瘡の毒の軽重は其の痛みの劇易にて決するより勝るなし。痛み劇しきもの毒つよし。痛み軽き者は毒も又浅しと知るべし。梅肉散[6]、丸となし用ゆるがよき也。
○湿毒[7]の腹は両脇下より臍中まで羽織の紐を結びし如くなりてあるものあり。
○湿労[8]にて起癈丸[9]の用ゆる場あり。其の因は癮癬[10]・臁瘡[11]・小瘡の類のある人、内攻かたちとなり、ブラリブラリと労状を見わしたる者に功あり。或いは癩の形を見わすもあり、是れに用いて功あり。
○化毒丸[12]は痼疾を治す。髪灰・大黄・雄黄各三銭・薫陸十銭・生々乳一銭、右糊丸二分ずつ、くみさまし[13]にて用ゆ。又、砂糖湯にても用ゆ。又、瘧などは冷水にて用ゆ。
○化毒丸を用ゆる目当ては凝結したるものによし。病の痼して塊のあるによし。七宝丸[14]は塊物なき也。証に従うべし。七宝丸は易き也。然れども、化毒丸にては急に誤ることなし。七宝丸にては間々誤治することあり。化毒丸を用いて腸垢(なめ)を下すは効あるの徴也。下さざる者には功なき也。
○化毒丸を用ゆるときは温毒の物[15]を忌むべし。并びに遠行・酒・房事、此の三つを第一に慎むべし。此の方の瞑眩は咽喉腐爛、甚だしきに至りては発狂、或いは吐血する者もあり。瘧母[16]、鼈甲の類にて治し難き者に、此の丸を二分程用ゆれば速やかに効あるもの也。又、喘の諸薬にて治せざる者にも用ゆ。効あるものは必ず黒便を下す。下らざる者は不治也。久腹痛、反胃の腹痛、或いは癖囊、精気脱せざる者、瘧截(き)れざる者を治する也。

○化毒丸、瞑眩する者は酒などを飲むとか、何れ禁を侵すよりしてなす也。禁を侵さざれば瞑眩することなき也。若し禁を侵し、瞑眩する者には冷水に石膏或いは朱砂を攪（かきま）ぜて服せしむ。或いは藍葉[17]を水煎して冷服なさしむるも可也。若し甚だしき瞑眩なくても、何ぞ少しきにても怪証あるときには、先ず水を飲ましめて佳き也。若し万一、火事などにて急に奔走せねばならぬときには、先ず水を飲ましめて后に走らすべし。

○瘡毒骨痛にて　　[18]する様なる甚だしき痛みの者に、解毒湯[19]を用いて化毒丸を兼用すれば、疼み急に除くもの也。併し根治はせざる也。

○化毒丸、軽粉剤[20]を用ゆるに、熱劇しき者には効無き也。少しにても熱の動きてある内には悪し。是れ、第一の心得也。先ず発表、或いは下して后に用ゆべし。

注１）　ここの三黄湯は『金匱要略』の千金三黄湯ではなく、瀉心湯である。○大黄・黄連・黄芩。本来は伊尹三黄湯と称すべきである。

２）　『名家方選』小児病・痘疹に、「痘毒痛むこと甚だしく、血出でて已まざる者を治する方」として、杏仁・雞子黄と処方され、「右二味、合わせて研り、痛む処に塗る」と指示される。また、『普済方』巻五十一面門・面䵟䵳論・方には、「杏仁膏　面黒皴皵、靨黒（ようこく）・黚䵳・皰皰（さほう）・粉刺・疵痣（しし）、黄黒にて白からずして光浄するを治す。凡そ是れ、面上の病にて皆之を主る」とあって、杏仁・鶏子白を顔に塗る用法が記載される。皴皵はしわ、靨黒も黚䵳もほくろの類、皰皰も粉刺もにきびの類、疵痣はあざである。

３）　片倉鶴陵著『黴癘新書』理黴・方剤に掲載されている。○鬱金・皂角子・大黄・白丑・反鼻。

４）　他本との校勘により改める。

５）　『黴癘新書』による。○梅肉・梔子・巴豆・軽粉。頭註には、加黄連の処方が記される。

6）『東洞先生家塾方』に掲載されるが、『黴癘新書』と比べて、梔子は霜と為す。梅肉霜とも記載される。
7）梅毒のこと。
8）梅毒による身体衰弱の病症。
9）**1. 婦人雑病**の本文で登場した。また同じく注3）でも解説した。○大黄・生漆。
10）蕁麻疹の如く雲如状に出現する癬。
11）下腿部位に出現する潰瘍。
12）『黴癘新書』にはまた別の化毒丸が記載される。○白麺・大黄・雄黄・反鼻・蜈蚣・血竭・乳香・没薬。
13）汲み冷ましと書く。単なる冷水ではなく、湯冷ましのこと。
14）『東洞先生家塾方』に掲載され、「七宝丸　梅瘡の結毒及び痼疾にて骨節疼痛し、諸々治すこと能わざる者を治す」とある。○牛膝・軽粉・土茯苓・大黄・丁子。
15）温性の薬物、例えば辛温解表薬、補陽薬の類。
16）長期間の瘧疾後の脾臓の腫大をいう。マラリアによる脾腫と思われる。
17）清熱・解毒・涼血・止血作用がある。当時は京洛外のものを上等品とした。
18）原文には3〜4字分程の空白部分がある。
19）ここでいう解毒湯は香川解毒剤である。○忍冬・土茯苓・木通・川芎・大黄・甘草。この処方は『和田泰庵方函』の解毒剤、『黴癘新書』の六味解毒湯でもある。尚、香川解毒剤は他に、本方去土茯苓加茯苓や本方加茯苓も知られている。
20）化毒丸は生々乳（丸剤）を含むが、軽粉（水銀粉）を配する処方として『東洞先生家塾方』には、無射丸、梅肉霜、七宝丸等々が収載される。

○土茯苓[21]を用ゆるにも、暑寒中、或いは梅雨の時節に用いては効無し。又、熱有る者には効無し。
○毒の発表には浮萍加大黄湯[22]、敗毒散[23]、通聖散[24]の類、麻黄湯、葛根湯にて発するよりは効あり。若し腰足痛み、又発熱悪寒、或いは盗汗などの類ある者には麻黄杏仁薏苡甘草湯を与えて可也。
○熱を下すには芎黄散[25]を用いてよし。
○結毒の咽喉に係りし者には五宝丹[26]を用いて奇効あり。此の場へは化毒丸[27]、七宝丸[14]の類、余りきかざるもの也。
○蛀梗(しゅこう)[28]、俗に蠟燭瘡[29]と云う。腐りて根までゆきとどくときには必ず死す。次第次第に腐りて後には無くなるもの也。花井氏[30]、生々乳[31]を水にてとき、鳥の羽にて折々擦り良し。服薬は梅肉丸[5]を与う。此の証は外に救うべきしかたなきもの也。
○鼻梁の落ちんとする者、急なるときには軽粉剤、七宝丸・梅肉円[32]の類を用ゆべし。緩なるときには五宝丹可也。
○五宝丹、咽と鼻と等分に効あるものなし[33]。眼に係るものには一向に効なきもの也。
○毒にて薄翳甚だしくて麩の如きもの、芪帰湯[34]を与えて、兼ねて芎黄散を用いて効あり。
○湿毒は凡て表証ありて、発熱あるときには解毒しても効なき也。先ず発表して后、解毒すべし。然し、傷寒の発表薬とは異にして、浮萍散[22]、解毒湯の類にて発表すべし。解毒発表の分を云うて見れば、浮萍散は太陽也。解毒湯は陽明也。今、湿毒などにて発する証ある者に、連翹湯[35]、葛根加大黄湯[36]、浮萍散の類にて一旦発して後、解毒剤[19]をやりてよし。然し、湿毒発表は葛根加大黄湯よりは連翹湯、浮萍散の方がよき也。一旦発表すれば後がさばけ易き也。仮令、下疳・便毒の類にても発熱悪寒あるものは、先ず浮萍散にて発表して後、解毒湯を用ゆる也。浮萍散を発表剤とは云えども、温覆することもなし。又、汗の有無に拘らざる也。

○小便赤白濁、古書には其の名なし。后世にて虚証とすれども、否ずと見ゆ。小便の濁るに拘らずして其の本を治してゆけばなおる也。虚として治して、とんとなおらぬ也。瘀熱に属する者あり。今云う湿熱也。此れは眼中赤きもの也。又、赤からずしても、眼中にて赤筋一筋にても引いてあるものは湿熱と決して、六味解毒湯37)を用ゆれば効ある也。瘀熱劇しきときに梔子を加えて可也。眼中血筋にても見われておるとき也。又、眼中に筋なきにも湿熱なる者あり。腹にきっと毒見えずとも解毒湯よし。毒の候なきときは濁りを棄てて其の本を治すべし。后世、赤白濁を虚に極めて一門をたて、清心蓮子円38)と云うて一概に用いてあり。本草に萆薢分清飲39)と云うあり。然れども后世、是れを用いずして、皆蓮子円を用ゆれども、本草の方、反って古意に近し。赤白濁を一病に立つるは非也。病の一証に立つべし。解毒剤の証、赤白濁に多きもの也。又、其の内に真武湯40)のゆくこともある也。戴元礼の説41)に、赤白濁は和するに及ばずして下すと云うてあり。此の説、是なる権也。

○後世、便毒下しと云うて便毒に芎黄散を用ゆると雖も、一向に効なきもの也。此の湯は大黄牡丹湯42)をやりて妙とす。

○湿毒久しく差えず、身体瘦せ、発漏43)となるに至るものあり。后世は益気湯44)、建中湯45)の類を用ゆる処へ、此の排膿散46)を与えて効有り。此の方をやると腹は第一ゆるみ、漏をおし出だすもの也。発漏の形、盗汗などありて凡て労証47)のように見ゆるもの也。其の漏よりは膿出でて外科もいかように膏薬など用いても、口も収まらざる者也。それに排膿散を用ゆれば口収まるもの也。

注21) 『本草綱目』巻十八下・草之七蔓草類・土茯苓には、「昔人、此れを用ゆるを知らず。近時の弘治・正徳の間、楊梅瘡盛行するに因りて率ね軽粉薬を用いて効を取る。毒、筋骨に留まり、潰り、爛れて身を終う。人、此れを用うるに至りて遂に要薬と為す」と

あって、梅毒の要薬とされた。尚、弘治は1488-1505年、正徳は1506-1521年である。

22) 浮萍散は傍註に「疥」とある。『万病回春』巻之八・癬瘡には、「浮萍散　諸風癬疥・癩瘡を治す」とあって、浮萍・当帰・川芎・赤芍・荊芥・麻黄・甘草に葱白・豆豉を調理して熱服する。

23) 敗毒散は『太平恵民和剤局方』巻之二・傷寒　附　中暑の人参敗毒散で、和田東郭口授『蕉窓方意解』巻之下には、「黴毒及び諸悪瘡の毒、その他、犬毒、蛇毒、鼠毒の類、……」とある。○人参・茯苓・甘草・前胡・芎藭・羌活・独活・桔梗・柴胡・枳殻を生姜・薄荷にて水煎する。

24) 通聖散は『黄帝素問宣明論方』巻之三・風論の防風通聖散で、防風・川芎・当帰・芍薬・大黄・薄荷葉・麻黄・連翹・芒硝・石膏・黄芩・桔梗・滑石・甘草・荊芥・白朮・梔子を姜煎する。『万病回春』巻之八・疥瘡には、「風熱瘡疥久しく愈えざるを治す」とある。

25) ○川芎・大黄。『東洞先生家塾方』では応鐘散と掲載される。

26) 『万病回春』巻之八・楊梅瘡には通仙五宝丹として、「楊梅瘡爛れて骨を見わし、年を経て口を収めざる」等々の「一切の頑瘡・悪毒」に対し、鐘乳粉・大丹砂・琥珀・氷片・珍珠に飛白霜と土茯苓を加味調整して服用する。この病状は楊梅天疱と表現される。尚、飛白霜は軽粉のことである。

27) **6．黴瘡　結毒　附　下疳　便毒**の本文で登場した。○髪灰・大黄・雄黄・薫陸・生々乳。

28) 原文には柱梗とあるが、蛀梗(しゅこう)である。陳司成撰『黴瘡秘録』(乾)・黴瘡或問には、「陽物を爛去して、薬を掺れども効あらざるを蛀梗と名づけ、或いは巻心と為す。薬を服すること二十五日にして愈ゆ」とある。

29) 落合泰蔵著『漢洋病名対照録』疳瘡には、「漢医称する所の蠟燭

発、蠟燭下疳、巻心蛀疳瘡、蛀梗の類は、即ち洋家謂う所の侵蝕性下疳、或いは壊疽性下疳也」とある。

30) 和田東郭口授『東郭医談』での描写より、恐らく花井千蔵であろう。

31) 湯本求真著『皇漢医学』第参巻には、生々乳の製法が記載されている。水銀・砒石・硝石・礬石・緑礬・雲母・食塩・青塩より製造する。

32) 結局は梅肉丸と同じ。

33) ここの意味は、咽と鼻に有効の薬は五宝丹以外には無いということ。

34) 『証治摘要』附録・方輿所載後世方には、「耆帰湯 黴瘡秘録 便毒・疳瘡、或いは髪際に瘡を生じ、梳下(そげ)すれば薄蕾、麩の如く、或いは手足の肌膚に紅点、斑の如く、肉に隠れば当に此の方を服すべし。正気をして足りて邪自ずから除かしむる也」とあり、人参・黄耆・川芎・甘草・当帰・忍冬花・防已・升麻・防風・川山甲・生姜と指示される。実際、『黴瘡秘録』(坤)・黴瘡方法には、主方として略同条文の許で方名無く掲載されている。

35) 傍註には「瘟」とある。**3．小児諸病**の注65) で解説した。

36) 『証治摘要』巻下・疥癬膿瘡には、頑癬の初起で未だ蔓延せざる時や臁瘡には葛根加大黄湯を内服させる指示がある。

37) 六物解毒湯と同じ。注19) で解説した。

38) 『太平恵民和剤局方』巻之五・治痼冷 附 消渇に収載される清心蓮子飲のことである。しかし抑々、『太平恵民和剤局方』刊行時分には梅毒は中国に存在しなかったはず。それ故にやはり、清心蓮子飲の『太平恵民和剤局方』条文は、拙著『古典に生きるエキス漢方方剤学』で解説したように、「腎・膀胱結核の進行と共に、種々の泌尿・生殖器症状と慢性の熱状による身体症状とそれに付随する精神症状の出現」と解釈した方がいいように愚考する。

39) 『本草綱目』巻十八下・草之七蔓草類・萆薢には、(小便)白濁頻数に対して、「漩く面は油の如く、澄みし下は膏の如きは、乃ち真元不足、下焦虚寒なり。萆薢分清飲は萆薢・石菖蒲・益智仁・烏薬等分にて毎服四銭、水一盞に塩一捻りを入れ、煎じて七分とし、食前に温服す。日に一服にて効あれば乃ち止む」とある。但し、萆薢分清飲は元々は楊倓撰『楊氏家蔵方』巻之第九・補益方三十六道に、略同条文の許に記載されている。

40) 傍註には「痹」とある。

41) (伝)戴元礼撰『秘伝証治要訣』巻四・小便血には、「若し小便自ずから清して後、数点の血有る者は五苓散に赤芍薬壱銭を加え、亦砂石の如くにして色紅く、却って石淋の痛み無き有り。亦虚証に属す」とあり、本文の論旨通りではなく、やはり虚証の薬が必要な場合を述べている。尚、真柳誠先生は「『証治要訣』『証治類方』解題」で、本書が戴元礼の著ではない旨を述べられているが、東郭の時代には元礼撰で通用していたのであろう。

42) 傍註には「腸癰」とある。

43) 漏瘡を発するの意。一般に漏瘡とは瘻孔を有する化膿性病変のこと。

44) 補中益気湯のこと。

45) ここでは黄耆建中湯を指す。

46) 傍註には「腸癰門」とある。『金匱要略』では、枳実・芍薬・桔梗を雞子黄で調理する。

47) 慢性衰弱性の病症で、ここでは慢性経過の結核性病変をいう。

○松岡玄達[48]云う、湿毒骨痛治せざる者に排毒湯加草烏頭[49]、大いに効ありと云う。病人大いに瞑眩して翌日頓に愈ゆ。右、浪華の医[50]、試み用いたりと云う。

○疳瘡[51]にて治し難き者は、疣の様に出で来る者と、水精の如くに

ひかる者と也。日数を待たねばならぬ也。
○結毒の一候に小腹のみ熱し、或いは時に熱し、然し、此れは有るもあり、無くもあり。しっかりとあてにはならざる也。腎労[52]は必ずあり。諸虚門[53]に詳し。
○便毒に黄耆・当帰の類を用いて内托[54]しても効なきように見ゆ。それよりは解毒してよし。解毒剤にて下すと張り上がる者あり。とかく解毒の方よしと見ゆ。
○便毒と云うに二説あり。大[55]便の処に出づるによりて名を付けたりと云うあり。又、小便の処に近き故、小便毒のよりてよりなすと云うあり。其の内、大[55]便の処へ出づと云うもの、是れ也。便毒、しいて内托を欲するときには、解毒剤に黄ぎ・当きの類を用いてよし。射干、よくはり出だすもの也。伯州散[56]、是れより張り出だすもの也。魚腥湯[57]を兼用する也。即ち、四物解毒湯[58]也。此の方、芎・黄・蕺菜・忍冬四味也。若しそれまでもはり出だし兼ぬる者は、病人承知ならば、白芥子を研りつぶして便毒にぬる也。然れども大いに痛むもの也。
○土茯苓、湿毒の初発陽位にある者は効無き也。初発ならば骨痛にても、何にても外へ発する也。外へ発するとは大黄の類にて下すを云う也。解毒の類の大黄剤を用ゆること久しくして而して後、土茯苓を用ゆるときは、実に雪に湯を漑ぐが如き功ある也。最初発熱ありて悪寒甚だしきは浮萍散[22]の類、用ゆる也。然れども癩疾小瘡の未だ発せざるには効あれども、湿毒には初発にあまり効なきもの也。此れには連翹湯[35]を用ゆることもあり。六物解毒湯[19]、五物解毒湯[59]の大黄を用いて毒を治しておきて、裏で土茯苓などにて救うの候は、表のときは脉浮数の者あり。それが沉遅になり、或いは沉遅にならずとも浮数の勢い大いにゆるむ者ならば、裏として土茯苓を用ゆべし。又、湿毒初発には盗汗あり、或いは時々裏熱ある也。裏になりて土茯苓を用ゆる処に至りては、盗汗なきもの也。此れ亦一候也。諸瘡腫は浮萍散、

連翹湯の処をば太陽とし、六物解毒湯の類の大黄を用ゆる処は陽明とし、土茯苓を用ゆる処は陰位と為す也。此の三部位にてみな尽くす也。然し、鵞口瘡は最初より下す也60)。涼膈散61)、紫円62)兼用し、傅薬63)を用いて大氐足る也。偶々下して愈えずして附子のゆく処もあり。小児門64)に審詳也。

○軽粉剤を服して口中腐爛を治する方65)。柘榴皮大・香附子小・山椒小、右水煎し、暫く含みて後、送る也。柘榴皮一味にても大抵よしと也66)。或るひと云う、金にても銀にても煎用す67)。妙に軽粉の毒を去ると也。

○湿毒に雞肉丸68)を用ゆるは毒わかきには効無し。発漏或いは骨痛、その外、色々の痼疾となりたる者に可也。このとき、煎薬は解毒剤19)を用いて並びて可也。大氐雞肉丸を用ゆれば一旦はあしくなる者也。それよりして全く愈ゆる也。瘰癧には何のこともなくずっと治するもの也。雞肉丸、散として用ゆるには、悪くなると云う様なることはなき也。雞肉散69)は毒、上部にある者に効有り。頭瘡など有るときには、散を服して一旦ましてくることあり。是れらの証に用ゆるは逐毒を目当てとすれども、実は内托のきみ也。結毒にて一度に痰瘤70)の様に、何いくつも発してある処へ奇効あり。瘰癧には雞肉71)を食わしむるときには、散よりは効勝る也。婦人などは肉をいやがる為に散を用ゆる也。此の証にても煎方は解毒剤にて可也。雞肉丸は湿労8)によき也。然し、是れも用ゆれば是の様に梅瘡乎、或いは頭痛乎を発し、或いは本よりの腫物にても熾んになりてくるもの也。逐毒散72)は伊賀上野大江雲琢の家方也。

○粉毒にて骨節痛することあり。此のときは柘榴皮入りたる方などにては効無し。山帰来を用いて可也。別に粉毒の骨節と云うてもわかりもせねども、粉を用いたならば痛みなども少しは減ずべきに、反って痛みつよくなり、全証までも反って重くなり、増して来る者ならば、粉毒と知りて山帰来剤73)を用いて可也。粉毒にてなくても骨痛には

山帰来、当たりまい也。或いは粉毒にて痿躄[74]となる者あり。此のときにてもやはり山帰来剤夥しくやりて可也。余に治方はなきもの也。湿毒盗汗のあるは浮萍散、或いは解毒剤、柴胡剤などの場也。所謂陰証の処には無きもの也。山帰来剤などの処には決してなき也。

注48) 寛文八年(1668)−延享三年(1746)。稲生若水に本草学を学ぶと共に、町医でもあった。門下に小野蘭山・浅井図南を輩出した。

49) 排毒湯は『黴癘新書』理黴・方剤に荊防排毒剤とあって、荊芥・防風・茯苓・独活・桔梗・川芎・甘草・枳実・生姜・柴胡である。この処方は十味敗毒湯去桜皮加枳実である。

　また、松岡玄達著『用薬須知』巻之一草部には、「附子　漢、用ゆべし。……烏かぶとと称す。……紫花の者、白花の者、蔓生の者あり。蔓なるものを花かずらと名づく。共に草烏頭なり。……」とあるので、草烏頭は和産の附子のことである。玄達は京都の人であったので、案外キタヤマブシを使ったのかもしれない。

50) 確定は出来ないが、『東郭医談』には「浪花に山川順庵と云うあり」と登場する。

51) 軟性下疳のことであろう。

52) 小便不利で尿色濃く、陰茎痛と陰嚢瘡を生じ、小腹のみ拘急する病状。

53) 本篇の4篇後に、**10. 諸虚　失精**が掲載される。

54) 悪瘡を内服薬にて体内より治癒に導く方法。

55) 原文には、大ではなく不とあるが、錯誤であろう。

56) 『東洞先生家塾方』には、蝮蛇・蟹江河中に生くる者・鹿角とあるが、『黴癘新書』理黴・方剤には、加沈香としている。『皇漢医学』第参巻には、先の三味に対し、津蟹の代りに鼹鼠(えんそ)を用いると云う。尚、鼹鼠はもぐらのこと。

57) 本文での記載により、魚腥湯は魚腥草・忍冬と分かる。『本草綱目』巻二十七・菜之二柔滑類・蕺菜の附方にも記載はない。

58) 『証治摘要』付録・方輿所載後世方にも、四物解毒湯として、銀花・蕺菜・川芎・大黄と掲載される。

59) 原南陽口授『叢桂亭医事小言』巻之四下・下疳　便毒　楊梅瘡に、「五物解毒湯　諸結毒を治す」として、仮蘇・金銀花・芎藭・蕺菜・大黄と指示される。尚、仮蘇は荊芥のこと。

60) 3．小児諸病の本文でも、「鵝口瘡は最初より下す也」と記載され、同じく注71) で鵝口瘡を解説した。

61) 2．産前後の注114) で詳説した。

62) 2．産前後の注143) で解説した。

63) 注60) に云う本文の同一段落に於いて、「辰砂・蓬砂二味を蜜にて煉り、舌に塗る也」とある。

64) 3．小児諸病のこと。

65) 『黴癘新書』理黴・方剤には、「石榴皮湯　石榴皮・香附子各十銭・甘草二分」とある。

66) 『名家方選』解毒方には、「軽粉剤を服して口中腐爛する者を治する方」として、石榴皮一味を水煎または口に含むとの指示がある。

67) 『黴癘新書』理黴・方剤には、金箔や銀箔を含んだ処方は嗅薬方としてのみ登載されている。そして逆に、「若し此の薬を用いて口中糜爛する者は、宜しく平胃散加蜀椒皮・大黄を煎服すべし」とも指示される。

68) 『名家方選』癧瘤病・結毒には、「鶏肉丸　黴毒、諸薬効かざる物を治す」とあって、䳄鶏一具、羽・皮・骨・腸を去る・信石末と為し、一銭五分が指示される。䳄＝雌で、信石は砒石または砒霜のことである。土器に入れて焼き、七日で全量を服することになっているが、「初服して二・三日、病人、四肢稍く当に麻痺を覚ゆべし。

六・七日に至り、全身痿痺す。縦い痿痺せざる者と雖も、必ず瞑眩するときは後服を止む。冷物・魚鳥・醋酒・房事等を禁ず」と記載される。

69) 単に雞肉丸の散剤化処方。

70) 瘰癧の一種で、頸部の足の陽明胃経に沿う辺り、即ち胸鎖乳突筋の前縁辺りのリンパ節腫大をいう。

71) 『百疢一貫』巻之下・瘰癧　肺痿　肺癰　腸癰には、「○瘰癧には雞肉散にて用ゆるより肉許りを食わしめて可也」とあり、鶏肉そのものの薬効を認めていた。『本草綱目』巻四十八・禽之二原禽類・雞にも、「烏雄鶏肉……折傷并びに癰疽を治す。……」や「黒雌鶏肉……癰疽を治し、排膿す。……」等々と、栄養補給以外の効能が収載される。また、後藤艮山口授『病因考』巻之下・下疳瘡附便毒・楊梅瘡には、「雞肉は瘡毒の気、周身経絡・骨節へ滲入せるをよく温めてさらへいだす也。便毒にも雞卵を用い、随分毒気を発するようにするが第一也。楊梅瘡多発するがよし。毒気表発すれば也。凡そ黴毒に土茯を多用するは、此の水道より毒気を通利するなり。久しく服すれば脾胃をうつなど云うともさにあらず。便毒に灸するはよく色づきてからすべし。若し早ければよりたる毒気、散ずる故にあしし」とあって、ここでは鶏肉だけでなく、鶏卵の薬効についても触れている。

72) 『和田泰庵方函』には、「逐毒散　香附子・広東人参」とあって、「右二味、末にして諸白にて煉り、餅の如くにして雞肉の羽翼・啄・腸を去り、ぐるりを以って包み、縄にくくり、せいろうへ入れて能くむすべし。然して取り出だし、雞肉を去り、細末にして用ゆる也」とある。尚、『校正方輿輗』巻之十五・丸散方別輯・逐毒散には、諸白ではなく、好酒とある。また、大江雲琢については不明である。

73) 土茯苓を含む処方のことで、粉毒に対する経緯は注21)で解説し

た。『百疢一貫』巻之下・咽・舌・口には、「山帰来剤と云うは桔梗解毒湯也」と記載されるが、桔梗解毒湯は巻之上では全く触れられていない。『校正方輿輗』巻之十四・癧瘡には、「桔梗解毒湯、結毒にて咽喉・口舌・唇鼻破壊されて声唖となり、或いは瘰癧を成す者を療する方」とあって、仙遺粮・桔梗・甘草・川芎・餘容・黄耆・大黄と指示され、「○此れ、皇和方にして諸家経験の良薬、常に神効あり」とも記載される。尚、仙遺粮は山帰来のこと。

74) 痿躄と書く方が一般的である。肢体が萎えて動けなくなる病で、初めに下肢に力が入らなくなり、次に手足が軟弱になり、その後は無感覚になって行く。『東郭医談』には、「粉毒の候　口中爛、耳鳴、咽喉腐、頭痛、肩背痛、声唖多く不治、吐沫、歯齦強穿」とある。

○萎蕤湯[75]、当帰散加柴胡・軽粉[76]、早く乾かすにぐあいよきもの也。亀井七度煎[77] よりは良き也。
○痀疾となり、上部にボチボチと腫物など出来て、ジクつく者には山帰来剤を用いて可也。一旦乾きては軽粉剤[20] 也。とんと乾燥して来ては、陰症となりきりては軽粉の類にては遅き也。此の場にては化毒丸[78]、可也。脉なども沈遅、或いは沈細になりて来るもの也。緊弦の間にはあしき也。
○湿毒に灸効なき理は、ぬれたる処へ灸するが如くの為也[79]。
○湿毒にて腫気となる者は陰症の者多し。脱症[80] にあるもの也。始めの内、腫れざるときには腫気来ると雖も、六物解毒湯[81] の類にて可也。一本堂[82] にては大黄を去り、白朮を加えて下利つきたる処へ用ゆる也。全体、湿毒の下利は治し難き也。間々白丸[83] を用いて効を得ることあり。枯礬・白朮二味[84]、丸じ用ゆる也。山脇方凾にあり[85]。

腫気は下利より治し易し。腫気、陰証となりては真武湯・理中湯86)の類にて治すべし。
○便毒はり出だすに透膿散87)を通例用ゆれども、なかなかはらぬ者也。此れを下すと能く張るもの也。伯州散56)兼用す。便毒へ灸すれば散ずる者也。故に張らぬ者にはあしし。一本堂の如き灸に癖なる人にてさえも、血証と便毒には灸を忌みてあり。便毒には灸するときにはにぐる者也。それよりは、下剤をかけて伯州散を三匁、或いは五匁ほど用ゆるときは効有る也。伯州散、一日に一銭やそこら用いては効無きもの也。三匁より五匁に至るを用ゆるときは大いに効ある也。
○便毒、針するはあしし88)。熱して口あくを待つべし。針早くして膿に成らざるものは血出づるもの也。これらはあとにて多く湿労89)などになる也。自ずから熱するをまつべし。便毒は散らすこと悪し。多く骨痛などになるもの也。口をあけて早く腐らす薬90)在り、候にするもの也91)。口あけにてあけたる后に穴にさす法92)あり。
○便毒差えて后、肉おこり、或いは梅核の如くになりてあるものあり。虎杖根一味93)、末と為し、白湯にて之を送る。効有り。
○軽粉剤を用いて後、胸満して胸中に飲ある如く覚えて、或いは喜々唾する者あり。石膏、効有り。敗毒散23)、解毒剤19)、甘連湯94)、三黄湯1)也。凡そ調剤してそれに石膏を加え用ゆる也。能く効有り。此れ只石膏、其の効を取るのみ。故に本方は何にてもよし。
○軽粉剤を服して后、毒尽きず、咽腐爛して食もならぬ者は石榴皮を煎じて含むべし95)。漱ぎて吐き出だす也。軽粉毒劇しきものは食を絶し、歯齦より血を出だすもの也。後七宝丸96)を服して後、此の方を用いてよし。此の湯を服したればとて軽粉の功を奪うなどと云うことなき也。
○土茯苓の忌む証は、毒の動いてある内は非也。上衝して耳鳴り、目にかかり、頭痛し、或いは項背強ばりなどある処へ土茯苓を多く服すれば、啻に効無きにあらず、反って害をなす也。然れども耳鳴・頭痛

に用いざるに非ず。或いは耳に瘤し、頭に瘤したるは土茯苓を用ゆべし。

○つねの解毒の処には、六物解毒湯よりは四物解毒湯[58]よし。六物解毒湯は淋病、或いは小水に係わりたる処へよき也。痔・瘻癧などには四物解毒湯、最もよし。臁瘡[97]には六物解毒湯よしと思わる。

○恵美[98]にて解毒の方に四順散[99]に加川芎・土茯苓、瘤疾には七宝丸[14]を兼用すと也。七宝丸は三分ずつ、日に三度用ゆ。あまり咽をやましめずしてよし。其のかわりには長く服さしむる也。七宝丸の用法は、七宝丸に四順散を用いて、二・三日も見て少しでも咽へかかる様ならば、即ち七宝丸を止めて下剤を与うること一度して、四順散をのみ与えて置く也。而して其の咽の復するを待ちて、又七宝丸を用いて咽に係りし処にて下剤を用いて、咽の復するをまつ也。復するをまつは、二・三日にして復する者也。

○四順散方　芍薬大・当き中・大黄中・甘草小、右、恵美の分量也。

○七宝丸の類、一回り用ゆるに三回りほど係ると思うて居ればよき也。初発者、目あたりより涎ながれ出づるもの也。六日目下してもなかなかやまぬ者也[100]。

○軽粉を用ゆる内に血証を見わす者は多くは死す。先生、軽粉剤を用ゆる内に下血せしもの三人をみたり。皆死せり。

○梅肉散[101]は散より丸となし用ゆるが尤もよし。此れを用ゆるに、大氐つねは三分、日に三服するよし。下疳瘡劇しきものは多く用ゆべし。否ざれば、瘡いろいろひろがりて来るもの也。此れには五分ほど、日に三度用いてよし。

注75）　傍註には「黴」とある。同名異方が多いが、『和田泰庵方函』には、「萎蕤湯　冬温かく春月に及び、中風・傷寒、即ち発熱、頭眩して痛み、咽喉乾きて舌強ばり、胸内疼き、心胸痞・結・満し、

腰背強ばるを療する方」とあって、「萎蕤・人参・麻黄・羌活・杏人・川芎・甘草・木香・石膏、毎に麝香を用ゆべし」と指示される。

76) ここで云う当帰湯は小品当帰湯ではなく、『黴癘新書』理癘・医案に、「一士某、四十余、右頬、鬢に近く瘡を生じ、形、稍瓜の如し。結痂、魚鱗の如く、黄水常に出で、漸漸と満面に延及す。春より夏に至りて尤も熾んにして、爽気来たるときは乾燥す。毎旦、白皮、掬に盈ち、正に雲母の屑の如し」という症例に対して処方されている。当帰湯は当帰・芎藭・芍薬・荊芥。

77) 亀井南冥の七度煎のこと。○黄芪・地黄・杜仲・茯苓・川芎・将軍・防風・牛膝・黒丑・檳榔・甘草・山柴・玉屑・土茯苓。山柴は山柴胡、即ち北柴胡のこと。玉屑は白玉屑のことで、「心肺を潤し、胃熱を清し、煩渇を止む」とある。但し、亀井南冥著『南溟堂方函』、『南溟先生火剤方』、『的応方』には掲載されていない。

『校正方輿輗』巻之十四・癩瘡には、「七度煎……此の方、旧一剤百五十五匁七分なるを、分けて七貼となし、一日に一貼ずつ煎服するが定準なるが故に、七度煎と名づけしなり。……一名は下疳腐爛散とも云いて、……」と解説される。

78) 本文及び注12)で登場した。

79) 和気惟亨著『黴瘡約言』巻之下・禁忌法には、「○黴家、灸炳を忌む。誤りて之を用ゆるときは湿熱を助け、両火相搏ちて、熱益々熾んなり。謂う所は骨を焦し、筋を傷りて血復し難き也」とある。ここで灸炳は灸炳とあるが、誤記であろう。お灸のこと。

80) 疾病経過中、陰陽・気血等の生体側の重要要因が大量に喪失し、病状が危険になる状態のこと。

81) 結局は香川解毒剤のこと。○忍冬・土茯苓・木通・川芎・大黄・甘草。但し、『黴癘新書』理黴・方剤では六味解毒湯として掲載

され、六物解毒湯は木通を薏苡仁に代えている。また、『病因考』巻之下・下疳瘡附便毒・楊梅瘡には、解毒剤として、土茯・忍冬・通草・芎藭・大黄・甘草・茯苓と掲載されている。香川修庵は後藤艮山の弟子である。

82) 『一本堂医事説約』家方四剤・解毒剤では、方後に「……弱人或いは泄瀉家、胃虚する者、方中、将(大黄)を枳(枳実)に代う」とある。

83) 『南溟堂方函』には、「白丸　礬石・牡蠣」と登載される。

84) 永富独嘯庵著『漫游雑記』には、「白丸子　久痢を治す」との許で、礬石・白朮と指示され、「余、漫游の日々、多く諸家の禁方を閲し、擇びて古医方に符する者を采り、左に録す」との一文の許に記載されているので、独嘯庵の創方ではないだろう。

85) 『山脇東洋先生方函』、『山脇家八十二秘方』、山脇東洋著『養寿院方函』等々には登載されていない。

86) 傍註には「喝」とある。

87) 『黴瘡秘録』(坤)・黴瘡方法に、「透膿散　便毒、膿有りて未だ破れず、痛みを作し、脹を作すを治す」とあって、皂角刺・黄芪・牛膝・川芎・当帰尾・川山甲・忍冬花・漢防已を水煎服す。

88) 『黴癘新書』理黴・治法には、「若し頭面に疙瘩(ぎっとう)を発し、時に痛み、時に止み、歴載経月に差えざる者、赤三稜針を以って其の腫上を刺す」とあるので、梅毒にても絶対的不可というのではなく、身体部位によっては可ということか。尚、疙瘩とは皮膚に発症した小さな腫物のこと。

89) 既に本文に登場し、注8)で解説した。

90) 『黴瘡約言』巻之上・便毒瘡には、「〇大凡そ便毒、其の人壮盛、且つ強いて速治を請う者……外、潰腐の膏を貼し、内、伯州散を服するときは其の効甚だ速やかなり」とある。

91) 目標にするの意。

92) 『黴瘡秘録』(坤)・黴瘡方法に、「薫洗方　苦参・川椒・忍冬花」とあり、「煎ずること数沸、先ず薫じて後に瘡口を洗い、拭いて乾かし、掺薬を用いて四沿より之を掺る」とあり、掺薬は薫洗方の二つ前に掲載され、海巴子に氷片・五色の粉霜を加えて作るとある。海巴子は貝子のことで、単独でも煅紅研末して下疳陰瘡の治療薬となりうる。

93) 『黴瘡約言』巻之上・便毒瘡には、「消核散　便毒、口合いて瘥えて後、余核未だ消せざる者、之を主る」とあって、虎杖一味を白湯にて送下する。

94) ３．小児諸病の注２）で解説した。

95) 既に本文にて登場し、また注66) にても解説した。

96) 頭註に「後七宝丸　巴豆・丁子・将、右三味糊にて丸ず」とある。『東洞先生家塾方』に掲載される。

97) 今日云う下腿潰瘍で、内・外両側の内、内臁瘡は難治とされた。

98) 恵美三伯のこと。三伯著『医事談』、『古方規矩』、『恵美先生医方畧説』には掲載されていないが、分量に関しては『医事談』に、「五宝丹、軽粉の分量は毒の深浅に依りて見合わせ、七分或いは一銭、或いは二銭佳なり」と指示される。

　　尚、蛇足ながら、本書には同名異書の『医事談』が登場するので要注意である。一つはここに云う恵美三伯著であり、もう一つは田中信蔵著である。

99) 傍註には「黴」とある。

100) 先の七宝丸の方後には、「凡そ六日又は七日して詰朝に後方を服す」として、後七宝丸服用が指示される。尚、詰朝は早朝のこと。

101) 頭註に「梅肉散　軽粉・梅肉霜・山梔子霜・巴豆、右、酒或いは湯にて送下す」とある。『東洞先生家塾方』には、「梅肉霜　諸々の悪瘡、結毒及び下疳毒を治す」と掲載される。

○再造散³⁾は芎黄散²⁵⁾などと同じくして緩なる者にて、梅肉丸¹⁰²⁾などと比すべき者にあらず。疳瘡⁵¹⁾・便毒¹⁰³⁾・淋疾・瘰れきの類に、本薬に再造散を兼用して長服さするによし。俗に云う、持薬¹⁰⁴⁾と云う程のこと也。此の方、瘰疾には尤も効有り。

○四物解毒湯⁵⁸⁾、下に在る者は当きを加う。便毒・疳瘡・痔・臁瘡⁹⁷⁾などの処を云う也。上に在る者は川芎を加うる也。肩背にかかり、或いは面部にかかるものの証を云う也。

○黴毒、久年をへて愈えざる者に、得て¹⁰⁵⁾忽ち発狂するものある也。治法、癲狂門¹⁰⁶⁾に出でたり。

○湿毒、右腹中調わず、少しの物を食うても下利し、或いは湿毒後、経気復さず、羸痩して湿毒も残りてあり。后世、虚中の実と云う処に秘録の助胃膏¹⁰⁷⁾を用ゆる也。其の方、秘録云う、助胃膏、脾虚弱、飲食進むこと少なく、肌膚沢わざるを治す。奇良¹⁰⁸⁾二十両・甘草二両・薏苡仁八両、右三味、末と為し、蜜と膠飴と半分程ずつ合し、右の末を入れ、煉り薬となし用ゆる也。此の方、枸杞子・甘草入るる也¹⁰⁹⁾。先生、今二味を去り、若しくは瘡発出してあるものは、天石¹¹⁰⁾を加え用ゆ。

○湿毒骨痛、解毒剤¹⁹⁾の類にても一向に動かぬものある也。此れには桂枝附子湯¹¹¹⁾、甘草附子湯¹¹²⁾を用いて動かす也。此れにても動かざるもの、軽粉丸¹¹³⁾を兼用する也。七宝丸¹⁴⁾はあまり劇し。軽粉丸を用いて可。桂枝附子湯の一等軽きは麻杏薏甘湯¹¹⁴⁾を用ゆる也。此れは初発にあるもの也。桂枝附子湯の附子を烏頭に代え用ゆることあり。又、烏頭湯¹¹⁵⁾を桂枝附子湯の処に用ゆることあり。烏頭湯は先ず下部の痛みを主として用ゆる也。活用せしならば上にある者にも効あるべし。今は下部にあるものに用いてある也。又、初発、麻杏薏甘湯を用いて、一旦ひらかせて置きて葳霊仙湯¹¹⁶⁾を用ゆればよきもの也。又、此れ等の方は桂枝附子湯などのゆく別は初発にある也。骨痛は解毒剤の類にて治するもの也。桂枝附子湯を用ゆる者は、先ず久

年の者に在ること也。然れども必ずしも新久を以って云うべからず。
○陰湿の証、黄連・大黄の類の洗薬など多くあれども、尤も効有る者は紫蘇一味[117]水煎、陰嚢を洗い、尤も効有り。陰下湿癢[118]と云うことあり。湿癢[119]おなじもの也。
○疳瘡、痛み劇しき者、油断せぬがよし。腐爛することの急なるもの也。早く梅肉丸の類を用ゆべし。
○白虎膏、一切結毒、漏瘡[120]淹久[121]して愈えざる者を療す。軽粉一銭五分、砂の如からしむ・人油[122]二匁・白蠟三両・烏賊骨一銭五分、麁皮を去りて末す・天花粉二匁・麻油一合、右、先ず極めて麻油を煮、水中に試して班子を成し、即ち蠟を入れ、拌合して相得、火に下し、白色と成るを候い、余薬を入れ、和匀して煉成し、瘡処に貼る。此の方、山東洋の方[123]にて下疳瘡に尤も効有る也。
○防風通聖散[124]、毒の上にある者に用いて思いの外、能く功を奏する者也。宣明論[125]の方にて冗長なる薬なれども、能く効ある也。湯にても散にてもよし。何れも酒制にして用ゆる也。其の方、滑石・石膏・芒硝の三味を除きて、它の薬を合して火上に器を置き、薬を入れ、それに酒をそそぐ也。姑くして酒乾きたるとき、又酒を入るる也。此くの如く、三度して而る後、三味の薬をも一処に合し、散に也とも、丸に也とも為す也。此の方、耳聾・眼病・蝦蟆瘟[126]・大頭瘟[127]・鼻痔[128]・鼻淵・酒齄鼻の類、凡て上に係わる者に用いて効あり。先生、往年便毒を発して后、上衝・耳聾、ドンドと鳴ること頻り也。諸薬知る者なし。是に於いて前方を服し、遂に愈ゆ。
○梅瘡などの表に発せんとする者、或いは表に発しても未だ毒、内伏してある者はよく寐汗ある者也。一候法となすべし。独り梅瘡のみならず、諸瘡みな然り。然れども軽粉などを用ゆる如きの毒の処に至りては然らざる也。小児、他の病なくして只寐汗あると云うものは、多く余毒によるもの也。
○湿毒、化毒丸[27]をも服せねばならぬもの故、第一、熱物・冷物・

酒・遠行・房事に浴梳の類、尤も忌むべし。一人化毒丸を服する内、嶌原[129]へ往きたり、時に忽ち其の処にて発狂したり、禁ぜざるべからざる也。服薬中忌むこと也。然し後も姑く禁ぜしむべし。
○先生、乙字化毒丸[130]の生々乳[31]を量り見られしに、乙字化毒丸二分に礬石五厘にたらぬほど也。
○湿毒の瘤なるときは脉沉細になるもの也。一向毒なき様に見ゆるもの也。此のときこそは五宝丹[26]、軽粉・土茯苓などを用ゆる処也。俗医、此の脉を見て、疲れしなどと云うて十全大補湯の類、地黄・附子の類[131]を用ゆるものあり。大いに誤り也。一切湿毒の脉[132]は尾なき者也。湿労[8]は往来寒熱・咳嗽・起則頭眩・盗汗出で、脉濇或いは沉細也。数にして遅なき者は出物一切の脉也。
○行余医言[133]に、湿毒中、大いに癇を発する者有りとある也。なるほどあるもの也。ままあるもの也。別に其の治法なし。やはり三黄湯[1]などよし。
○下疳瘡薬、小麦一味[134]、白絞りの内にたき、泥となりたるとき、小麦を去り、膏となるを用ゆる也。此の方、下疳の痛みを止め愈やすこと妙と云う。

注102) 既に本文で、「梅肉散は散より丸となし用ゆるが尤もよし」とあり、注101) で解説した。

103) 既に本文で、「便毒と云うに二説あり。……其の内、大便の処へ出づと云うもの、是れ也」と記載される。

104) 平生、服用する薬の意。

105) ともすれば、どうかするとの意。

106) 本篇の3篇後に、**9．癲癇狂　驚悸　不寐　好忘**として登場する。

107) 『黴瘡秘録』(坤)・結毒方法に、「助胃膏　脾胃虚弱、飲食進むこと少なく、肌膚沢わざるを治す」とあって、奇良・甘草・枸杞子・補骨脂・薏苡仁と指示され、調理して濃縮薬を服す。尚、方

後には「後、人参湯を飲みて其の効、更に速やかなり」とある。

108) 土茯苓（山帰来・奇糧）のこと。

109) 東郭が助胃膏の五味から去る二味は、本文に云う右三味と重複する枸杞子・甘草ではなく、枸杞子・補骨脂と思われる。

110) 天霊蓋のこと。実際に『黴瘡約言』巻之上・下疳には、「天石散 瘡口速やかに愈ゆるの捷剤」とあって、天石・五倍子・阿僊薬・軽粉と指示され、巻之下・結毒には、「天石散 前証、最も劇しき者を治す」とあって、犀角・天石・真珠と指示される。尚、前証とは熱毒による咽喉腐爛を云い、また両天石散には何れも家方と記載される。

111) 傍註には「中湿」とある。○桂枝・附子・生姜・大棗・甘草。

112) ○甘草・附子・白朮・桂枝。

113) 頭註には「軽粉丸 牽牛子・大黄・軽粉・塩梅肉、右四味、末と為し、糊にて丸じ、茶末を衣と為す」とある。

114) さて、方名の麻杏薏甘湯であるが、吉益東洞ですら『類聚方』には、原典通りに麻黄杏仁薏苡甘草湯としか記載していない。本書でのこの方名は我が国では東郭が嚆矢である。但し、『医学入門』三巻下・傷寒用薬賦には、「風湿腫痛、湿勝れば表は麻杏四般を以ってす」に対する一方として、「○麻杏薏甘湯、麻黄・薏苡仁各々二銭・杏仁・甘草各々一銭、水煎服す」と、既に記載されている。

115) 傍註には「脚気」とある。○麻黄・芍薬・黄芪・甘草・川烏。

116) 『証治摘要』附録・方輿所載後世方には、「葳霊仙湯 帰・芎・芍・梔・朮・甘・大黄・牛膝・杜仲・竜胆・防風・威霊仙・赤竜皮、右十三味」とあり、浸酒後、土茯苓を合して煎服する。尚、赤竜皮は本来は台湾赤松の樹皮で、祛風勝湿作用があるが、和方では榭に充てる。即ち、樸樕のこと。

117) 中山医学院編、神戸中医学研究会訳・編『漢薬の臨床応用』紫蘇

葉には、「陰嚢湿疹に外用する」とも掲載される。

118) 陰嚢湿癢、即ち、陰金田虫のこと。

119) ここでは同じ語の繰り返しになるから、陰痒か癢癬とあるべきか。

120) 瘻孔のある瘡のこと。

121) 久しく留まること。

122) 荏油のことか。荏と人は同一発音による。尚、『黴瘡約言』巻之上・楊梅瘡にも、「三生油　麝香・蟾蜍・人油」と掲載されている。荏油は乾燥性が強い。

123) 『養寿院方函』には収載されていないが、『山脇家八十二秘方』、『山脇東洋先生方函』には掲載される。

124) 注24) で解説した。ここでは結局、酒に浸して炒るので、『黴瘡約言』巻之下・結毒では、酒炒防風通聖散と命名されている。

125) 『黄帝素問宣明論方』巻之三・風論に掲載されている。

126) かばくおん、温毒の俗名で流行性耳下腺炎か。

127) 蛤蟆瘟(こうば)ともいい、これも湿毒の一種で、顔面が赤く腫れ、咽喉部が腫れ痛み、頸や項が肥大する。

128) 鼻茸で、鼻粘膜の贅肉のこと。鼻中息肉ともいう。

129) 一般には島原と書く。現在の京都市下京区の一画で、昔、遊郭のあった場所。

130) 『黴瘡秘録』(坤)・結毒方法に、「毒、肝胆二経に結する者は内、筋痛を作し、脇肋に攻走し、上、頭に至り、舌、足に至る。転側艱難して手挙ぐること能わず、足歩むこと能わず、或いは頸項に塊を発し、或いは破爛上下し、或いは他経に伝えて別病を生ずるを致す。当に乙字化毒丸を用い、兼ねて煎剤を用いて調理すべし」とあって、牛黄・丁香・牙皂・琥珀・鬱金・生生乳・硃砂・雄黄・月月紅・白癬皮・乳香・川山甲・製大黄・僵蚕を末と為し、神麴末と共に糊にて丸じ、人参湯または炒米湯にて服す。尚、

福井某著『崇蘭館丸散方』には、旆蒙丸と命名されている。
131) 八味地黄丸、牛車腎気丸、大防風湯の類のこと。
132) 原文には「数」とあるが、「脉」に訂正する。
133) 『一本堂行余医言』巻之六上・黴瘡　附　下疳　便毒　膿淋　嚢瘡　結毒　発漏には、「……此れ亦、結毒の為す所なり。但癥・癇と相混ず。其れ素より癥と癇気と有るを以って也。又結毒に由りて癇を発する者有り。……又結毒、癥疝を動じ、諸証に変ずる者有り。此れ皆素より癥疝有りて、結毒外囲するを以って、内気鬱塞滞蒸して遂に癥疝を動ずる也。結毒、疝を兼ね、筋惕疼痛する者、至って多く之有り」と解説される。
134) 『本草綱目』巻二十二・穀之一麻麦稲類・小麦・麦粉には、「醋にて熬りて膏を成し、一切の癰腫・湯火傷を消す」とあり、今日でも小麦粉を醋で煉り、局所に貼る用法がある。

7．痰飲　喘息　諸水気　動悸

水飲ある腹は外に腫れなくしても、又は雷鳴[1]等の気味なき者にても、心下を按して手を挙ぐるとき、必ずポンポン鳴るもの也。しかと音なくても其の気味あるもの也。或いは夏月に至ると人並みよりは大腹[2]うるおいあるもの也。是れ亦一候也。
○懸飲[3]は脇へ引き痛み、甚だしきは缺盆[4]に引き、左の臍旁の上・中脘の通り[5]より少しよりて、按せば引き痛むもの也。
○甘遂半夏湯[6]の腹は、心下堅満して小腹拘攣して臍中に動あるもの也。
○心より心下に動あるは茯苓甘草湯[7]也。
○留飲につく症、眩暈・心下悸也。

○小青竜湯[8]を咳のみにては心下の水気と決せられぬことあり。水気の腹候を審らかにして方を処すべし。
○傷寒、麻黄湯の証にして心下に悸動甚だし。杏林先生、小建中湯を用いて愈えたり。此の証に腹に拘攣などなかりしかども、用いて効を得たり。故に一概に見るべからず。
○心下逆満は大いに脹りもせず、ブワブワとして柔らかに聚散あるもの也。逆満はあまりはらぬもの故に、ちょっと見ては分からぬ様に有るもの也。桂枝去桂加苓朮湯[9]も是れ也。逆満は水気の鳴り有るもあり、無きもある也。
○甘遂半夏湯の堅満は一面に堅き也。枳朮湯[10]の盤の如きはさかいをなして形をなしておる也。此れその別也。心下堅満は甘遂半夏湯に片付けておきて、下利の有無に拘らず用いてよし。
○大人・小児、久咳止まざる者、左より按して見るに鳴るもの、或いは病人自ら左の方より咳の出づと思うに、諸方を与えて試むるに、柴胡湯[11]を与えて効有る也。
○懸飲なども左より按すと余計に鳴るもの也。左右易わること、無きもあり[12]。
○盤の如きは、皷脹の一段腹皮の急なる如きもの也。又、急結はこごり[13]のあるを以って云う。一面にはりて拘急あるも急結と云いて可ならん乎。敦状[14]は急結よりは場とり、広し。敦は盤の如しと云うよりは柔らかなる也。
○初め控涎丹[15]等を用ゆるに、留飲の候もなけれども、大氐留飲と見て此の丸を用ゆるに、留飲なれど大腹ズブズブと[16]なるもの也。
○曼陀ら花実[17]、喘息を治す。
○田中先生[18]云う、喘息には瓜蒂散[19]効無しと云いて用いずと云う。治蜘赤丸[20]は田中、喘息を治するの奥の手の方にせしもの也。砒霜石・豆豉・枯礬、右三味、吐剤也と云う。此れを飲むと少しずつ痰を吐する也。●[21]此れ程に丸じ、三丸ずつ日に三度用ゆ。瞑眩なけれ

ども[22]吐する也。此の方、大分効有り。喘息の発こりしとき、心下へ来て居るものは此の方を用いず、喘息発りて腹満する者は此の方を用い、心下にある者には三黄瀉心湯を用いられし也。此の治䶉赤丸[23]、三黄瀉心湯を表裡にして用いしと也。
○治䶉赤丸、小児には一丸ほどずつ用いてよき也。
○苓桂朮甘湯[24]の証は傷寒中には少なきもの也。飲食に多くあるもの也。此の方、桂枝去桂加茯苓白朮湯[9]とはりあわして用ゆる也。其の内、頭痛・項背強痛あれば去桂加苓朮湯[25]也。
○持病の喘哮には麻杏甘石湯[26]よかりそうなる者なれども、それよりは此の処へは小青竜加石膏湯[27]効ある也。
○田中子云う、喘息は瓜蒂散を用ゆるに、腹満の証あるには効なしとて、満なき処にやる也。其の法、先ず吐して後重く服して、十に二・三全く差ゆるあり。腹満ある者には治䶉石丸[28]也。右三黄瀉心湯の証、初めより三黄瀉心湯をやりては治せざる也。それ故に一旦瓜蒂散を用いて、まど[29]ならば効ある也。治䶉石丸の砒石は礜石（よせき）[30]に代えてもよしと云う[31]。
○喘息初発、大・小青竜湯[32]にてすむもの也。大氐小青竜湯をやりて跡へ麻杏甘石湯を用ゆる也。麻杏甘石湯の場は表でもなく、悪熱のきみなる処へやりて可也。大概一通りの喘息は大・小青竜湯、麻杏甘石湯にてすむもの也。
○大人暴喘、仰いでおるはよし。伏して喘する者は悪候也。時によれば死することあり。病家に其のことを告げて、咎を受くること勿かれ。

注1） 腸管蠕動音が亢進し、腹中がゴロゴロ鳴ること。
　2） 臍より上の腹部のこと。因みに臍より下は小腹、小腹の両傍は少腹という。
　3） 『金匱要略』痰飲欬嗽病脉証并治第十二には、飲を痰飲、懸飲、溢飲、支飲に分類している。

4）足陽明胃経の経穴で、両鎖骨上窩に位置する。

5）上・中脘は夫々任脉経の経穴で、孰れも大腹に位置する。従って、ここでは腹部正中線をいう。

6）傍註には「痰」とある。『金匱要略』痰飲欬嗽病脉証并治第十二に、「病者、脉伏、其の人自利せんと欲し、利すれば反って快し。利すと雖も、心下続きて堅満なるは此れ、留飲去らんと欲するが為の故也。甘遂半夏湯之を主る」とある。〇甘遂・半夏・芍薬・甘草。

7）『傷寒論』弁厥陰病脉証并治第十二に、「傷寒にて厥して心下悸するは、宜しく先ず水を治すべし。当に茯苓甘草湯を服すべし。却って其の厥を治す。爾らずんば水漬かりて胃に入り、必ず利を作す也」とある。〇茯苓・桂枝・甘草・生姜。

8）傍註には「痰」とある。

9）桂枝去桂加茯苓白朮湯のこと。『傷寒論』弁太陽病脉証并治上第五に、「桂枝湯を服し、或いは之を下し、仍ち頭項強痛し、翕翕として発熱して汗無く、心下満微痛し、小便利せざる者、桂枝去桂加茯苓白朮湯之を主る」とある。〇芍薬・甘草・生姜・白朮・茯苓・大棗。

10）原文には枳実湯とあり、傍註に「朮の誤り也」と指摘される。『金匱要略』水気病脉証并治第十四には、「心下堅大にして盤の如く、辺り旋盤の如きは水飲の作す所にて枳朮湯之を主る」とある。〇枳実・白朮。後世、張潔古が丸剤とした。

11）ここでは多くは小柴胡湯を意味する。

12）ここでは左より按して鳴る場合、右より按して鳴る場合、或いは孰れより按しても鳴らない場合等々、要は全ての場合がありうる。

13）凝り。凝り固まること。

14）元々、敦は球形の祭器のこと。ここでは「小腹高起し、形、敦

状のごとく、しかも急結せず、鞕満せざるものなり」(西山英雄編著『漢方医語辞典』) とあり、敦状は「形が敦に似ている状態」(同) とある。

15) 頭註に「控涎丹　甘遂・大戟・白芥子三両、右糊丸」とある。陳無択撰『三因極一病証方論』巻之十三・痰飲治法に収載されるが、元々は董汲撰『脚気治法総要』巻下に、「趂痛丸　脚気毒攻め、両脚痛みて忍ぶべからざるを治す」とあって、甘遂・白芥子・大戟・白麺と指示されている処方に由来する。

16) 原文には「ヅフヅフト」とある。中田祝夫・和田利政・北原保雄編『古語大辞典』には「づぶづぶ」と「つぶつぶと」が掲載され、前者には水や泥の中に沈む音とあるのでこれを採用する。

17) 『校正方輿輗』巻之七・喘哮には、「或る人曰く、曼陀羅花及び子、能く哮を治すと。余、未だ試みず」と記載される。『本草綱目』巻十七下・草之六毒草類・曼陀羅花には、諸風及び寒湿脚気や驚癇及び脱肛への用途に加え、麻薬のことにも及んでいる。

18) 田中信蔵のこと。

19) 『傷寒論』弁太陽病脉証并治下第七に、「病、桂枝証の如く、頭痛まず、項強ばらず、寸脉微しく浮、胸中痞鞕して気上りて喉咽に衝き、息することを得ざる者、此れ胸に寒有りと為す也。当に之を吐すべし。瓜蔕散に宜し」とある。瓜蔕・赤小豆を香豉の煎湯にて服す。

20) 『名家方選』上部病・咳嗽喘急には、「紫金丹　喘息を治す」とあって、原文と同じ三味が指示される。が、原文には服後に吐する旨が記載されるものの、『名家方選』では「黒屎通ずるを以って知ると為す」とある。

21) 直径３mm程の丸薬の意味。

22) ここでは通常の薬の反応であることをいう。

23) 先の注20) の治駒赤丸と同一である。

24) 傍註には「眩暈」とある。
25) ここでは桂枝去桂加茯苓白朮湯を省略して表現している。『傷寒論』弁太陽病脉証并治下第七の去桂加白朮湯の誤記ではない。
26) 傍註には「喘」とある。管見に拠れば、原典の麻黄杏仁甘草石膏湯に対して、麻杏甘石湯という方名は張璐撰『張氏医通』を以って嚆矢とする。
27) 『金匱要略』肺痿肺癰欬嗽上気病脉証治第七に、「肺脹にて欬して上気し、煩躁して喘し、脉浮なる者、心下に水有り。小青竜加石膏湯之を主る」とある。○麻黄・芍薬・桂枝・細辛・甘草・乾姜・五味子・半夏・石膏。
28) 注20)、注23)と同一であるが、3通りの書式の内、孰れが本来の命名か不明と言わざるを得ない。
29) 牖のこと。風の通り道を譬えて表現している。
30) 原文には礬石とあるが、他本との校勘により礜石とする。『和漢三才図会』巻第六十一・雑石類・礜石には、「按ずるに、礜石は乃ち毒薬にて砒石と相類す。未だ其の石を知らず」とある。
31) 『証治摘要』附録・家方には、「救喘丸　家方　喘咳にて倚息し、臥するを得ざる者を治す。淡豆豉・枯白礬・礜石」とあり、方後には原文とは逆に、「或いは礜石を砒霜に代う」とも記載される。
32) 大青竜湯○麻黄・桂枝・甘草・杏仁・生姜・大棗・石膏。

○万病回春紫金丹33)、哮喘。白砒一銭、生にて用ゆ・枯礬三匁、別して研る・淡豆豉一両、右三味擣りて散と為し、丸ずること菉豆大の如し。但、発すると覚えば冷茶34)を用いて医、七丸を下す。甚だしき者は九丸。喘せざるを以って愈ゆと為す。再びは必ずしも多く丸数を増やさず。之を慎め、之を慎め。小児、一・二丸を服して殊に効あり。此の方、哮喘の奥の手の方也。此の方、入門35)などにも載せてあれども、

回春の方尤もよし。是れ所謂治齁石丸也。人言[36]なれば益々佳なれども、若し無きときは礜石[30]を生用する也。或いは生々乳に代うるもよき也[37]。此の丸、日に九[38]服、三度に用い、痰を吐するもの也。○丹溪百薬煎[39]、嗽を却け、立ちどころに止む。百薬煎・訶子・荊芥穂等分、右、極細末と為し、蜜丸にて噙化す。此の方、咳嗽にてせきあげて難儀をなす者、よく一旦は止まるもの也。

注33）『万病回春』巻之二・哮吼には、「紫金丹　凡そ天気、雨を作さんと欲するに遇うて、便ち齁喘を発し、甚だしくして坐臥するを得ず、飲食進まざるに至る。此れ、乃ち肺竅の中に積もりて冷痰有り。天陰寒気に乗じて背・口鼻より入るときは肺脹して声を作す。此の病、苦しみて身を終えるに至る者有り、亦子母相伝する者有り。毎に発すれば、即ち服すること七・八次に過ぎず、痰腥臭を覚え、白色を吐出す。是れ、其の根を絶つ也」とあって、原文の三味が指示されている。尚、治齁赤丸では砒霜石として、即ち已に焼いたものが指示されるが、『万病回春』では生用で指示される。焼いて霜とした方が毒性は強くなる。

34）原文には冷薬とあるが、他本との校勘により改める。

35）『医学入門』巻之六・雑病用薬賦・清金紫金遠年日近止哮呼には、「紫金丹、信石末一銭・淡豆豉搗き爛らかして一両・精猪肉細切して四両」とあって、『万病回春』とは同名異方である。尚、信石は砒石の別称。

36）傍註には「砒石を云う」とある。

37）『名家方選』上部病・咳嗽喘急の紫金丹では、砒霜一銭、或いは生生乳に代う・豆豉・枯礬各三銭と記載されていて、ここでも生生乳に触れている。生生乳は**6．黴瘡　結毒　附　下疳　便毒**の注31）で解説した。

38）他本には九字はなく、「日に三度服して用い、」となる。

39) 『丹渓心法』巻二・欬嗽十六　附肺痿肺癰には、「定嗽劫薬　訶子・百薬煎・荊芥穂、右、末と為し、姜蜜にて丸じ、噙化す」とある。尚、百薬煎は五倍子を茶葉にて濃煎して発酵させた塊状物で、心肺の痰嗽・熱渇を治す。

かんぽう会本『百痰一貫』はここで巻之上を終了し、以下巻之下となる。

8．奔豚

奔豚[1]とならんとする者、臍下より心に衝くは桂枝加桂湯[2]也。此の動はドクドクする也。柴胡姜桂湯[3]の動はブツブツ[4]として根無し。若し桂枝加桂湯の動にして飲ある者は苓桂甘棗湯[5]也。奔豚となるに至りては李根皮の之く所也。此に至りては実熱多くある也。凡て動気の類は左よりくる者也。大氏十に七・八、左に在り、二つは任脉通り[6]にあるも有り、一つは脚気に右より来るものあり。任脉にある動悸に瀉脾湯[7]のゆくものあり。脚気には右にもあるあり。它病には右にある者は百人に一・二人也。脚気には十に一・二、右にもある也。右にもあるは毒のつよき也。奔豚に至りては外台小品奔豚湯[8]効有り。其の方、牡丹皮・李根皮・桂枝・甘草、右四味也。又、金匱奔豚湯[9]をも用ゆる也。三角家[10]にてはそれに加地黄也。地黄は動気を治すると云うことあり[11]。

注1）体の中で豚が奔走する義。臨床的には、発作的に下腹部より気が心胸に上衝し、胸苦感、呼吸困難や腹部の絞痛を覚え、将に息絶えんとする病状。さし込み、持病の積などとも表現される。

2）『金匱要略』奔㹠気病脉証治第八に、「発汗後、焼針にて其れ汗せしめ、針処に寒を被りて、核起きて赤き者は必ず賁豚気を発す。小腹より上りて心に至る。其の核上に灸すること各一壮。桂枝加桂湯を与えて之を主る」とある。〇桂枝・芍薬・甘草・生姜・大棗。尚、『傷寒論』弁太陽病脉証并治中第六では、条文中に「発汗後」がなく、最後は「桂枝加桂湯を与えて更に桂二両を加うる也」となっている。
3）傍註には「癥瘕門」とある。
4）他本には「クツクツ」、「フツフツ」、「ノツノツ」とも記載される。
5）傍註には「癥」とある。『金匱要略』では先の注2）の直後に、「発汗後、臍下悸する者は賁豚を作さんと欲す。茯苓桂枝甘草大棗湯之を主る」とある。〇茯苓・甘草・大棗・桂枝。『傷寒論』弁太陽病脉証并治中第六では、薬味の記載順は茯苓・桂枝・甘草・大棗とある。
6）軀幹正中線のこと。
7）傍註には「癥」とある。瀉脾湯、瀉脾丸は『外台秘要方』、『千金翼方』に散見されるが、後出する**13. 水腫　皷脹**に、「瀉脾湯、千金方の方后、又水気を逐うと云うことあり」との記載より同定する。

　　『千金翼方』巻第十五補益・補五蔵第四に、「瀉脾湯、脾蔵の気実し、胸中満して食すること能わざるを主る方」とあって、茯苓・厚朴・桂心・生姜・半夏・人参・黄芩・甘草と指示され、後条文には「又、冷気、脾蔵に在りて走りて四肢に在り、手足に流れて腫るるを主る。亦、水気を逐う」と記載され、先の**13. 水腫　皷脹**での記載と一致する。尚、先の原文引用中、千金方は錯誤で、千金翼方が正しい。

　　一方、『名家方選』中部病・心腹痛には、「瀉脾湯　積気にて心腹痛む者を治す」とあって、先の『千金翼方』の瀉脾湯去半夏と

して記載されている。

8）『外台秘要方』第十二巻癖及痰気積聚癥瘕胸痺奔㹠・雑療奔㹠気及結気方には、「小品牡蠣賁㹠湯、賁豚にて気、少腹より起こりて胸憧々とし、手足逆冷するを療する方」とあるが、牡蠣・桂心・李根白皮・甘草と指示される。即ち、本文に云う牡丹皮ではなく、原文では牡蠣が記載される。恐らく牡蠣を牡丹皮に代えた処方は東郭の創意工夫であろう。

9）『金匱要略』では先の注2）の直前に、「奔豚気、上りて胸腹に衝きて痛み、往来寒熱せば奔豚湯之を主る」とあって、甘草・芎藭・当帰・半夏・黄芩・生葛・芍薬・生姜・甘李根白皮と指示される。

10）三角業統著『清慎堂親験方略』諸気には、単に奔豚湯金匱として掲載されているだけである。

11）『重修政和経史証類備用本草』巻第六・草部上品之上・地黄には、「日華子云う、乾地黄は……魂を安んじ、魄を定め、驚悸して労劣する、……を治す」とあるが、一般的には動悸を治するのは補血によって得られる。吉益東洞著『薬徴』巻之中・地黄には、「主治は血証及び水病也」とだけ記載される。

9．癲癎狂　驚悸　不寐　好忘

健忘は中風に属す。后世帰脾湯[1]を数々つけてあり。未だ試みず。〇石膏黄連甘草湯[2]は本事方に鵲石散[3]（じゃくせき）と云うありて、黄連・石膏の二味末とし、甘草煎汁を用いて送下する方あり。東洞氏、此の方のいきかたにて右の方を用いし也。本、彼によりて出づと云う[4]。石膏黄連甘草湯、今の方家、参連湯[5]、白虎湯[6]のゆく処の驚癇に用ゆるに、

此の方を用ゆ。風引湯[7]のつよき処へゆく也。又、脊骨の痛みに用ゆ。又、小児に三歳に至るまで骨骼堅からず、諸薬効無きに石膏と甘草とにて[8]治したり、此れ皆一類の方也。

注1） 頭註には「帰脾湯　黄耆・人参・白朮・茯苓・酸棗仁・竜眼肉二銭・当帰・遠志一銭・甘草・木香五分・姜・棗」とある。

2） 『証治摘要』巻下・馬脾風には、「石膏黄連甘草加鉄砂湯　急驚にて熱有り、痰瘀劇しき者を治す。本方に鉄砂一銭を加えて煎服し、或いは蜜を入れて服す。滋徳堂方を按ずるに、救急驚神方有り。石膏十両・辰砂五銭、研り末して生蜜を用いて調下す。是れ亦類方也。和久田氏、和田氏、此の症には風引湯を用ゆ」と記載される。

3） 本文には鵲石脂散とあり、他本には赤石脂散、赤脂散等々と混乱している。しかし乍ら、『普済本事方』巻第九・傷寒時疫下には、「傷寒にて発狂し、或いは衣を棄てて奔走し、墻(かき)を踰えて屋に上るを治する鵲石散」とあり、黄連・寒水石を細末とし、膿煎した甘草湯を冷却して調服する。

　原方には寒水石が指示されているが、東郭は石膏に当てている。『本草綱目』巻九・金石之三石類上・石膏には、「又、古方の寒水石を用ゆる所を按ずるに、是れ凝水石なり。唐宋以来の諸方の用ゆる所の寒水石は、即ち今の石膏也」と李時珍は云う。また、難波恒雄著『原色和漢薬図鑑』（下）・寒水石には、「古代の寒水石は天然の石灰芒硝であった。しかし、近年市場の寒水石は方解石および石膏であり、特に方解石がよく用いられている」ともあるので、東郭は石膏黄連甘草湯＝鵲石散として対応していたのである。

4） 注3）で見たように、既に『普済本事方』に依拠する。

5） **2．産前後**の注20）で解説した。

6） ○知母・石膏・甘草・硬米。
7） 傍註には「癇」とある。**3．小児諸病**の注57）で解説した。
8） 石膏・甘草の二味処方は『肘後百一方』巻二、龐安時撰『傷寒総病論』巻五、『黄帝素問宣明論方』巻之九等々に掲載されるが、何れも小児の成長に関する効能ではない。

○癲癇、蚘虫の候ある者には鷓鴣菜湯9)、兼ねて起癈丸10)を用ゆれば穢物を下し、蚘虫も下る也。此くの如きものの下るは愈ゆ。下らざる者は難治也。
○癇のひきつける者に沈香天麻湯11)効ありと云う。
○田中氏12)云う、癲癇は三聖散13)可也。一吐してあとにて鉛の入る類の薬14)を用ゆれば効ある者也。
○健忘は癇に属する者もあれども、多く瘀血による。千金15)の茯苓杏仁甘草湯16)試効有り、其の瘀血によりて治に施すべき也。后世家にては帰脾湯1)を用いて効あり。然し是れは老によりて来たるもの也。多くは中風になり、愚痴にもある也。
○治癲癇狂方和方　蓮根三匁・鷓鴣菜二匁五分・黄芩五分・虎肉・甘草少、右、水六合を以って煮て二合を取る。二番煎、翌日四合を以って煮て二合を取りて用ゆ。此れを用い、功ありたるとき、臨臥に備急丸17)、或いは紫円18)を三分・四分を用ゆる也。此の時、穢物或いは虫の類を下すもの也。色々の虫下りたるもの也。此の前に地薬19)の様に、生漆・反鼻・大黄の方20)を用いて置く也。余程よきと思うときに、右の方を用いて莨菪を食わしめて見、又起こるときには、又前方を法の如く用ゆる也。
○癲癇を治するに、毎月十四日より十五日の朝まで鷓鴣菜湯9)を用いて、朝に備急丸を二・三匁用いて、いつまでも治を得るまで右の法の如くすると云う。

○治癲癇方　紫河車一味、黒焼きにして用ゆ[21]。一具を七日に白湯にて送下す。
○癲癇は巴豆剤を以って下すに若かずと云う[22]。
○癲癇、吐剤を用ゆるに三聖散尤もよし[13]。
○梅毒久しく年をへて愈えざるものに、えて[23]忽ち発狂する者ある也。三黄湯加辰砂[24]二分用いて効有り。梅毒による発狂は三・四日或いは四・五日中に薬応ずるときは全く愈ゆるもの也。早く功を収むるもの也。
○雑病中の不寐、或いは疳証[25]などの不寐に、甘草瀉心湯[26]の証よくあるもの也。然し三黄瀉心湯もあり、半夏瀉心湯[27]の類もありて、片付けては云われねども、甘草瀉心湯はうけあんばいよきもの也。亀井備考[28]に不寐門に甘草瀉心湯一方のみを挙げてあるは、余りに片付き過ぎたるもの也。三黄瀉心湯のゆく処は心下濡者、目的也。又、甘草瀉心湯の場は腹のこってある者にあり。今云う虚人と云うような人によく甘草瀉心湯の場ある者也。
○酸棗仁湯[29]、とんと不寐に効無きもの也。千金石膏の入りたる方[30]は効あるもの也。
○癲癇を患わんとする前は時々卒厥[31]するもの也。これ癲癇になるの徴也。
○驚癇[32]の類、或いは今癇証などに世人多く灸を施せども反ってあしきもの也。施すべからざる也。
○癲癇は卒厥のときにても脉平なるもの也。是れを其の徴とす。

9）　**3．小児諸病**の注84）で解説した。

10）　**1．婦人雑病**の本文に掲載され、同じく注３）で解説した。

11）　頭註には「沈香天麻湯　沈香・益智・川烏二銭・天麻・防風・半夏・附子三銭・羌活五銭・甘草・当帰・僵蚕一銭半・独活四銭」とある。

12) 田中信蔵のこと。『医事談』には、「顛癇は数々之を吐すべし。并わせて三聖散に宜し」と記載される。

13) 『儒門事親』巻之十二・吐剤には、防風・瓜蒂・藜芦を齏末として徐々に服し、嘔吐すれば中止とする旨、記載される。又、巻之十一・風門には、「凡そ風中にて失音・悶乱し、口眼喎斜す。……三聖散を用いて鼻中に之を灌ぐべし。……」とある。

14) 例えば、『類聚方』柴胡加竜骨牡蠣湯には、原典通りに鉛丹が配合されていた。

15) 『備急千金要方』巻第十三心臓・胸痺第七には、「胸中の気塞がり、短気するを治する茯苓湯方」とあって、茯苓・甘草・杏人と指示される。

16) 傍註には「心痛門」とある。元々、この処方は『金匱要略』胸痺心痛短気病脉証第九に、「胸痺し、胸中の気塞がり、短気するには茯苓杏仁甘草湯之を主る」とあって、本文の通り指示される。

17) ここでは『金匱要略』雑療方第二十三・三物備急丸（大黄・乾姜・巴豆）のことだが、『和田泰庵方函』では大黄備急丸の名で収載されている。また、東郭の弟子・竹中南峰著『済美堂常用法方録』には、救生丸の名で登載されている。

18) **2．産前後**の注143）で詳述した。

19) 下地になる薬の意か。

20) 『名家方選』雑集方には、「治癲癇方　蝮蛇・生漆」と指示されている。また、ここでの三味は起癈丸加反鼻でもある。

21) 『本草綱目』巻五十二・人之一・人胞には、「久癲失志気虚・血弱の者、紫河車治す。浄くして爛煮し、之を食え。劉氏経験方」と掲載される。

22) 先の備急丸や紫円のことを指す。

23) ともすれば、えてしての意。

24) 『証治摘要』巻上・癲癇狂　健忘・驚悸・不寐には、「瀉心湯　心気不定、心下痞、之を按じて濡なる者。或いは加朱砂・石膏」とも

記載される。

25) 疳については**3．小児諸病**の注121)で解説した。但し、ここの疳の傍註には「癇の誤りか」と記載される。一般に疳積の症状の一つに癲癇を発症し易いことはありうる。

26) 傍註には「泄瀉」とある。○甘草・黄芩・乾姜・半夏・大棗・黄連。但し、『傷寒論』弁太陽病脉証并治下第七・甘草瀉心湯の方後には、林億等は「皆人参有り。知りぬ、脱落疑い無し」と按じている。

27) 傍註には「癥」とある。

28) 亀井南冥著『病因備考』には不寐門は掲載されず、甘草瀉心湯は僅かに同書・胃痛に、「積気に因る者、甘草瀉心加石膏湯之を主る」と記載されるだけである。また、同じく『南溟堂方函』にも甘草瀉心湯は掲載されていない。

　　但し、『証治摘要』巻上・癲癇狂　健忘・驚悸・不寐に、「一貫云う、……云々」、「田中氏云う、……云々」に続いて、「不寐に亀井氏、甘草瀉心湯を用ゆ」と記載される。思うに、『証治摘要』で中川成章はこの一連の記載を『百疢一貫』からのみ引載しているのではあるまいか。そうすると、「田中氏云う、……云々」、「不寐に……云々」は『百疢一貫』からの孫引きということになる。

29) 傍註には「労疾」とある。

30) 『備急千金要方』巻第十二胆腑・胆虚実第二に、「酸棗湯、虚労にて煩擾し、奔気、胸中に在りて眠るを得ざるを治する方」とあって、酸棗仁・人参・桂心・生姜・石膏・茯苓・知母・甘草と指示されている。

31) 急激に人事不省となり、四肢厥冷するようになる病状。

32) 小児の急驚風（ひきつけ）のこと。

10. 諸虚　失精

　虚労咳嗽、痰沫を吐し、脉数急の者、皆悪候也。多くは死に至る也。脉は芤動微緊をよしとす。
○遺精を数々する者は水分の動[1]高ぶりて、其の処を按すに力なく、底まで入りて指没するもの也。又、遺精の人にあらずとも多房なる人[2]、腎気弱き者も亦右の如くなるもの也。生来柔弱の人にても腎気強き者は然らず。
○極虚の人は手にて臍を左右へおすに根なくしてうつる者也。上下へ按せば左ほどには移らぬ也。右の如く臍、左右へ移るは是れ極虚の人、難治也。
○今、労病[3]と云うに多く結毒[4]あり。此の時は連翹湯[5]などを用ゆることあり。或いは柴胡湯[6]、建中湯[7]に川芎・大黄を用いなどもすることあり。柴胡湯加当帰・地黄、或いは牡丹・梔子も用ゆ。其の牡丹を加うること多し。証は煩熱、時々悪寒、油断すると盗汗のあることもあり。其の内、牡丹の目当ては煩熱也。或いは三物黄芩湯[8]を用ゆることもあり。是れは柴胡湯加牡丹を用ゆるよりは一段つよき也。后世逍遙散[9]を用ゆる場に大柴胡湯をやりて、あとにて逍遙散を用いてずっとよき也。又、黄芪を多く用ゆることあり。毒を発するぐあい也。
○湿労[10]、黄芪を用ゆるに黴瘡秘録[11]の芪帰散[12]、或いは黄芪建中湯、千金排膿散[13]、医鑑癰門[14]にあり。或いは金匱当帰散[15]も用ゆることあり。黄芪をやりてよきと云うようなるすじ也[16]。

　　注1）　臍上一寸の部位の動悸のこと。ここの動悸が亢進すると、肝腎の
　　　　　虚火に拠るとする。
　　　2）　性欲の旺盛な人。腎精を消耗するという。
　　　3）　結核などのような慢性衰弱状態をいう。但し、ここでは必ずしも

結核を意味しない。
4) 梅毒をいう。
5) 傍註には「瘟」とある。**3．小児諸病**の注65) で解説した。
6) ここでは小柴胡湯のこと。
7) ここでは小建中湯のこと。
8) 傍註には「妊娠」とある。
9) 傍註には「労疾」とある。また頭註には「逍遙散　木鬱を治す。柴胡・薄荷・当帰・芍薬・陳皮・甘草・白朮・茯苓・黄連」とあり、局方逍遙散去生姜加陳皮・黄連である。
10) 進行梅毒による慢性衰弱状態をいう。
11) 『黴瘡秘録』(坤)・黴瘡方法による。
12) **6．黴瘡　結毒　附　下疳　便毒**の注34) で解説した。
13) 『備急千金要方』巻第二十三痔漏・腸癰第二には、「排膿散、乳癰を治する方」とあって、蓯蓉・鉄精・桂心・細辛・黄芩・芍薬・防已・人参・乾姜・芎藭・当帰・甘草と指示され、方後には「膿血出づること多けれども之を怪しむ勿かれ。其の悪肉を除けば也」と記載される。

　　しかし乍ら、この処方には黄耆が配合されていない。そこで、恐らくここは千金内托散のことと思われる。○黄耆・人参・当帰・川芎・防風・桔梗・白芷・厚朴・薄桂・甘草。結局はこの処方は『備急千金要方』巻第二十二丁腫・癰疽・発背第参に、「内補散、癰疽・発背、已に潰えて膿を排し、肉を生ずるを治する方」とあって、千金内托散去黄耆が処方されていることによる。従って、原文の千金排膿散は内補散の異名ということになる。
14) 原文には方鑑癰門とあるが、前後の収載処方のことより、恐らく『古今医鑑』巻之十五・癰疽であろうと思われる。
15) ○当帰・黄芩・芍薬・芎藭・白朮。方後には「妊娠に常に服すれば即ち産し易く、胎に苦疾無し。産後の百病、悉く之を主る」と

　　　　も記載される。
　16)　それ故、ここでは金匱当帰散にも黄耆を加味して処方しうるということであろう。

○本草[17] 桃仁の条下に急労の名あり。半日或いは一日の中に死するもの也。余り人の気の付かぬもの也。
○小腹のみ熱し、或いは時に熱するあり。これ結毒[18]乎、腎虚家乎也。腎労[19]などには小腹必ず熱するもの也。腎労は格別少腹熱するもの也。結毒はあるもあり、なきもあり、腎労は今云う陰虚火動也。治方、古今具わらず、小建中湯、腎気丸[20]の類なるべし。腎労、外台[21]にあり。儒門事親[22]に、疝に少腹の熱するもの有りと云うてあり。非也。
○千金方[23]、麦門冬・乾地黄を蜜にて煉り用ゆるの方あり。虚労の嘈雑に用いてあり。能く効有り。
○乾血労[24]を治するに、起癈丸[25]などにても早く、又それほどやるべき腹などに目当てなく、或いは䗪虫丸[26]などもやり難くと思う処に、千金漆膝丸[27]を用いてぐあいよきもの也。又乾血労になりかけに、腹に満気ありて拘攣ある者には鼈甲湯[28]を用いて大いに効あるもの也。大氏柴胡湯の拘攣[29]と思うときにても、此の場は建中湯[30]を用いて思いの外ぐあいのよきもの也。
○流水湯[31]、虚労・虚煩にて眠るを得ざるを主るとあり、此に用いて効あり。
○千金三物黄芩湯[32]、此の証、所謂蓐労[33]也。黄芩湯[34]は小柴胡湯よりは煩熱つよき方に用ゆる也。頭痛も少しばかり、往来寒熱もあれども、小柴胡湯の如く為らざる者也。此の方、よく効ある方なれども、服しにくかるもの也。忍びて飲むべし。先生、活用して経閉し、労となるあり、俗に疳労[35]と云う此れらへ大いに効有り。此の証、女子十七・八のときあるもの也。多くは此の方飲みにくかる故、甘草を加

う。少し飲みよけれども中々服しにくき者也。
○血毒にて労症だち36)の如くになり、寒熱あり、咳もあり、盗汗もあり、身体も痩せ、とんと虚労の諸症を備いて、諸医もみな死証とみる者あり。是れは其の人、結毒あるか、或いは連年雁瘡37)ありて当年は出でずとか、或いは小瘡后などにあるもの也。労を治する三物黄芩湯、大・小柴胡湯、身に痒みにてもある乎。連年雁瘡にても発して今は発せずして、只痒きとか陰器癬38)でもあるかと問いて、其の候あらば連翹湯5)の類を用ゆる也。毒に片付けてするは四順散39)の類也。又臍旁のこりに、或いは今積気と云いて背すじへひく者は必ず肩背へこる者也。これ有る者は多くは頸の辺りにこるもの也。此の候、仙にもあれども毒に多し。毒と見えずして毒なるもの也。心を付くべし。三物黄芩湯は四順散と近くして、四順散は毒の凝結一段深きものと見ゆ。大・小柴胡湯は毒より来たると云えども、胸脇に係るものは柴胡湯を用いねばならぬ也。然れども柴胡湯にては毒より来たる者は根治しにくき也。故に先ず柴胡湯を与えて胸脇を大氐さばきて、方を転じて毒の治をなす乎、或いは始終柴胡湯を用いても毒の丸薬40)を兼用する也。然らずして柴胡湯のみにては根治せぬ也。疝や毒にて脊へ引くものは七八九41)の辺り、下にて十四・五椎42)の辺りにひくもの也。其の内、毒によるものは上に引くもの多し。
○血毒の名、東洞、東洋などの書には見ゆれども、華書には未だ見ざる也。結毒の名は正宗43)にある也。
○婦人瘀血、或いは湿毒より来たりて労状を見わすもの、儒門事親の大柴胡湯加当帰44)を用いて、あとは随症の薬をやる也。后世家、此の処へ始めより逍遙散45)などを用ゆる故に、終に効を見ざる也。大柴胡湯加当きにて大氐挫きて置きて跡にて逍遙散、或いは小柴胡湯にてもやるときは全く効を収む。
○凡て労状を見わす者に腹候などによく気を付くべし。腹に塊あったり、ひっぱり有る者は、本は皆毒によりて来たる者多し。これ、解毒

湯[46)]のすじ也。塊などにてもつよきときには起癈丸を兼用してよし。
軽き者には千金地黄煎丸[47)]を用ゆる下利などあるもの故、此の方よきなり。
也。起癈丸[25)]は小瘡内攻の者によきもの也。若し右の証に、塊物・
拘攣なきものは毒より来たる。労にあらず。起癈丸、千金地黄煎丸、
瘀血に因る者に用ゆるのみにあらず、梅毒、胎毒、凡ての痼疾による
者に用ゆ。

○労にて痰涎壅塞する者は防禦の方なし。最初の者は小青竜湯などに
て痰も治る者なれども、経歴したる労の痰涎は何方を処しても効なき
もの也。

○景岳全書[48)]の東垣固真丸は精滑すること久しく、愈えざるを治す。
牡蠣、多少に拘らず用い、砂鍋内にて煅し、酢に淬ぐこと七遍、末と
為し、右、酢糊を以って丸と為すこと桐子大。毎服五〜七十丸を空心
に温湯[49)]にて下す。是れ失精に牡蠣一味を用するの徴也。

注17) 『本草綱目』巻二十九・果之一五果類・桃・桃仁の附方には、急労
欬嗽とあって、「煩熱には桃仁三両、皮尖を去り、猪肝一枚・童
子小便五升にて同じく煮し、木柏内にて乾かし、擣き爛らかして
蒸餅を内れ、和して丸ずること梧子大にして毎に温水にて三十丸
を下す。聖恵方」と記載される。

18) 梅毒をいう。

19) 労病の一つで、房室過多によって腎精が損傷されて生ずる慢性衰
弱状態をいう。

20) 八味地黄丸のこと。

21) 『外台秘要方』巻第十六虚労上に、腎労論、腎労実熱方、腎労虚寒
方、腎労熱方、腎熱方等々が登載される。

22) 『儒門事親』巻之二・疝本肝経宜通勿塞状十九には、「歴く素問を
考うるに、三陽の病為る、寒、熱を発して其れ伝えて癲疝と為る。
此れ亦言う、膀胱、病を受くるの処に非ず、必ず厥陰の部分に伝

えて然る後、疝と為す也。又言う、病、少腹に在り、腹痛みて大小便を得ず。病名、疝と曰う」と記載される。

23) 『備急千金要方』には麦門冬・乾地黄二味方は掲載されていないが、巻第十四小腸腑・風眩第四には、「風癲を治する方」として、天門冬・地黄二味煎服が指示されている。

　一方、『素問病機気宜保命集』巻下・婦人胎産論第二十九には、「衄血止まざるを治する麦門冬飲子」とあって、麦門冬・生地黄二味煎服が指示され、更に同巻・欬嗽論第二十一には、「天門冬丸、婦人喘して手足煩熱し、骨蒸・寝汗して、口乾して飲を引き、面目浮腫するを治す」とあって、天門冬・麦門冬・生地黄を膏として服する用法もある。

24) **1．婦人雑病**の注84)で解説した。

25) **1．婦人雑病**の本文及び同じく注3)にて解説した。

26) 大黄䗪虫丸のこと。○大黄・黄芩・甘草・桃仁・杏仁・芍薬・乾地黄・乾漆・蝱虫・水蛭・蠐螬(せいそう)・䗪虫。

27) 『備急千金要方』には漆膝丸は見当たらないが、恐らくここは同書・巻第三婦人方中・雑治第八の「子門閉じ、血、腹中に聚まりて肉癥を生じ、蔵寒えて致す所を治する方」とあって、生地黄汁・生牛膝汁・乾漆を丸と為し、酒にて服する用法が登載されているので、千金漆膝丸という、恐らく東郭の命名になる処方名とは矛盾しないと思われる。

28) 本文には鼈甲湯と記載されるが、ここは柴胡鼈甲湯を略して称したものではないだろうか。柴胡鼈甲湯は**5．癥瘕疝**の本文及び注88)で解説した。

29) 大・小柴胡湯の適応となる脇下や心下の痞鞕をいう。

30) ここでは小建中湯のこと。

31) 傍註に「労疾」とある。**3．小児諸病**の注6)で解説した。結局は小半夏加茯苓湯加粳米になる。

32) 傍註に「妊娠」とある。

33) **2．産前後**の注39)で解説した。

34) ここは『傷寒論』の黄芩湯でも、『金匱要略』の外台黄芩湯でもなく、注32)のこと。

35) **3．小児諸病**の本文及び注121)で解説した。

36) 漢字で書けば質。労症と矛盾しない症候を指す。

37) 春秋二季に雁の出入する時期に発する慢性の皮膚病にして全身に発し、瘙痒甚だしき大膿疱疹である。(『漢方医語辞典』)

38) 陰金田虫のこと。

39) 傍註には「黴」とある。**6．黴瘡　結毒　附　下疳　便毒**の本文に、「○四順散方　芍薬大・当き中・大黄中・甘草小、右、恵美の分量也」と登場した。

40) 具体的には、梅肉丸、化毒丸、七宝丸の類。

41) 第七頸椎棘突起を最初に数えるから、ここでは第六・七・八胸椎棘突起をいう。

42) 同様にして、第一・二腰椎棘突起のこと。

43) 『外科正宗』巻之三には結毒論第四十二が展開される。抑々、結毒は楊梅結毒の簡称である。薛己撰、呉玄有校『外科発揮』巻六には、「楊梅瘡近時称す。……」とあるので、結毒は当然のこと乍ら比較的新しい用語なのであろう。

44) **5．癥瘕疝**の注50)で解説した。

45) 注9)で、頭註の逍遙散は局方逍遙散去生姜加陳皮・黄連であることを解説した。

46) **6．黴瘡　結毒　附　下疳　便毒**の注19)で解説した。

47) 傍註には「一つ婦人門に串(なら)う」とある。**1．婦人雑病**の本文及び同じく注69)で解説した。

48) 『景岳全書』巻之五十九古方八陣・固陣に、東垣固真丸二七として登載される。

49)『景岳全書』には温湯ではなく、塩湯にて下すことになっている。

11. 諸失血　血塊

　一病人下血す。一度に一・二升を下す。顔色、土の如く、動気甚だしく諸薬、効無し。杏林先生を請う。此の日に至る迄、凡そ二・三ヶ月になりける。先生、黄土湯¹⁾を与うるに少しも効無し。因りて荊芥・防風二味にて治を得たり。是れ等は后世にて云う升提の治例也。益気湯²⁾なども升提の剤と云う也。淋疾・下利の類、久しく止まざるに升提して良しと云う。
○男子、衂血を患うること六日連なりて下りて止まず。先生、黄土湯を与えて効なし。其の後、漸々に自ずから愈えたり。荊芥、本は衂血の薬なれども諸失血に効あり。
○黄連阿膠湯³⁾は三黄湯⁴⁾の類を用いて吐血・衂血治りて后、心下に係りて胸苦しく、夜も寐ねられざる者などによく効あり。又、便膿血の下利に非ずしても、裏熱の下利の心煩する者に効あり。又、心煩なくしても裏熱の下利、便膿血なれば用ゆる也。
○吐・衂血止まざる者、如何ともすべき様なくしても、阿片⁵⁾一味末となし、白湯にて二分ほど用ゆれば決して止まるもの也。然れども害あり。喘、或いは煩躁、或いは眠り多く、腫気になるもの也。一旦はとても死するもの也⁶⁾。故に迚も死すると見れば阿片を用ゆると妙に止まる者也。然れども用い処よければそれにて血も止み、治することあり。これ、止むを得ずして用ゆること也。好むことに非ず。阿波にて三箇の黒焼⁷⁾と云うて用ゆる者あり。諸失血に用ゆる方也。これも好かぬこと也。蒿雀⁸⁾・鵙⁹⁾・翡翠¹⁰⁾、右三味黒焼也。
○衂血、三黄湯、犀角地黄湯¹¹⁾の類を用いて止まざる者、外台傷寒

門[12)]に茅花大・甘草少、二味の方あり。先生、傷寒には試みざれども、雑病には衄血に用いて毎度効あり。然れども衄血も余り最初には三黄瀉心湯[4)]を用いて止まざる者は、右の茅花・甘草の方乎、或いは本事方[13)]の山梔子一味、黒焼にして鼻中に吹き、又竜骨末吹き入るるもよし。又、蒿雀の黒やき、白湯送下す。これも能く効あるもの也。此れらの方、みな血を止むる薬也。茅花甘草方、吐血にも用ゆるよし。先生、未だ試用せず。然れども此の方、衄の主薬也。

○山脇[14)]、吐・衄血を治するに白芨唐のよし[15)]・白茅根、二味煎服す。二白湯[16)]と名づけてある也。

○古林方鑑[17)]とやらん[18)]に、蒿雀の黒やきを衄血の出でたる上へふりかけて頓に水と和すと云う。

○衄血止まざる者に一角[19)]を吹きてよしと云う。

○一男子、常に脱肛を患う。或いは時に糸の如く血とび出でて下る後、卒倒す。其の後つづきて腹痛むもの、先生、当帰芍薬散[20)]を投ず。徐々に愈ゆ。当き芍薬散の用い場は、当き建中湯の腹の如くにて大腹[21)]へかからず、少腹[22)]に拘攣の気味あり、痛みは真の拘攣より反って甚だしき也。此の痛みは全く瘀血の腹痛と見えたり。此の方を用ゆれば、素よりある腹の塊などのゆるみぐあいを見ては、必ず血分に係わるのことと見えたり。右の証、拘攣と云うとは違いありて、塊ゆえに痛みをなす也。当き芍薬散は必竟塊をゆるめる方也。

○下血に灸は大いにあしし。偶々効有るはあれども、多くは効無き也。凡て諸失血には灸あしき也[23)]。

○血塊のこりはやわりとしたるもの也。久しきを経たる者は硬けれども、大抵はやわりとしたるもの也。

○諸失血には大いに灸を忌むべし。之を知らずんばあるべからず。然れども衄血と下血には灸して止みて害なきあり。又、動気亢ぶるものはあしし。

注1） 傍註には「失血門を見よ」とある。『金匱要略』驚悸吐衄下血胸満瘀血病脉証治第十六に、「下血、便を先にし、血を後にするは此れ遠血也。黄土湯之を主る」とあって、小字双行にて「亦、吐血・衄血を主る」との後、甘草・乾地黄・白朮・附子・阿膠・黄芩・竈中黄土を煎服する。
2） 補中益気湯のこと。
3） ○黄連・黄芩・芍薬・雞子黄・阿膠。
4） ここでは千金三黄湯ではなく、『金匱要略』の瀉心湯である。
5） 『本草綱目』巻二十三・穀之二稷粟類・阿芙蓉には、「釈名　阿片……。集解……前代聞くこと罕（まれ）にて近方に用ゆる者有り……。主治は瀉痢・脱肛止まず、能く丈夫の精気を渋らす。時珍」とあって、本文で云う止血作用は記載されていない。
6） ここでは卒然と瀕死状態に陥ることをいう。
7） ここでの黒焼は焼存性か炒存性か、即ち直火か否か不明である。
8） スズメ目ホオジロ科の小鳥。『和漢三才図会』巻第四十二・原禽類・蒿雀には、「焼きて性を存し、能く血を止む。神効有り」と記載される。
9） 百舌とも書く。スズメ目モズ科の鳥。『和漢三才図会』巻第四十三・林禽類・鵙にも、『本草綱目』巻四十九・禽之三林禽類・百舌にも止血作用に関する記載はない。
10） 本文には鷺翠とあるが、他本には翡翠（かわせみ）とも書かれる。ブッポウソウ目カワセミ科の鳥。『和漢三才図会』巻第四十一・水禽類・鴗（かわせみ）にも、『本草綱目』巻四十七・禽之一水禽類・魚狗にも止血作用に関する記載はない。尚、『本草綱目啓蒙』巻之四十三・禽之一水禽類・魚狗には「シャウビン四国」とあるので、阿波での呼称だったのであろう。黒田楽善著『本草啓蒙補遺』上巻・魚狗（ソビ）には「大カワセミ」「オオショウビン」とある。

11) 傍註には「失血」とある。『備急千金要方』巻第十二胆腑・吐血第六には、「犀角地黄湯、傷寒及び温病にて応に発汗すべくして汗せざるの内に蓄血する者、及び鼻衄・吐血尽きず、内に瘀血を余し、面黄にて大便黒きを治し、瘀血を消す方」とあって、犀角・生地黄・芍薬・牡丹皮を㕮咀して煎服する。尚、『外台秘要方』第二巻傷寒下・傷寒衄血方には、小品芍薬地黄湯として、略同条文の許、同一薬味が登載されているので、元々は『小品方』出典なのであろう。

12) 『外台秘要方』第二巻傷寒下・傷寒衄血方には、「又（小品）茅花湯、傷寒にて鼻衄止まざるを療し、之を主る方」とあって、茅花一味を煎服する。また、「若し茅花無くんば茅根を取りて之に代うるも亦可」とも記載される。従って、甘草の加味は東郭の創意工夫ではないだろうか。

13) 本文には「事方」と記載されるが、他本により訂正する。『普済本事方』巻第五・衄血労瘵吐血・咯血には、山梔子散として、山梔子一味を焼きて性を存し、末して鼻中に入るとある。

14) 今まで度々東洋先生として登場している。

15) 『本草綱目啓蒙』巻之八・草之一山草類上・白及には、「市中に販ぐ者、舶来は根膍小なり。和産は肥大なり。宜しく和を用ゆべし」と、本文とは逆のことを云う。

16) 『山脇東洋先生方函』、『山脇家八十二秘方』には掲載されない。『証治摘要』巻上・諸失血に、「山脇氏の二白湯、吐血を治するに、唐白及・白茅根二味、水煎して服す」と記載されるが、出処は不明である。

17) 『古林方鑑』と命名された書は無い。筆者は『日記中揀方』の他、杏雨書屋所蔵の古林見宜著、或いは古林見桃著になる『医療選方』、『見宜翁口決録』、『見宜堂経験方』、『正入回世見宜方』残二巻、『見宜薬方』、『見宜先生極秘方』、『和脩脈書』、『医家大業要

覧』、『捷経医療歌配剤』、『杏林筆談』、『傷寒論厥疑』、『百年後形見』、『宝餌正規』を検索したが、当該の記載は発見し得なかった。しかし乍ら、和田東郭口授『方凾』(下)に、「療諸失血方　第八十八、民間方　下血・吐血・衄血・崩漏・血暈にて諸薬効あらざるを治し、或いは金瘡の失血を止め、又毒虫の螫すに之を傅けて妙なり」とあって、蒿雀焼きて性を存す一味を白湯にて服用するべく指示される。最後に小字双行注にて、「此の方、世人専ら用ゆ。本草綱目を按ずるに、此の効有るを言わず。蝮蛇の属、此れを以って之に撒けば立ちどころに死す」と記載される。また、先の『証治摘要』巻上・諸失血にも、「蒿雀霜、亦効有り」と記載される。

18) はっきりそうとは言えないの意。従って、『古林方鑑』の出処性自体を確実視していないことになる。尚、『古林方鑑』という仮の書名に最も相応しい書は『医療選方』であろう。

19) 加藤謙斎著『医療手引草』別録上和漢経験方・諸血には、「同(衄血)吹き薬　一角の末・あおじの黒焼・山吹の花一重なるを用ゆ。陰干し末す、右、何れも吹いてよし」と記載される。尚、『和漢三才図会』巻第三十八・獣類には、一角は掲載されていても、止血作用は記載されていない。

20) 傍註には「妊娠門」とある。

21) 上腹部のこと。

22) 少腹は小腹(下腹部)の両傍をいう。

23) しかし乍ら、『証治摘要』巻上・諸失血には、「和田氏云う、大いに吐血し、其の血止まざる者、或いは昏暈する者、俱に鳩尾穴に灸す。其の艾の大きさ中指頭の如くし、数百壮にて其の閉塞を開き、血能く止む。数々効を得」とあって、本文とは逆の言が掲載される。

12. 嘔吐　胃反　噎膈　嘈雑　噫噦　吐酸　悪心

　噎膈[1]は凡そ七月許りにして死する者也。四・五ヶ月めには腹中の塊悉く分明に別るるもの也。手にて探り見るに、実に洞視するが如し。疝の横骨につきて挍(はか)るに三累たるものにても、常に知れ難きものなれども、此のときはよく分かるもの也。
○金匱に、朝食して暮に吐し、暮食して朝に吐し、宿穀化せざるを名づけて反と曰うとあり[2]。実に正論也。胃反[3]は朝食暮吐に限るもの也。癖嚢[3]は四・五日、二・三日めに吐するもの也。軽き者は十日・十五日も経て吐するあり。又甚だしきときには二・三日も吐きつづけることもあり。然れども癖嚢も治法にとりては胃反に属してする也。然れども少異あり。癖嚢は腹痛あり、胃反には之無し。胃反と云うは古名也。反胃は后世の名也。癖嚢は吐するに付けて煩するもの也。吐しにくがるもの也。胃反は吐するに意やすくして煩なし。今世、真の胃反少し、多くは癖嚢の類也。癖嚢は吐けば少しの内、心よきもの也。只うわ水[4]のみ吐く也。此くの若くに痛みなくして吐く者は吐水[5]と云うて佳き也。胃反や吐水にも癖嚢の如く、水結[6]のもようあるもの也。然れども癖嚢の如く甚だしからず。胃反は水穀ともに吐して、食をおもに吐する也。癖嚢は水をおもに吐する也。胃反も左を下にして臥せば、左の方へ腹がコトコト下るように鳴るもの也。右に臥せば右に下るように鳴るもの也。又胃反に塊なきもある也。又胃反と膈噎と紛るることあり。水飲により噎膈の状に似たる有りて、食にむせび[7]痛むあり。是れ真の膈噎の枯燥するが如き者[8]には非ざる也。むせぶは噎膈也。胃反はむせることなく、一旦腹中へ入りて吐き反すを云う也。前に云う水飲の膈噎は俗に痰膈[9]と云う、是れ也。膈は腹痛なし。
○和方に安廩湯(あんりんとう)[10]と云うあり。茯苓・一帆青バラン[11]也、右二味各二銭目ずつ水に合わせ入れ、一合に煎じ用うべし。小剤にしては効無き也。此の方、水飲の噎に効ある也。真の膈噎は効無き也。此の方、大

氏三日用いて応ずると応ぜざると知る也。応ずる者は腹中の雷鳴・下利して四・五行ずつ水瀉する也。若し何のこともなくば、速やかに更に方を処すべし。用い場は大氏大半夏湯 12) と近し。只大半夏湯は水気の候に拘らずして心下痞鞕を目当てとして用ゆる也 13)。安蠡湯は癖囊の貌（かたち）とか雷鳴とか逆満とか、何れ水飲の候をあらわす者にてなければ、効無き也。又大半夏湯は膈噎・反胃通じて用ゆる也。一病人あり。腹痛して水穀を吐し、食に咽（むせ）ぶ後、食物を吐し、血を吐して愈えざること三年、安蠡湯にて全愈を得たり。又、呉茱萸湯 14)、反胃に用ゆることあり。或いは癖囊だちにも用いて効あり。一病人、久腹痛、水穀を吐す。呉茱萸湯に沉香を加え用いて愈えたり。此の方、能く痛みを治す。呉茱萸湯、癖囊にて強く、或いは癖囊に類したる水飲の成す処の久腹痛に、前の加沉香の方、大いによし。又呉茱萸湯は頭痛にのみ用いて効ある也。又涎沫を吐すのみに用いて効あり 15)。其の頭痛の位はしっかりと柴胡湯 16) にてもなく、先ず与うれば柴胡湯とも見ゆる処に効あり。此の方、頭痛、わるるが如きに用いて効あり。此の頭痛は少陽の位也。此の方、肘后方 17) に用いてある証に能く効ある也。肘后方云う、噫醋及び醋心を治すと。一婦人、頭痛・乾嘔する者に、杏林先生、此の方を与えて愈えたること速やかなりし也。右の病人などは一月余になりし者に即効ありし也。呉茱萸湯を用ゆるに、嘔吐に用ゆるに心いるることあるやと問うに、嘈雑 18) の気味ある処へ持ち行けば能く効ある也。千金呉茱萸湯 19) は此の上へ桂枝・半夏二味加えてあり。主治に心嘈注々 19) 煩満とあり、此の方も能く効ある也。疝にて胸膈へ係りし者に用う。又此の方、仲景の呉茱萸湯と通わして用いてもよき也。又呉茱萸湯、吃逆にも用ゆ。又霍乱后転筋 20) に呉茱萸湯に木瓜を加えて大いに効有り。吃逆には傷寒・雑病を問わずして用いて効有り。転筋は油断しておると死するもの也。橘皮竹筎湯 21) の吃逆は飲によりしもの也。呉茱萸湯の吃逆は下利や熱邪や積などによりて来たるもの也。大氏吃逆は飲より来たる者多し。

○膈噎は胃反よりは難治也。胃反は間々愈ゆるもの也。膈噎は真の膈噎に非ずしても、多くは不治の証あり。又腹痛ある胃反は胃反の変也。真の胃反に非ずと云うてもよき程のこと也。
○吐水に茯苓沢瀉湯[22]効有り。此の証多くあるもの也。五苓散の行く処もあり。凡て吐水は水道へ導くと治すと見ゆ。悪阻などにて一向に水飲の候なけれども、水飲を導きて愈ゆるあり。又傷寒論にも、嘔に水飲を導くあり[23]、少陰篇[24]猪苓湯に、欬して嘔と云うあり[24]。是れ等にて推し知るべし。一病人、嘔あり、瀉心湯[25]の類にて効なく、五苓散にて治することあり。
○金匱小半夏湯[26]の主治に云う、諸々の嘔吐とありと雖も、これ非也。嘔吐にも水気よりくるもあり、色々あるもの也。然るに諸々とあるものおかし。嘔吐なれば何れでも小半夏湯を用ゆると一途に思うべからず、水飲の嘔吐には小半夏湯と定めてよし。水飲の証は心下に痞鞕し、背に七・八の椎也手掌の大いさの如き程に限りて冷ゆるものあり。其の余も腹候を審らかにして知るべし。是れらの証を目当てに小半夏湯[27]を用ゆるときには百発百中也。心下痞鞕などなきに用ゆるときには効なき也。大半夏湯[28]も痞鞕目当て也。
○一婦人、嘔吐十四・五日、この前(さき)に痛風の如く一身に痛みありたりと云う。今但、嘔吐甚だしくして心下痞鞕、背に手掌の大いさの如く冷ゆ。先生、小半夏湯を与えて即効を得たり。此の証、本より発熱などもある也。小半夏湯は至って淡薄の薬也と雖も、水結[6]をよくさばく者と見えたり。此の湯を服するときには痞鞕、自然に消散するもの也。若し此れ、水飲の功ありて小半夏湯にて根治し難きときには、控涎丹[29]、神祐丸[30]の類を用ゆれば必ず功あるもの也。

注1） 悪性腫瘍や食堂アカラシア等々による食道・胃の通過障害を起こす病状のこと。俗にかくの病と云う。

2） 『金匱要略』嘔吐噦下利病脉証治第十七には、「趺陽の脉浮にして

濇。浮は虚と為し、濇は脾を傷る。脾傷るるときは磨せず。朝に食すれば暮に吐し、暮に食すれば朝に吐して、宿穀化せず。名づけて胃反と曰う。脉緊にして濇。其の病、治し難し」と記載される。

3) 胃反も癖囊も基本的には幽門通過障害を起こした胃の弛緩拡張状態であるが、その原因としては胃癌などの器質的病変や運動不全型の機能性ディスペプシアをも含む。本文には以下、胃反と癖囊の区分が述べられている。

4) 上水。液体の不溶部分、汚濁部分が沈澱し、上方に残った澄水のこと。

5) 胃液を嘔吐して苦痛のないものをいう。

6) 水分の貯留のこと。後の **13. 水腫　皷脹** の注1) では、慢性心不全による肝腫大を思わせる記載がある。

7) むせぶは噎ぶ、咽ぶと書く。噎せる、咽せると同じ。

8) 食道・胃の悪性腫瘍に拠る末期状態をいう。

9) 飲水を嘔吐する膈噎をいう。

10) 『校正方輿輗』巻之七・噎反胃癖囊嘔吐悪心嘈囃噫酸には、「安嘉湯　一帆青・茯苓各二銭」と指示され、「四・五日にて下利する者、知ると為す」との記載の後、「○これ、胃反・澼囊等を治するの奇薬なり。一帆青は方言バラン。蓋し此の物、漢名なし」と解説される。

11) ユリ科の常緑多年草で、その葉を適当に切って、鮨や弁当の副食を盛り合わせたり、仕切りや飾りに使う。

12) ○半夏・人参・白蜜。調整法は「右三味、水一斗二升を以って蜜を和し、之を揚ぐること二百四十遍、煮て二升半を取り、一升を温服す。余は分かちて再服す」と特異である。尚、埴岡博・滝野行亮共著『薬局製剤194方の使い方』大半夏湯で、「白蜜は、ふつうのハチミツではないと思う。……私は石蜜ではないかとして、

ハチミツが固化した部分を使っている。石蜜とすると240回も混和するという原典が生きてくる」と、なるほどと思われる。

13) 『金匱要略』嘔吐噦下利病脈証治第十七には、「胃反にて嘔吐する者、大半夏湯之を主る」の後、小字双行注にて「千金に云う、胃反、食を受けず、食入れば即吐するを治す。外台に云う、嘔して心下痞鞕する者を治す」とあるので、ここでは『外台秘要方』を引用していることになる。

14) 傍註には「嘔吐門」とある。また、頭註には「呉茱萸湯 呉茱萸・人参・生姜・大棗、千金には加桂枝・半夏」とある。但し、原文は生姜以外は一字銘で記載される。

15) 『東郭医談』には、「呉茱萸湯を用ゆる症は吐痰にても甚だしく、又は粘痰にて引っ張りても切れざる症、又水を吐する者あり、考うべし。而して此の症、腹のさしこみ、十に九つは左へさしこむ者也。左へさしこみ、粘痰を吐したる者に此の湯を用ゆべし」と口授される。

16) 小柴胡湯を指す。

17) 『肘後百一方』巻之四・治卒胃反嘔啘方第三十に、「人、食し畢りて醋を噫(おくび)し、及び心を醋くするを治する方」とあって、人参・茱萸・生姜・大棗を煎服する。

18) 胸焼けのこと。

19) 『備急千金要方』巻第十八大腸腑・痰飲第六には、「胸中に冷を積み、心中嘈して煩満すること汪汪、飲食下らず、心胸応に背痛せんとするを治する呉茱萸湯方」とあって、呉茱萸・半夏・桂心・人参・甘草・生姜・大棗を咬咀して煎服する。この処方は『傷寒論』の呉茱萸湯に、加半夏・桂心・甘草である。従って、本文に云う「桂枝・半夏二味加えてあり」ではなく、本文に云う条文も沍々ではなく、汪汪である。

また、巻第十六胃腑・脹満第七には、「久寒にて胸脇逆満して

食する能わざるを治する呉茱萸湯方」とあって、ここでは呉茱萸・半夏・小麦・甘草・人参・桂心・大棗・生姜を㕮咀して酒水煎服するべく指示される。この処方は巻第十八の処方加小麦である。

20） 所謂こむら返りのこと。
21） 傍註には「噦」とある。○橘皮・竹筎・大棗・生姜・甘草・人参。
22） 傍註には「嘔吐」とある。○茯苓・沢瀉・甘草・桂枝・白朮・生姜。
23） 『傷寒論』弁陽明病脉証并治第八に、「陽明病、脇下鞕満し、大便せずして嘔し、舌上白胎ある者、小柴胡湯を与うべし。上焦通ずるを得、津液下るを得、胃気因りて和し、身濈然と汗出でて解す」とある。
24） 原文には少陽篇とあるが、少陰篇に訂正する。『傷寒論』弁少陰病脉証并治第十一に、「少陰病、下利六七日、欬して嘔し、渇し、心煩して眠るを得ざる者、猪苓湯之を主る」とある。
25） 『傷寒論』弁太陽病脉証并治下第七にも、「本、之を下すを以っての故に心下痞す。瀉心湯を与えても痞解せず、其の人渇して口燥き、煩し、小便利せざる者、五苓散之を主る」と記載される。
26） 『金匱要略』嘔吐噦下利病脉証治第十七に、「諸々の嘔吐、穀下るを得ざる者、小半夏湯之を主る」とあることに拠る。○半夏・生姜。
27） ここで傍註が記載され、「嘔吐門」とある。
28） 同じくここで傍註が記載され、「嘔吐門」とある。
29） 頭註に「痰飲門を見よ」とある。**7．痰飲　喘息　諸水気　動悸**の注15）で解説した。○甘遂・大戟・白芥子。
30） 頭註には「神祐丸　芫花・大黄・牽牛・甘草四銭・軽粉二銭、右五味糊丸」とある。『儒門事親』巻之十二・下剤に「神祐丸　甘遂・大戟・芫花・黒牽牛・大黄」を細末と為し、水を滴らせて丸

とすると指示される。一方、『張氏医通』巻十六祖方には、「神祐丸　芫花・甘遂・大戟・大黄・黒牽牛頭・軽粉・紅棗肉」と指示される。尚、『張氏医通』では控涎丹も神祐丸も『傷寒論』の十棗湯を祖剤とする。

○金匱猪苓散[31]の主治に、水を思う者とあり。是れ他病にて然らしむるに非ず、水飲による也。畜水[32]とならんとするの証也。是れより水逆[33]となりて五苓散の主る処也。ここにては水逆とは少し違う也。千金方[34]云う、嘔して膈上塞がる者を治すとあり、之を取り用いてよし。此の方、姙娠悪阻に効あり。偶々此の方にてもつき返して受けざる者あり。此のときには外にしかたなき也。一旦薬を止め、或いは食物などを減らして見合わせて治まることあるもの也。

○嘔吐、四逆湯[35]の場にして嘔の甚だしき者に甘草乾姜湯[36]を与えて治することあり。腹背につきて拘攣し、何れ脉腹証ともに急迫したる処へよし。又心煩をも目当てにする、又背すじなどの痛みて心煩する者にも効あり。此の分量は一銭等分にして可也。若し飲みにくがる者には八分等分にしてよし。玉凾[37]に等分にしてあり。

○吃逆などにても急迫の貌の時にては、橘皮竹筎湯[38]より甘草乾姜湯を与うれば大いに効勝る也。

○甘草乾姜湯を用ゆる場は、大氐四逆湯に附子を除き、四逆湯は甘草乾姜湯に附子を加うる、此の気味にて用いてよし[39]。山脇[40]にて疝に四逆湯を用ゆるに、甘草乾姜湯の気味にて附子をやりたき処へ用ゆる也。

○発熱ありて嘔者は柴胡湯[41]をよしとす。仮令発熱ありても痞鞕する者は小半夏湯[26]を与えて佳き也。柴胡湯の嘔は胸脇苦満の気味を含みてよし。

○大半夏湯[12]も嘔吐に用ゆるときは心下痞鞕が目当て也。然るとき

には小半夏湯も大氐似たる様なれども、胃反・膈噎には効なき也。大半夏湯には蜜の入るだけにて胃反・膈噎によきと云えたり。嘔吐に用ゆるときには小半夏湯を与えて、差えざる者に大半夏湯を与えてよし。大・小柴胡湯、大・小承気湯42)、通達して43)用ゆるが如し。
○大半夏湯は胃反よりは膈噎にはよく効あるもの也。膈噎の証は心下逆満してつぶつぶ44)する、然し附子粳米湯45)の如く、雷鳴切痛は無き也。此くの如き証に用ゆれば、一旦は是非に効あるもの也。膈症の薬の第一也。一旦はねかえしても、一度は快を得るもの也。軽き者はそれにてずっとおさまる也。心下に物なくしても用ゆる也。然し多くはあるもの也。大半夏湯の証にして心下痞鞕なく、次第に枯燥する者は死する也8)。仮令水飲の候ありても枯燥したる者は難治也。水飲よりなす膈噎は枯燥することなき也。後になりて皮膚は枯燥しても、腹ばかりはうるおい有りて水気の候46)ある也。若し水気の候ありて大半夏湯を用いて一旦ゆるみて後、発する者には甘遂半夏湯47)の類を与えて効あり。又、外台48)に下剤あり。此れもよし。
○襯注49)、胃反に色々あるように云われけれども、必竟は毒より来たる也。故に化毒丸50)を用いて治することある也。
○全体反胃は病名也。その因は水飲、熱寒、癥、胃実などより来たる様に云えども、此れもやはり末也。その因は毒也。その徴は大半夏湯などにては根治はせざる也。化毒丸を用ゆるときには根治することあり。膈症にても毒から来たる也。然し老年の者にはあしし。中年以下の者には随分兼用して可也。世人、胃反の奇薬也と云うて山帰来を用ゆ。効あるもの也51)。毒を逐う故也。老人の膈症にて枯燥する者も毒よりして来たる也。毒の候ありてわかり易し。後になりて腹にてよく知れる也。
○大半夏湯煎法は、小建中湯の飴を跡から入るる如く、蜜を入るること煎じあがりて後入るよし52)。
○大黄甘草湯53)、食已みて即ち吐する者とあり。此の方は一過ゆる

むると雖も、根治はせざる也。あとにては大半夏湯、或いは茯苓沢瀉湯54)を与えてよし。其の余、随証方を与えて可也。一時に発したる者には此の大黄甘草湯を与えて効あり。自然に来たる者にはきかざる也。反胃吐水の候、秘する者可也。便秘なくしてはあしし。
○小半夏湯は心下に位するを目当てとなし、柴胡湯は胸脇にあずかり、大黄甘草湯は胃中とす。下に係わる也。茯苓沢瀉湯、猪苓散類は位、分け難し。其のかわりには証が委しき也。大黄甘草湯を丸としてもよきことあり。讃州御池平助、此の方を丸となしてよく用ゆと云う也。金匱茯苓沢瀉湯の渇は熱ありて然らしむるに非ず、水気によりての渇也。傷寒論の水逆と大概同じ。此れは真の水逆にて五苓散の主る所也。然れども劇易を分けてみれば五苓散よりは一段重き也。五苓散にて治せざる処へ与えて効あり。又、胃反吐食にも試効あり。田中氏55)などにては胃反を治するに、毎常此の方を用ゆと云う。此れは心下に痞結などすることなき証也。即ち、これ大半夏湯との違い也。大半夏湯は痞56)結してあり、茯苓沢瀉湯は散漫しておる気味也。又、渇の違いもあり。大半夏湯は渇なき也。去りながら片付きては云わること也。又、小半夏湯には渇ある也。
○反胃・癖嚢には吐剤功なきもの也。医事談57)には書きて置きたなれども効無き者也と田中氏、杏林先生に語られし也。
○癖嚢は古き名によりて云えば、先ず反胃也58)。

注31) 傍註には「嘔吐門」とある。『金匱要略』嘔吐噦下利病脉証治第十七に、「嘔吐して而も病、膈上に在り。後、水を思う者は解す。急ぎ之を与えよ。水を思う者、猪苓散之を主る」とある。○猪苓・茯苓・白朮。

32) 小便不利にて尚、飲水を欲して口渇を訴える病状をいう。

33) 口渇にて飲水し、後に苦も無く飲水量以上を吐出する病状をいう。

34) 『備急千金要方』巻第十六胃腑・嘔吐噦逆第五には、「嘔して膈上寒ゆるを治する猪苓散方」とあって、注31)と同一の三味が指示される。本文と『備急千金要方』原文とは塞と寒の差である。何方も意義深い。
35) 傍註には「食傷」とある。○甘草・乾姜・附子。
36) 傍註には「嘔吐」とある。○甘草・乾姜。
37) 張仲景撰『金匱玉函経』巻第七・方薬炮製には、「甘草乾姜湯方 第四十一 甘草二両炙・乾姜二両」と等分指示である。一方、『傷寒論』弁太陽病脈証并治上第五には、「甘草乾姜湯方 甘草四両炙・乾姜二両」と記載される。
38) 傍註には「噦」とある。○橘皮・竹筎・大棗・生姜・甘草・人参。
39) **5．癥瘕疝**の本文には、「山脇にて疝に多く四逆湯を用うる。これ、甘草干姜湯の拘攣あるきみなる処へ用うる也」とあって、本文に云う附子を加えるのは拘攣あるきみの意味となる。
40) 同じく**5．癥瘕疝**の注31)で『養寿院医談』を引用しているが、抑々『養寿院医談』には四逆加人参湯は登載されていても、四逆湯は記載されていない。
41) ここでは大・小柴胡湯の意味。
42) 小承気湯○大黄・厚朴・枳実。
43) よく知っての意。
44) ドキドキ、動悸の様。
45) 傍註には「腹痛門」とある。○附子・半夏・甘草・大棗・粳米。
46) 原文には「効」に作るが、他本との校勘により訂正する。
47) 傍註には「痰飲」とある。○甘遂・半夏・芍薬・甘草。
48) 『外台秘要方』第二十巻水病・十水方には、十種の水腫が記載される。夫々水腫の部位により分類され、その原因が肝、心、脾、肺、腎、胆、胃、膀胱、小腸、大腸に存するとされ、例えば「又(古今録験)、十水を療する大黄丸方」として、大黄・消石・大戟・

甘遂・芫花・椒目・葶藶を擣きて蜜丸として服する用法が掲載される。

49) 劉棟（白水田良）著『金匱要畧方論襯註』嘔吐噦下利病篇・大半夏湯の後には、「胃反は病名也」とあり、其の証因としては水病、熱証、胃実、寒逆が挙げられている。尚、嘔吐・噦・下利は他病の一証候であって、病名ではないとも記載される。

50) 頭註には「一串の癆疾門を見よ」とある。**6．黴瘡** 結毒 附 下疳 便毒では、頭註に「化毒丸　薰陸三銭・大黄・雄黄九銭・乱髪霜同・生々乳三銭、右五味、末して糊丸とし、辰砂にて衣と為す」と記載される。

51) ここで山帰来が有効という点より、ここで云う毒は梅毒のことである。

52) 先の注12)と対比すれば、原典では240回も混和しないと消解しない石蜜が妥当と思われる。一方、ここの記載は今日では専ら通常の調整法であるが、それであれば普通の蜂蜜で可ということになる。

53) 傍註には「嘔吐門」とある。『外台秘要方』巻第八痰飲胃反噎鯁等・胃反方には、大黄甘草湯が「又（必効）、胃反にて吐水及び吐食を療する方」として、吐水にも適応されるべく記載される。従って、少し先の文に吐水の文字が見える。

54) 傍註には「嘔」とある。○茯苓・沢瀉・甘草・桂枝・白朮・生姜。

55) 田中信蔵のこと。

56) 原文には「秘」に作るが、他本との校勘により訂正する。

57) 原文にも、他本にも全て「医事断」に作るが、「医事談」である。信蔵著『医事談』には、「○反胃、諸嘔には宜しく瓜蒂散にて之を吐すべし。若し其の少腹に塊有り、動きて巨里を衝き、心中熱痛して飢えて食すること能わざる者、吐すべからず。之を吐すれば必ず死す」と記載される。この文面では原則は反胃、諸嘔には吐

剤を処方するが、例外的に吐法を禁ずることになる。従って、信蔵は後になって杏林先生に実情を語ったのである。
58) これは結局、注3）で解説したように胃反と癖囊は鑑別することが困難であるとの証左である。

○半夏乾姜散[59]、此の証は呉茱萸湯と同じ証にして異同あり。呉茱萸湯に吐逆は云うてなし[15]。又、此の方に頭痛なし。是れ、其の異也。是れは水気を制する薬と見ゆ。此の方、散にて飲まるる薬にあらず。千金[60]に従いて湯と為し用ゆべし。松原氏[61]、此の方を小半夏湯[26]の処へ湯と作し用ゆる也。小半夏湯を用いずして此の方を用ゆるは、乾姜は生[62]よりは水気をよく逐うものと云う故に此の方を用ゆ。此の方に人参を加え用いたり。乾姜半夏人参丸[63]と類す。加人参は半夏乾姜散の証に、心下痞鞕ある処へやる也。此の方も効あるもの也。先生は此の方の症に痞鞕あるものは、此の方を用いずして小半夏加茯苓湯をやる也。痞鞕と云うもやはり水飲のなす処故也。若し痞鞕のつよきときには半夏瀉心湯[64]を与えて佳き也。

○生姜半夏湯[65]、此の方よき方なり。つねの嘔吐にも用ゆる也。此の方、嘔吐のつよきもの、小半夏湯を用いても治せざる者に此の方を用ゆる也。半夏を煎じてあとより生姜汁を入れて用ゆ。是れにてよき也。此の方の方服に、生姜汁を内ると云うことあり。是れ小半夏湯などを用ゆるにより用いて、此のきみに少し冷まし、四服に分かつ[66]、よきこと也。嘔吐に薬をあつ[67]くして服すれば、反って胸膈の間もやついて[68]煩する也。冷やして少々ずつ、度々に用ゆる也。冷服さしても初め二・三度は受けぬ也。冷まして少々ずつのめば、三・四度めには収まる者也。彼[66]に四服とあれども限ることに非ず。頻々と見て置くがよし。生姜半夏湯、主治に云う、喘に似て喘せず、嘔に似て嘔せず、噦に似て噦せずとはあること也。此へ小半夏湯をやりて

もよかるべけれども、それでは嘔吐に形付いてしまう也。此の方、一方立てておくがよき也。小半夏湯は半夏をかたしてあり、生姜半夏湯は生姜をかたして、各々主と為す者を以って分量を多くしてある。此を以って異同あることを審らかにすべし。
○橘皮湯[69]はこれ軽剤にして危うきを救う方也。寒・熱厥に分かると云えども、其の間に又斯くの如きものあり。審らかにすべき也。これ乾嘔・噦して手足厥するほどの危うき様なれども、これ只逆気、胸膈中につまりて手足冷ゆる也。故に此の薬にて胸膈さえひらけば手足も自ずから温に復する理也。此の方、霍乱に理中湯[70]或いは四逆湯[71]を用い、或る医、白虎湯[72]などを用い、熱厥・寒厥の治法ともにしても、噦・嘔甚だしくして治を施すに、他なきに此の方を少しずつ用いて回陽せしものあり。此の方と呉茱萸湯との別は、此の証は嘔・噦劇しくして水一口も飲めぬもの也。霍乱吐利・手足厥冷し、幾ど（ほとんど）死せんとするもの、医も旁人も死せんと期したるものにても、臍中にしっかりと動あるは心をすべて此の方などを用ゆべき也。人能くうろたゆるもの也。此の証の臍中の動は微々ながら有りて、薬を一向に受けざるときには、神闕[73]に灸をなして引き戻すことあり。此の湯は必竟薬を棄てて、診候を以って時刻を引きて第一とする処也[74]。此の証の動気、中脘[75]に上りてあるもの也。是れは多くいげさる[76]もの也。其の内まじりまじり[77]としてよさそうな者に、此の儘にてずっとゆきてもよき也。吐利などあるに、此の方にてずっとおしてしあぐること、二人程もある也。此の証、難治の様なれども、精気は動かずして嘔逆などによりて胸膈へ引きあぐる故になすとみえたり。又、此の方を与えて一旦ゆるみ付けば、跡は症に従いて四逆湯或いは呉茱萸湯などを用ゆることもあり。此の症は熱厥に属して可也。右の証にして随分薬を受けそうな者ならば、呉茱萸湯にて始めからよき也。橘皮湯の場にも甘草乾姜湯[78]を用いてよきことあり。参考すべし。橘皮湯の面白きは軽薬にて重病を治する也。

○橘皮竹筎湯79)、痰飲から来る噦逆や腫気などから来る類の軽き噦逆には効あり、傷寒や痢疾より来る者には効無き也。橘皮湯と一類の方也。白水80)云う、虚気以ってする者也81)と云う、非也。通例のしゃくりならば、其の因を問わずして此の方を与えて効ある也。此の方、甘草多く入るるが手段也。甘草少なければ効無き也。白水、橘皮湯を易とし、此の方を劇とす。是れはよき也。前の方は証は劇しきに以て薬は重し。此の方は証は易きに似て方は劇しき也。此の方、しゃくりの主方也。傷寒・利病のしゃくりをのけて、它にてしゃくりする者は一月ほど経て止まざる者にても、此の方効ある也。此の方、陽症のしゃくりの処へゆく也。陰症の利病后などの噦には本草附子の附方82)とやらんに橘皮・呉茱萸・附子三味、丸となしてあれども、湯となし用いて可也。今世、人皆柿蒂・丁香を用ゆれども、是れは陰症の処へゆく方也。本方の方、右の二方のきかぬ処にも効ある也。本草の方、痢疾中或いは后などに出でて仕方のなきあり。其の時も能く効ある也。呉茱萸、しゃくりにすべて聖薬也。傷寒には半夏瀉心湯の処にあること多し。呉茱萸を加え用ゆることあり。噦逆にゆるめてよきあり。甘草乾姜湯之を主る。是れは陰症がちの処へゆく也。甚だしきは四逆湯也。前証の橘皮湯の処へ甘草乾姜湯にてよき処もあり、必ずしも橘皮湯と概すべからず。橘皮湯の面白き手段と云うは、軽薬を以って重き証を治するがよしとする処也。陰位になりてゆるめてよき也。それ故、つよきは四逆湯を用いねばならぬ也。殊の外きくもの也。陰位にゆきあたりたると云うものでなければ面白くなき也。但ゆるめてよくは甘草一味にてよき也。

○吃逆陽脱83)にて薬効なき者を治するに、艾葉84)・甘草各一銭、水煎して用いて奇効あり。又、猪胆丸85)を用いても効あり。猪胆丸は猪胆一味也。右の艾葉・甘草の方も、艾葉一味も用いてよし。凡そ是れほど86)にてよし。始め服するときは止み難き様に見ゆれども、再三推して用ゆれば后にはおさまる者也。

○凡て吃逆は神闕[87]を下へおし下ぐる気味にしておることよしと云う。

- 注59) ○半夏・乾姜。
- 60) 『備急千金要方』巻第十六胃腑・嘔吐噦逆第五には、「乾嘔・吐逆して涎沫出づる者を治する方」として半夏・乾姜が指示され、咬咀して煎服するべく記載される。尚、方名は無い。
- 61) 松原一閑斎のこと。『松原一閑斎先生古医方則』呃逆　反胃　附嘔吐　噦には、「小半夏湯　重ねて出で、胃反・吐食久しく止まざる者、之を服して愈ゆ。諸々の嘔吐にて穀、下るを得ざる者を治す」とあって、半夏・生姜と指示される。同箇処には呉茱萸湯は掲載されていても、半夏乾姜散は登載されていない。従って、東郭の指摘することは門外秘の口伝なのであろうか。
- 62) ここでは生姜を略して生と記載している。
- 63) 傍註には「妊娠門」とある。『金匱要略』婦人妊娠病脉証并治第二十には、本文と異なって乾姜人参半夏丸と記載される。○乾姜・人参・半夏を末として生姜汁の糊にて丸と為す。
- 64) 傍註には「癥」とある。
- 65) 傍註には「嘔吐」とある。○半夏・生姜汁。
- 66) 『金匱要略』嘔吐噦下利病脉証治第十七・生姜半夏湯方の後条文には、「右二味、水三升を以って半夏を煮て二升を取り、生姜汁を内れて煮て一升半を取る。小しく冷やして分かちて四たび服す。日は三たび、夜は一たび服す。止めば停めて後に服す」と記載される。
- 67) 右傍には「熱」と記載される。
- 68) 気がむしゃくしゃして、気分が落ち着かずの意。
- 69) 傍註には「嘔吐」とある。○橘皮・生姜。
- 70) 傍註には「暍門」とある。『金匱要略』胸痺心痛短気病脉証治第九には、人参湯と記載される。

71) 傍註には「食傷」とある。○附子・乾姜・甘草。
72) 傍註には「瘟」とある。○知母・石膏・甘草・粳米。
73) 原文には神元とあるが、一本に神穴と曰い、また一本に神闕と曰うが、ここでは神闕、即ち臍のこと。
74) ここは暫く時間が経てば自然に治まるの意。
75) 原文には中管とあるが、他本との校勘により中脘に改める。
76) 「いげ」は以下のことで、それより下は去るの意。
77) 何となく、もじもじして、落ち着かなくの意。
78) ○甘草・乾姜。
79) 傍註には「噦」とある。○橘皮・竹筎・大棗・生姜・甘草・人参。
80) 注49)の『金匱要畧方論襯註』の著者・劉棟（白水田良）のこと。
81) 同書・嘔吐噦下利病篇の考証には、「噦の証為る、此れ亦他病中の一曲証也。以って病名と為して建つべからず。然るに其の証因為るや、水を以って噦する者有り、実を以って噦する者あり、虚気を以って噦する者有り。此の三道は噦の証因也。……病人、乾嘔して噦し、手足厥冷する者、橘皮湯之を主る。若し劇しく噦逆する者、橘皮竹筎湯之を主る。此れ所謂虚気を以ってする者也。……」と記載される。
82) 原文では「本方附子の附方」とある。他本との校勘により「本方」→「本草」と改める。だが、『本草綱目』巻十七下・草之六毒草類・附子の附方には掲載されていない。抑々東郭が「やらん」という表現を使うときは、半信半疑であることを示す。実際、同書・巻三十二・果之四味類・呉茱萸の附方には、「腎気上噦……素より問いて云う、病深き者、其の声噦するには宜しく此の方を服すべし。如し止まずんば、期門・関元・腎兪に灸し、呉茱萸、醋にて炒り熱し、橘皮、附子、皮を去ること各一両を末と為し、麵糊にて丸とし、梧子大にして毎に姜湯にて七十丸を下す。孫子存仁方」とあって、呉茱萸の附方に登載される。

83) 吃逆重積による陽気脱出のこと。
84) 『本草綱目』巻十五・草之四隰草類上・艾の発明には、「時珍日く、艾葉、生は微しく苦、太だ辛、熟は微しく辛、太だ苦、生は温、熟は熱、純陽也。太陽の真火を取るを以ってすべく、元陽絶え垂んとするを回すを以ってすべし。……」と記載するので、回陽の目的で処方されたものであろう。一般に艾葉の効能は理気血・逐寒湿・温経・止血・安胎である。
85) 東郭独自の用法と思われる。恐らく『傷寒論』弁少陰病脉証并治第十一の白通湯証と白通加猪胆汁湯証との比較による発想ではないだろうか。吃逆腸脱で、回陽するべく猪胆を処方したものであろう。但し、一般に猪胆の効能は清熱・潤燥・解毒である。
86) 家蔵本には2.3cm×1.8cmの楕円形が描かれている。
87) 原文には先ほどの注73)と異なり、神闕とあり、他本も同様である。

○噦に下すべきあり。胃熱実して噦するあり。胃中寒して噦するあり。金匱、胃口実の噦に小承気湯42)を付けてあり88)。
○治膈方　石長生(はこねぐさ)89)・甘草、煎用す。
○急嘔と云いて嘔おこりて日ならずして死するものあり。儒門事親90)にやらんありと云う。先生未だ見ずと云う也。
○嘈雑を治するに千金91)によき方ある也。麦門冬・地黄二味煉り、円となし用ゆ。奇効あり。今、虚労によくあるもの也。甚だ難治の処にあるもの也。
○戴帽魚和名やがら92)、膈噎の軽証に餌食さして効あり。
○癖囊に化毒丸93)を用ゆる処、別に候なし。只其の血気未だ衰えざるときは腹痛を目当てとして用ゆる也。癖囊には荻野94)などは砂糖湯にて用ゆ。先生云う、煮ざましの湯で用ゆるに若くはなき也。冷水はあまりあらき故、毒をおやし95)てあしし。一度に二分ほどずつ用

ゆ。

注88) 『金匱要略』嘔吐噦下利病脉証治第十七には、附方として、「千金翼の小承気湯、大便通ぜず、噦して数々譫語するを治す」と記載されることをいう。一方、『千金翼方』巻第九傷寒上・太陽病用承気湯法第五には、小承気湯の条文として、「発汗後に悪寒する者、虚するが故也。悪寒せず、但熱する者、実する也。当に其の胃気を和すべし。小承気湯に宜し」、「太陽病、吐下・発汗の後に微しく煩し、小便数、大便因りて堅きは小承気湯を与うべし。之を和するときは愈ゆ」と掲載されるが、その他に陽明病状第八にも多々登載される。

89) 『和漢三才図絵』巻第九十二之末・山草下巻・箱根草(はこねぐさ)には、「按ずるに箱根草は相州箱根山に之有り。……相伝えて云う、能く産前・産後の諸血症及び痰飲を治すと」と記載される。

90) 『儒門事親』巻之一・霍乱吐瀉死生如反掌説七には、「……頃、合流の鎮李彦甫、中夜に忽ち吐瀉を作す。自ら理中丸を取りて之を服す。医者至り、以為えらく食積有りと。巴豆を以って之を下すこと三～五丸薬にても亦動ぜず。明けに至りて死す。哀しからざるべけんや」と記載されるが、原文の「やらんあり」の語句より、この文が該当するかどうか不明であるのみならず、抑々、原文に云う急嘔の文が『儒門事親』出自かどうかすら疑わしい。

91) 『備急千金要方』には、麦門冬・地黄の二味処方は見当たらない。尤も巻第一序例・用薬第六・草薬上部・麦s門冬には、「地黄・車前を使と為す。……」、乾地黄には、「麦門冬・清酒を得て良し。……」と記載される位である。これらは元々『雷公薬対』からの引載である。しかし乍ら、『素問病機気宜保命集』巻下・婦人胎産論第二十九には、「衄血止まざるを治する麦門冬飲子」とあって、麦門冬・生地黄を煎服する用法が記載されている。

92) やがらは簳魚と書く。『和漢三才図絵』巻第四十九・江海有鱗魚・簳魚には、「……肉白甘温、美からず。東海駿河・伊豆に之有り。膈噎を患う人、其の觜を用いて飲食するときは治すと云う。然れども往往之を試むるに必ずしも然らず」とのことである。

93) **6．黴瘡　結毒　附　下疳　便毒**の本文に登場した。○髪灰・大黄・雄黄・薫陸・生々乳。更には同じく注12) でも解説した。

94) 荻野元凱のこと。元凱著『癖嚢編』、『台州先生病候記』等々には、原文に云う砂糖湯の記載は見当たらない。尚、注93) の本文に云う化毒丸には、「……くみさましにて用ゆ。又、砂糖湯にても用ゆ。……」と記載されていた。

95) おやすは漢字で書けば瘀やす。毒気や妖気などで人を悩ますの意。

13．水腫　皷脹

水腫に水結¹⁾とて心下に丸くなりて拳のほどにある者あり。堅きもの也。大氐腸癰を按すほどの堅さあり。水腫に此の物あるは遂に不治の証也。たとえ一旦治しても、水結のあるものは又起こるもの也。水結ありて死せし者、杏林先生、三人をみたりと云う也。
○皷脹・脹満の妙灸。臍上にうすく味噌を敷き、錐にて瓦けに穴をあけ、臍の真中に穴のあたる様に右の瓦けを当て、其の上より灸す。あまりあつくなるはあしし。大氐あたたまりの入る程にてよし。艾を一匁かけておきて三つに分けて昼夜に三度、すべてよし。日数は度なく、大氐平愈する迚を度とす。此の灸、効あるものは赤小豆汁の如きものを下し、又は一旦腹の脹りてくるものもあり。此のことなどは始めから病人にさとしておかねば驚く也。此のとき、本方は大氐赤水玄

珠牡原湯²⁾を用いてよし。此の証に瘀血より来るものあり。其の候は、身体其の内、面部に多く紫黒色の気味を帯び、舌うすぐろく、ちょびちょびと刷毛にて刷きたる如く、かたつきて³⁾ある也。或いは皮なき状の如くなるものもあり。

○瘀血より来る皷脹を血蠱⁴⁾と云う也。或いは胃に瘀血ありと見えて黄胖の状を見わすもあり。其のときはやはり黄胖を制する丸薬等を兼用して可也。

○皷脹に因、三通りあり。精気の虚より来る、一つ也。瘀血より来る、一つ也。蚘虫より来る、一つ也。此の三つの内、精気の虚より来ると云うに裏寒の証に多し。

○皷脹、下利ある者には壮原湯よく効あるもの也。壮原湯の軽き者に、先生、工夫にて理中湯⁵⁾を用ゆ。皷脹は太陰証⁶⁾多きもの也。壮原湯は精気の虚より来るもの也。

○皷脹、血熱より来るものにて、舌のはけにて刷きたる候の甚だしき者は皮無き状の如き者也。此のときにはやはり附子剤を用いて可也。然れどもひどくしっかりと用ゆる也。又此の証、産后などと同じきことにて、精気の虚よりも皮無き状の如くなるものあり。何れ何よりくる者にても、此くの如き者には同じ治方也。此の証は至ってむつけしきもの也。産后にても舌赤くなる者は血熱よりくる者とみえたり。

○牡蠣沢瀉散⁷⁾、腰以下腫気あるものに用いて効あり。

○瀉脾湯⁸⁾、千金方⁸⁾の方后、又水気を逐うと云うことあり。一閑斎⁹⁾など水気の軽き処へ能く用いたり。病后の腫気などによき方也。

○陽症の腫気、腰以下にあり、或いは毒などを兼ぬる者に千金小児門変蒸ちえほとりのこと也に用いてある雪煎湯¹⁰⁾よく効あり。麻黄・杏仁・大黄煎用す。又外台¹¹⁾にもあり。

注1） ここでは慢性心不全による肝腫大であろう。

　2） 傍註には「皷脹門」とある。孫一奎撰『赤水玄珠』巻五・治気脹之

剤には、「壮原湯　下焦の虚寒にて中満腫脹し、小水利せず、上気して喘急し、陰嚢・両腿皆腫れ、或いは面に浮気有るを治す」とあって、人参・白朮・茯苓・破故紙・桂心・大附子・乾姜・砂仁・陳皮を水煎服する。

3）漢字で書けば、型付きて。

4）腫瘍、特に婦人の内生殖器の腫瘍をいうが、ここの文で見る限り、胃癌からの微量出血が続いている病状であろう。

5）傍註には「喝」とある。

6）他本には太陽証とも記載される。家蔵本では阳（陽）と阴（陰）の内、日の一画目と二画目が月程は伸びていないので紛然としているが、前後の文より太陰証が正しい。

7）傍註には「水腫門」とある。〇牡蠣・沢瀉・蜀漆・葶藶子・商陸根・海藻・栝楼根を散と為して白飲にて服用する。

8）傍註には「癥」とある。本文には『千金方』とあるが、実は『千金翼方』巻十五補益・補五蔵第四に、「脾蔵の気実し、胸中満し、食すること能わざるを主る方」とあって、茯苓・厚朴・桂心・生姜・半夏・人参・黄芩・甘草を煎服する。方後には、「又冷気、脾蔵に在り、走りて四肢に在り、手足流腫するを主る。又水気を逐う」とある。直後にはもう一つの瀉脾湯が掲載されているが、本文での「又水気を逐うと云うことあり」より、ここでは先の瀉脾湯であると判明する。何れにしても『備急千金要方』ではない。

9）松原一閑斎のこと。『松原一閑斎先生古医方則』積聚　附　奔豚・寒疝・虫病には、「瀉脾湯　脾気実し、胸中満して食すること能わず、四肢に流腫し、亦水気を逐う。方は虚労を見よ」とあるが、虚労　并　汗証には、「瀉脾湯　桂枝・生姜・大棗・枳実・厚朴・甘草」と記載されているので、一閑斎が云う瀉脾湯の条文は『千金翼方』由来であっても、処方そのものは異なるので同名異方というに過ぎない。

10) 『備急千金要方』巻第九傷寒上・発汗湯第五には、「傷寒を治する雪煎方」とあって、麻黄・杏仁・大黄を咬咀して雪水を以って多少複雑な過程を経て調理煎服する。同処では本文に云う変蒸とは無関係である。また、ちえぼとりは漢字では知恵熱と書く。

11) 『外台秘要方』第三十五巻小児諸疾上・小児変蒸論に於いて、「又(崔氏)、黒散方」とあって、麻黄・大黄・杏仁と指示され、生後一ヶ月では小豆大、生後百日では棗核大で与える。従って、東郭は『備急千金要方』と『外台秘要方』との記載を混同していることになる。恐らく過去の読書記憶に基づいて口授したためであろう。

○水腫の脱証[12]にて上へ来る者の附子剤にてもいけざる処へは黒錫[13]は用いて大いに効有り。或いは脚気の脱証のしかたなき者にも可也。所謂腎虚の証、或いは后世家にて云う三陰の脚気と云う陰証の脚気に効あり。檳榔・呉茱萸の類をやりても、当りせい[14]なき様なる処へ効有り。腫れなどもなにとなく勢なき貌なるもの也。此のときの本方は檳榔湯[15]、或いは木茱湯[16]を用ゆる也。或いは腎気丸料[17]に黒錫を加えても可也。尤も腎気丸は少腹不仁[18]目当て也。黒錫、和剤[19]には丹と云いて丸にして用ゆと雖も、それより随症方に加えて可也。降気利水のもの也。[20]

○水腫の五候と云うものあり。入門[21]に出づ。臍の突出者、足心平者など五つあり。其の内、足心平腫者は必死也。審らかにすべき也。初めに是れらの証あるときにはむつけしきようすを対応して可也。初めは軽くても后になりて悪証蜂起して来る者也。

○胡瓜仁[22]、水腫、小便利せざる者、効有り。田中子[23]などは胡瓜を剉みて置いて用いられたり。

○陰睾たむし[24]、内攻して腫れを成すものは急に治せぬもの也。小

瘡の内功の腫気よりは治しにくきもの也。

〇血[25]証后の水腫、或いは喘息の腫気となるもの、多くは難治也。怖(お)じるべし。

〇水腫按して久しく陥みてあるは虚腫也。真武湯などのゆく腫れは皆久しく陥むもの也。甘遂などのゆく腫れは按しても直ちに起くるもの也。是れ実腫也。又、中脘或いは少腹にくぼく[26]、帯にてくくりてとりたる如く、くくれて[27]あるは虚腫也。真武湯の類のゆく証也。凡そ水腫、心下に集まりてあるはむつかし。たとえ一旦治りても又発こるもの也。

〇桃花[28]や甘遂は共に利水の薬なれども、桃花は緩也。甘遂は劇也。其の内、毒によるものは桃花効有り。甘遂は効うすし。神祐丸[29]も大黄あるによりて毒へもゆく也。十棗湯[30]などは、何程その証ありても毒あるものは効なし。一閑斎、三花神祐丸[31]の主治に十棗湯の証にして毒有る者を治すとあり[32]。桃花は一面に腫脹するに用ゆ。喘満ありてもなくても、勢急ならざる者に用ゆる也。下部の腫れにも用ゆる也。甘遂は上につき上がるの勢を主とする也。然れども其の病勢急劇のときには上につき、喘満等の症なくしても用ゆる也。然れども其の処にては、大氐上に冲するもの也。郁李仁は上に係りて桃花より緩なるもの也。郁李仁の軽きは薔薇実也。又其の軽きは牽牛也。甘遂の重きは巴豆也[33]。紫円[34]、備急丸[35]、三消丸[36]の類、是れ也。三消丸[37]は巴豆・甘遂・木香三味の方、回春[38]に出づ。消化丸[39]は外台[40]の方にて、甘遂・巴豆・芒硝とくみ合わせし方にて五・六味の方也。たしかに消化丸とありしと覚ゆ[41]。然れども此の方なきときは紫円を用ゆるよし。然れどもまことならば、甘遂・巴豆とくみ合わせし者にはしかざる也。備急丸は紫円よりは重きものなれども、水気のかたには紫丸[42]よき也。右の下薬の中、腹痛もなくして下るものは郁李仁のみ也。郁李は下りあんばいの甚だよきもの也。貴人などにはよき者也。郁李仁は下ることを知るによきもの也。其の方、仁を七

分用ゆれば五・六度、よわき人は七・八度にも及ぶ。つねよりつよき人は三・四度下るもの也。七分より何ほど多く用いても下る処は多少なく同じよう也。故に七分をよしとす。巴豆・甘遂の類は下利の度数一つならずして予め知るべからざる也。

○水腫・皷脹の腹、突脹の者、治すべし。平満の者、治すべからざる也。先生屢々試むるに中らざる者無き也。腫物なども漫腫するものは忌む也。

○一切水腫にいと瓜[43]を味噌等分となし、喫せしめて効あるもの也。

○産後の腫気に青鷺[44]を餌食さして効あり。常の腫気にもよき也。脚気などの腫気には反ってあしき也。詳らかに産前后門[45]に出づる也。

○水腫病、男子にては下より腫れ発こるものは悪候也。治して[46]もむつけしきもの也。女子、上より腫れ発こるものは悪候也。死せずしてもむつけしきもの也。目の前上腫れあるものは発汗する也。下にある者は腎気丸[17]也。下すこともあれども、腎気丸の証多き也。腫気にても腹に在るものは治をなし易き也。下剤に宜し。下部に腫れあるものは、足心はるるものは危篤也。

注12) 虚脱、即ち今でいうショック状態のこと。

13) 鉛のこと。『中薬大辞典』鉛には、内服での効用主治として、「痰気壅逆、上盛下虚、気短喘急、……を治す」と記載される。

14) 右傍には「勢」と記載される。

15) 檳榔湯は同名異方が多い。『外台秘要方』巻第七心痛心腹痛及寒疝・卒心腹脹満方には、「又（広済）、心頭冷えて硬く、痛みを結びて気を下すを療する檳榔湯方」とあって、檳榔・生姜・青木香・橘皮・枳実・甘草・大黄を煎服する。言うまでもなく、九味檳榔湯の原方である。

16) 『備急千金要方』巻第七風毒脚気・湯液第二には、「茱萸湯、脚気、

腹に入りて困悶して死せんとし、腹脹るを治する方。蘇長史方」とあって、呉茱萸・木瓜を煎服するが、木萸湯は茱萸湯の異名同方である。

17) 傍註には「尿閉」とある。八味地黄丸のこと。

18) 正しく書けば、小腹不仁。

19) 『太平恵民和剤局方』巻之五・治痼冷 附 消渇には、黒錫丹が登載される。条文は長いので略す。○金鈴子・胡蘆巴・木香・附子・肉豆蔻・破故紙・沈香・茴香・陽起石・肉桂・黒錫・硫黄を複雑な炮製を経て丹と為し、姜塩湯或いは棗湯、婦人は艾醋湯にて下す。

20) 『漢方と漢薬』第六巻第十二号より第八巻第八号まで不定期に『百疢一貫』が掲載されていたが、この段落で以って終了となっている。

21) 『医学入門』外集巻之四・雑病分類・湿類・水腫には、五候と表現しうる程明確に掲げてある訳ではないが、本文を含む箇所として、「○凡そ先ず腹腫れて而して後、四肢に散ずる者は治すべし。先ず四肢腫れて而して後、腹に帰する者は治し難し。若し肌肉崩潰し、足脛に水流れ、唇黒く耳焦がれ欠盆平らにて、臍凸、背平ら、手足掌平ら、肉硬く腹に青筋多く、大便滑泄する者は治せず。又、面黒き者は肝死し、両手に紋無き者は心死し、臍凸なる者は脾死し、両肩凸なる者は肺死し、下注脚腫する者は腎死す」と記載されている。

22) 『本草綱目』巻二十八・菜之三蓏菜類・胡瓜には、「主治は熱を清し、渇を解し、水道を利す」とあり、特に仁については記載されない。

23) 田中信蔵のこと。信蔵著『医事談』には、「水病実する者、苦瓜瓤丸之を主るべし」と掲載されるが、苦瓜の瓤を用いた処方か。一方、瓤に関しては『中薬大辞典』苦瓜に、「治煩熱口渇：鮮苦瓜一

個、剖開して瓤を去り、切砕して水煎服す」と、むしろ逆の状況の処方が記載されている。尚、『医事談』には胡瓜に関しては記載されていない。

24) 一般には陰金田虫という。頑癬のこと。
25) 家蔵本には「后」とあるが、他本との校勘により改める。
26) 漢字で書けば、凹く。
27) 漢字で書けば、括れて。紐が食い込んだような跡形が付いての意。
28) 利水・活血・通便作用がある。『傷寒論』の桃花湯とは無関係である。また、赤石脂は一名桃花石とも称されるが、やはり無関係である。
29) **12. 嘔吐　胃反　噎膈　嘈雑　噫噦　吐酸　悪心**の注30) で詳説した。
30) 傍註には「痰」とある。○芫花・甘遂・大戟。
31) 『黄帝素問宣明論方』巻之八・水湿門には、「三花神祐丸　甘遂・大戟・芫花・牽牛・大黄・軽粉」を末と為し、水を滴らせて丸と為す。
32) 『松原一閑斎先生古医方則』附録・丸散の部には、「如神丸　脚気にて疼痛・衝心して気急に、或いは膨脹、或いは腫満、或いは毒気を治す」とあって、大黄・芫花・甘遂・大戟・牽牛子が指示される。この処方は注29) の神祐丸そのものである。一方、如神丸に続いて、「神祐丸　結毒を治す」とあって、大戟・芫花・甘遂・大黄・軽粉・牽牛子が指示される。この処方は注31) の三花神祐丸そのものである。従って、これら二処方共に十棗湯を内に含み、条文には毒気や結毒を治すと記載されていることになる。
33) 結局、ここでいう薬の緩劇軽重は軽→重の順に、牽牛＜薔薇実＜郁李仁＜桃花＜甘遂＜巴豆となる。
34) **2．産前後**の注143) で解説した。『千金翼方』出自である。

35) ○大黄・乾姜・巴豆。『金匱要略』雑療方第二十三では、三物備急丸と称する。

36) 家蔵本の原文には三消化丸と記載される。他本では三消丸と記載されるが、類方の注29)の消化丸をも併せて、三消化丸と称した可能性も有り得よう。

37) ここでも家蔵本は三消化丸と記載されるが、ここは三消丸と記載するべきである。

38) 『万病回春』巻之三・水腫に、「水腫にて元気壮盛なる者、宜しく消導すべき也。○三消丸 腫脹を治す」とあって、甘遂・木香・巴豆を末と為し、寒粟米飯にて丸と為すべく記載される。

39) 本文に云う薬味を配した消化丸は無い。

40) 『外台秘要方』巻第七心痛心腹痛及寒疝・心腹脹満及皷脹方には、「古今録験の消化丸、人、腹脹・心満し、腸胃、食を結びて消化せず、嘔逆・頭痛し、手足煩疼するを療す。此の方、太医院より出づ。薬は常に芫花丸方を用ゆ」とあって、芫花・大黄・葶藶子・甘遂・黄芩・巴豆・消石を擣いて蜜丸とする。また、「一方に消石無し」とも記載される。ここでの記載より『古今録験方』の消化丸が王燾によって芫花丸と変名されたことも分かる。

41) 結局、注11)で述べたように、記憶が曖昧となっているからであろう。尤もこれだけ記憶しているだけでも大したものである。

42) ここも**2．産前後**の注143)で解説した。『備急千金要方』出自である。

43) 糸瓜(へちま)のこと。鎮咳・利尿作用がある。

44) **2．産前後**の本文に、「○産后の腫気に、夏は青鷺を食わしめて大いに奇効あり」とあり、また同じく注137)でも解説した。

45) **2．産前後**のこと。

46) 家蔵本には「治せずして」とあるが、他本との校勘及び前後の文

意より改める。

14. 腹満　傷食　霍乱　転筋

　厚朴の腹は中脘脹りておる也。厚朴湯[1]の類にて効有る也。寛中湯[2]の類よし。柴胡湯[3]にては効無き也。柴胡湯も心下・脇下に物ありて中脘はる者は大柴胡湯[4]也。只、中脘のみ脹りて而も脇下・心下に脹り無き者[5]、柴胡湯は効无き也。又、承気湯[6]の腹満は臍下・少腹、おもに脹る也。承気湯の満は小腹より大腹[7]に及ぶ。大柴胡湯は心下よりして小腹にも及ぶ也。宿食の腹満も中脘より它へ及ぶ也。
○食事せし後、腹を候うに左脇下に硬まるもの也。后、又姑くして候うに其の硬まり、中脘にあるもの也。是れ食物也。
○霍乱・傷食・暑傷の類、吐利、手足冷え、脉もたえだえになり、諸薬収まらず、附子の類も咽へ入らずして吐きかえす程の処へも、呉茱萸湯[8]を与えてよく収まるもの也。速やかに効あるもの也。少陰篇の呉茱萸湯の証[9]、即ち今の霍乱也。此の病には呉茱萸湯の処の死生のある処也。后世家は此の所へ附子理中湯[10]、古方家は四逆湯[11]、或いは茯苓四逆湯[12]を用ゆる也。此れ等の処へ呉茱萸湯、効有り。呉茱萸湯などに竹節参[13]を用ゆるに、炒りて用ゆる也。然らざれば余りに苦味甚だしくして服するにたえざる也。
○漫遊雑記[14]に延胡索一味、河漏[15]滞食に用いてあり。試用せしに吐も下もせずしていえ[16]たり。然れども宿食として下剤を用ゆるに若くはなし。
○霍乱、理中湯或いは四逆湯を用い、或いは医、白虎湯[17]などを用い、熱厥・寒厥の治法ともにしても噦嘔甚だしく、治を施すに地なきに[18]、此の方を与えて少しずつ用いて回陽せしものあり。此の方[19]

と呉茱萸湯との別は、此の証は嘔噦劇しくして水一口も呑まぬ者也。霍乱吐利、手足厥冷、死せんとするもの[20]にても、臍中にしっかりと動あるは心をすえて此の方などを用ゆべき也。随分うろたえぬようにすべし。又、薬も一向に受けざるは神闕[21]などに灸して時刻をのばすれば、其の内には薬も受くる様になりて来るもの也。又、薬などを初めから随分受くる者ならば、発したときから呉茱萸湯を与えてよし。嘔吐噦門[22]に詳しき也。故に此に略す。

○転筋、こむらがえりと云うとも非也[23]。足のうらの筋のひくを云う也。脚気・霍乱に多くあり。按ずるに足のうらの筋の引くことをこむらがえりと云うかも知らず。金匱[24]に臂脚直と云えども、転筋を手にかけて云うこと、他に未だ見ず。疑わし。転筋、腹に入るとあり。是れはあること也。霍乱にありては劇証にして多く死に及ぶもの也。脚気にも腹へくることあり。むつけしき也。而し霍乱の様に不治とは決せざる也。不仁の足より腹に及ぶ如し。又持病にある者、薬せずして愈ゆるもの也。霍乱には転筋甚だしきは得て死する也。霍乱中にて転筋お[25]これば急に先ず転筋を治すべし。木萸湯[26]に少し塩を加えて用ゆ。宿食も同じ。田中氏[27]、理中加石膏湯を用いられたり。転筋の証には悉く此の方を用いられたり。能く効ありと也。

○堺より出る膈[28]の妙薬と云うはふぐ也[29]。霍乱の転筋には奇効良方の呉茱萸湯[30]よき也。傷寒論の呉茱萸湯[8]よりはよき也。良方に、薬を用ゆるに暇なき者は食塩一味にてもよし[31]と云うてある也。

○中神氏[32]にては嘔吐にて一切薬などを受けざる者には、食塩、雞子の大きさほど白湯にて送下し、一吐を得て后、必ず薬を受くると云う[33]。

○傷食霍乱、吐下せざる者、備急円[34]、紫円[35]、走馬湯[36]を大いに用いても吐下せず、見ながら斃るるを待つもの也。此のときに当たって熱酒を服するときは十の一・二、それにつれて吐下ありて治するもの有る也。備急円、本(もと)酒服の方[37]なれども、今世間にては白湯にて

のみ用ゆ。酒服ならば愈々勢いつよき故、宜しかるべし。

注 1 ）　傍註には「皷脹門」とある。恐らく次の寛中湯との関係より半夏厚朴湯を念頭に置いているはず。『蕉窓方意解』巻之下・半夏厚朴湯には、「○按ずるに此の方、中脘痞満、手を以って按ずるに心下鞕満、……」と記載される。
　 2 ）　傍註には「癥」とある。同じく『蕉窓方意解』巻之下・寛中湯家方には、「是れ亦半夏厚朴湯に蘇子を以って蘇葉に代え、甘草乾姜湯を合したるもの也」と記載される。
　 3 ）　ここでは柴胡剤という程度の意味。具体的には大・小柴胡湯。
　 4 ）　東郭は『蕉窓方意解』巻之上・大柴胡湯で、大黄を含んだ処方として解説している。
　 5 ）　家蔵本には「脹り無き者、」は記載されないが、他本との校勘により訂正する。
　 6 ）　『傷寒論』の承気湯類で、条文中に「腹満」と記載されている処方は大・小承気湯のみである。
　 7 ）　中脘のこと。
　 8 ）　傍註には「嘔吐」とある。
　 9 ）　『傷寒論』弁少陰病脉証并治第十一には、「少陰病、吐利して手足逆冷し、煩躁して死せんとする者、呉茱萸湯之を主る」と記載される。
　10）　註釈者は附子理中湯の出典は『千金翼方』と曾て指摘した。同書・巻第十八雑病上・霍乱第一には、「理中円　霍乱を主る臨時の方」とあって、人参・白朮・乾姜・甘草を末と為して蜜円とし、湯にて服す。更に後条文に云う「若し体冷え、微しく汗して腹中寒なるには、附子一枚を取りて炮じて皮を去り、四つに破りて」煎服することに拠る。即ち、理中円の四味そのものに附子を加味した処方である。

11) 傍註には「食傷」とある。○甘草・乾姜・附子。

12) ○茯苓・人参・附子・甘草・乾姜。

13) 竹節人参のこと。吉益東洞は人参として竹節参を処方していた。『薬徴』巻之上・人蔘には、「主治は心下痞堅・痞鞕・支結也。旁治は不食・嘔吐・喜唾・心痛・腹痛・煩悸」とあるのは、竹節参の効用である。竹節参は本邦特産なので、当時の古方派が「仲景に還れ」と叫びつつ、竹節参を処方していたのは些か矛盾を感じる。

14) 同書には、「河漏停滞を治する方。延胡索一味、末と為して用ゆ」と掲載されている。

15) 家蔵本には「阿漏」とあるが、訂正する。河漏は所謂蕎麦、蕎麦切りのこと。それ故、原文に「河漏」ではなく、「蕎麦」と記載している本もある。

16) 家蔵本には「夕へ」とあるが、他本により訂正する。

17) ○知母・石膏・甘草・粳米。

18) 元々噦嘔を発症しうる下地も無くての意。

19) 傍註には「橘皮湯」と記載される。○橘皮・生姜。

20) 先の注9) に拠る。

21) 臍に位置する経穴。

22) **12. 嘔吐　胃反　噎膈　嘈雑　噫噦　吐酸　悪心のこと。**

23) 転筋は一般的にはこむら返りのことである。しかし、厳密には第一義的に筋痙攣のことであり、こむら返りは代表的な筋痙攣の一つではあっても全てではない。ここで東郭が云うように、足のうらの筋をひくと云うのは、即ち足趾筋の筋痙攣のことであり、これもよく起こる筋痙攣の部位である。

24) 『金匱要略』趺蹶手指臂腫転筋陰狐疝蚘虫病脉証治第十九には、「転筋の病為る、其の人、臂・脚直く、脉上下に行りて微弦、転筋、腹に入る者は雞屎白散之を主る」と、雞屎白散の条文の一部

である。
25) 本文の傍らには「起」字が記載される。
26) ○木瓜・呉茱萸。**13. 水腫　皷脹**の注16)にて解説した。
27) 度々登場する田中信蔵のこと。信蔵著『医事談』には理中加石膏湯は登載されていない。
28) 俗に云うかくの病のこと。飲食物が食道で停滞する病症の総称。
29) 『叢桂亭医事小言』巻之四上・噎膈　反胃には、「烏神散　膈噎、食下らざるを治す」とあって、「河豚一尾、腸胃を去りて紅花を以って塡満し、焼きて性を存して白湯にて送下す」と記載される。
30) 董宿輯録、方賢続補『太医院経験奇効良方大全』巻之二十・霍乱門附論・霍乱通治方には、呉茱萸湯が二方掲載されている。一つは「呉茱萸湯　暑に冒されて熱を伏し、腹痛にて瀉を作し、或いは痢し、并びに飲食過度にて霍乱吐瀉するを治す。其の証、始めは冷を飲み、或いは寒に冒され、或いは飢えを忍び、或いは大いに怒り、或いは舟車に乗りて胃気を傷動するに因りて、人をして上に吐し、下に瀉し、吐瀉并行し、頭旋眩暈・手脚転筋・四肢逆冷せしめ、薬を用うること遅慢にて須臾に救わざれば命は頃刻の間に在りとす」とあって、呉茱萸・木瓜・食塩を炒り焦がして煎服する。もう一つは「呉茱萸湯　霍乱にて寒すること多く、手足厥冷し、脉絶ゆるを治す」とあって、呉茱萸・当帰・桂心・芍薬・細辛・木通・甘草を生姜・紅棗煎服する。この処方は結局、当帰四逆加呉茱萸生姜湯である。従って、ここでは前者の処方を指している。
31) 先の注30)の『太医院経験奇効良方大全』の前者の処方の後条文には、「更に、前薬無くんば塩一撮みを用い、醋一盞にて同じく煎じて八分に至りて温服す」と記載されるので、薬を用うるに暇なき者とは少し意味が違う。
32) 中神琴渓のこと。家蔵本及び他本には中上氏と誤記される。

33) 琴渓口授『生生堂治験』巻上には、「〔瘀熱発黄〕富小路五条北、伏見屋重兵衛、年三十。心中懊悩として水薬、口に入りても輙ち吐す。日を経て益々劇し。先生之を視て、眼中黄を成し、心下満、之を按じて痛み、乳下扇動・紊乱定まらず。先生、為に言いて曰く、此れ瘀熱、裏に在れば也。蓋し日ならずして身は当に黄色を発すべしと。迺ち食塩三～五匕、白湯を以って仰りて之を呑ませ、大いに冷水を吐す。更に茵蔯蒿湯を与う。身、果たして黄色を発し、圊には黒糞。仍に前方を服すること十有五日にて常に復す」と記載される。

34) ○大黄・乾姜・巴豆。**13．水腫　鼓脹**の注35)で解説した。尚、後の注37)を御参照のこと。

35) ○代赭石・赤石脂・巴豆・杏仁。**2．産前後**の注143)で解説した。

36) ○杏仁・巴豆。

37) 『金匱要略』雑療方第二十三には三物備急丸が掲載される。その後条文には、「○心腹の諸々卒暴の百病を主る。若しくは中悪客忤にて心腹脹満し、卒痛、錐刺するが如く、気急に口禁し、停尸・卒死する者には緩水、若しくは酒を以って大豆許りの三・四丸を服す。……」とあるので、必ずしも酒服が本来の服用法とは限らない。

○霍乱に当き四逆湯38)を用ゆるは四逆湯39)の緩なる処へ也。吐利后などにもあることあり。
○乾霍乱40)は吐瀉せざる先を云うて可也。
○食傷、吐下せざるに用ゆれば吐下して治する方、升麻・鬱金二味、煎服せしむ。これ田中41)のよく用いたる方42)也。
○食傷に養脾湯43)を用ゆるは至って虚羸の者に可也。此のときに激

剤を用ゆるときにはなにかぐあいのあしし。
○乾霍乱、走馬湯36) などを用いても吐利せずして一酔時ほども経るに至れば、生も保ち難きもの也。或るひと云う、乾霍乱に走馬湯㳒をも用いて吐利せぬ者は、温酒を酔うほど用いて吐利することありと、此の方宜しかるべし。未だ試みず。
○宿食の吐利せぬもの、后世方に小承気湯44) に檳榔・甘草を加えて、枳実大黄湯45) と名づけてあり。是れもよき也。然れども小承気湯にてよきこと也。
○何れにしても食に傷れたるものを、又食わしめて治する方46)、入門食傷門にある除原散47) と云う也。

注38)　○当帰・桂枝・芍薬・細辛・甘草・通草・大棗。

39)　○甘草・乾姜・附子。

40)　『漢方医語辞典』には、「電撃性コレラのことで、固有な嘔吐・下痢の証候を現わさないうちに中毒症状が著明に現われ、四肢厥冷・チアノーゼ・昏睡等に死の転婦をとるもの」と解説される。

41)　度々登場する田中信蔵のこと。信蔵著『医事談』には、この二味方は掲載されていない。

42)　『本草綱目』巻十三・草之二山草類下・升麻の発明には、「按ずるに、范石湖文集に云う、李燾、雷州の推官鞫獄の為に蠱を治する方を得、毒、上に在れば升麻を用いて之を吐し、腹に在れば鬱金を用いて之を下し、或いは二物を合して之を服して吐せざるときは下すと。此の方、人を活かすこと甚だ多き也」と記載される。

43)　傍註には「食傷」とある。『太平恵民和剤局方』巻之三・一切気　附　脾胃積聚には、「養脾円　脾胃虚冷・心痛絞痛・胸膈満悶・脇肋虚脹・嘔逆悪心・噫気呑酸・泄瀉腸鳴して米穀化せず、肢体倦怠して飲食を思わざるを治す」とあって、白茯苓・人参・大麦蘗・縮砂・乾姜・白朮・甘草を細末と為し、蜜丸として生姜湯に

て送下し、「此の薬、胃を養い、食を進む」とも記載される。
44) ◯大黄・厚朴・枳実。
45) 『万病回春』巻之二・飲食には、「飲食停積し、痞脹して痛みを作す者は宜しく消導すべき也。熱積に属する者は枳実大黄湯に宜し。　胸腹に食積有りて大便通ぜざる者を治す」とあって、枳実・厚朴・大黄・檳榔・甘草、腹痛甚だしきには木香を加う」とあって、空心温服する。
46) 『医学入門』四巻下・内傷類・傷食には、「寒熱両つながら傷るる者は大黄備急丸、除原散」とあり、同書・六巻・傷食には、「◯除原散、原の食傷物を用いて、焼きて性を存し、末と為し、蓮根・韮菜一握りを以って搗汁に調え服す。一・二時を過ぎて下薬を服す。之を催すに其の傷るる所の物、即ち下りて愈ゆ」と記載される。
47) 家蔵本にも他本にも徃原散と記載されるが除原散が正しい。徃は往の俗字である。尚、除原散は元は虞搏撰『医学正伝』巻之二・内傷五の祖伝経験遡源散に由来する。ここでは蓮根の代りに蓮根葉として、下薬の代りに東垣枳実導滞丸となっている。

15. 黄疸　附　黄胖

　黄疸、未だ色に発せざるの前に此れを知るべき候あり。其の候は舌のずっと奥に黄苔を生ずるもの也。其の苔延びて前に及ぶときは拳体に色を発する也。又、心中懊憹あるもの也。此れ又、一候也。它病の苔はずっと奥よりも来たらずして其の前より来たる也。今に至る沾数々試むるに差(たが)わざる也。
◯黄胖を打ち棄てて置けば后に下利づき、或いは腫気来たるもの也。

○回春[1]に皂礬丸[2]と云うて平胃散加鉄砂・緑礬也。至って飲みにくき方也。虚証には下利などつき、全体きつく脱したる者には絳礬丸[3]可也。実証の者は脾労丸[4]にてよし。虚証の者には鉄砂はきかずして其の内になにか反ってぐあいあしき者也。向こうへゆきていきあたらぬ也。此の処へ絳礬丸を用ゆればゆきあたる様に覚ゆる也。

○大温中丸[5] 入門 黄疸・黄胖と黄腫とを治す。又、借りて肝を制し、脾を燥するの用と為すべし。針砂一両・陳皮・蒼朮・厚朴・青皮・山稜・莪朮・黄連・苦参・白朮各五匁・生甘草二匁・香附子一両半、末と為し、倶に醋の糊にて丸す。梧子の大にて毎に七～八十丸、空心に温湯にて下す。一方は黄連・参・朮無く、針砂を用ゆるは青礬を以って之に代え、妙と為すに如かず。

○先生、この温中丸[6]中の針砂を去りて青礬に易え用ゆるに、青礬に制しよう、紅礬丸[7]にあり。故に左にのす。紅礬丸、婦人黄腫を治すること神の如し。青礬半斤、紙を用いて包み定め、旧い蒲鞋頭[8]の内に装入し、又一隻を以って上下合住して[9]縛り定め、炭火の内に於いて煅き、通(あまね)く紅くなるを度と為し、冷ゆるを候い、取り出だし名づけて紅礬と曰う[10]・香附子各四両・猪苓・沢瀉各二両・艾髭[11]一両、醋一碗を用いて礶内にて煮て、取り焙りて末と為し、陳米飯[12]に搗きて丸とすること梧子の大、四物湯、各一両を料(はか)り[13]木香三銭を加えて用い、研り末して衣と為し、毎に五十丸から加えて八～九十丸に至り、酒にて下す。

○退黄丸[14]入門条下に云う。盖し青礬は乃ち銅の精液[15]にて醋を用いて製す。肝を平らぐること、針鉄に逾ゆるを以ってす。如し針砂を服せば必ず塩を忌み、而して後、復た発こる。青礬は忌まず、発こらず、亦復た服さず。

○本草、針砂の条[16]に丸あり。鉄砂四十匁、即ち針砂也・乾漆二銭・香附子三銭と覚ゆ・平胃散五銭、右、末と為して丸となし、日に一銭目、重き者、二銭目用ゆ。其の主治に摘玄方[17]を引きて、脾労黄病を治

すとありて方名なし。黄胖に此の方にて大氐すむ也。若し黄胖下利などになり、陰位にゆきたもの有りて真武湯[18]などのゆく処あり。それには鉄砂・硫黄・蕨粉・浮石、散と為し、酒にて用ゆ[19]。然し下利などのつくは十中に一つ也。大氐は脾労丸[4]にてすむもの也。又此の方、下血して動気高ぶるに兼用することあり。

注1）　『万病回春』巻之三・五疸には、「棗子緑礬丸　黄疸胖病を治す」とあって、針砂・緑礬・蒼朮・厚朴・陳皮・神麴・甘草を細末と為し、棗肉または醋の糊にて丸ずる用法が記載されるが、この処方は平胃散加針砂・緑礬・神麴である。皂礬丸とは記載されていない。

2）　『本草綱目』巻十一・金石之五鹵石類・緑礬には、「時珍曰く、緑礬は皂色に染むるを以っての故に之を皂礬と謂うべし」とあって、皂礬は緑礬のことである。本文頭註には、「緑礬丸　蒼朮炒る・神麴・陳皮・厚朴炒る・大棗・甘草・緑礬焼きて性を存す、右六味、末と為して丸ず」と記載される。尚、龔廷賢撰『済世全書』巻之三良集・五疸には、「緑礬丸　五疸を治する良方」とあって、茅山蒼朮・陳皮・川厚朴・白朮・甘草・緑礬を細末と為し、神麴を用いて丸と為す」と、僅かに差異を見る。但し、ここでも緑礬は炒って用いる。

3）　『証治摘要』巻上・黄胖には、「紅礬丸家方　黄疸・黄胖幷びに嬰孩の疳気、好みて生米・土炭を食し、及び下血家にて動悸甚だしき者を治す」とあって、茯苓飲去人参・生姜、加厚朴・黄連・緑礬を処方する。尚、緑礬は焼きて紅と為すと指示される。また、後の注7）にも紅礬丸が登場する。

4）　『続名家方選』内因病・黄胖には、「脾労丸　脾労黄胖を療す」とあって、鉄粉・乾漆・香附子・平胃散末を白湯にて送下する。後の注16) の処方そのものである。

5）『医学入門』巻之六・雑病用薬賦・五疸に掲載される。尚、本文の後に、「脾虚の如き者、須く参・朮・芍・甘・陳皮を以って湯と作して已上二方を使うべし」と記載される。已上二方とは、本文の処方と一方の処方のことである。

6）注5）の大温中丸のこと。

7）『医学入門』巻之六・雑病用薬賦・中湿に掲載される。

8）本文には蒲難頭と誤記される。『医学入門』には蒲鞋と記されるので、香蒲の穂を割って包み込むの意か。

9）同じく雄花穂と雌花穂を合わせての意か。

10）一般には先の注2）の『本草綱目』の同箇所に、「青礬、煅過して赤く変ずるとき、絳礬と為す」とあるのみで、注7）以下の本文の如き炮製を必要としていない。

11）緜は綿の別体。

12）本文には飲とあるが、『医学入門』により訂正する。

13）本文には「四物湯料各両」とあり、『医学入門』には「四物湯料各一両」と記載される。ここで云う料は五苓散料などという用法とは異なるものと思われる。四物湯の四味が夫々一両ずつの意であろう。

14）注7）と同じく、『医学入門』巻之六・雑病用薬賦・中湿に掲載される。

15）今日では青礬の主成分は$FeSO_4 \cdot 7H_2O$である。

16）『本草綱目』巻八・金石之一金類・鋼鉄・鍼砂の附方には、脾労黄病に対して、「鍼砂四両、醋にて炒ること七次・乾漆、焼きて性を存す、二銭・香附三銭・平胃散五銭、末と為し、蒸して餅にして丸じ、梧子大とし、湯に任じて下さしむ。摘玄方」と記載される。

一方、本文には「方名なし」とあるが、先の注4）では脾労丸と命名されている。また、多紀元簡著『観聚方要補』巻三・黄疸

黄胖では、摘玄方鍼砂平胃散と命名している。
17) 『本草綱目』引拠古今医家書目に収載されるが、亡佚書である。
18) 傍註には「痺門」とある。
19) 『名家方選』内因病・黄胖には、「黄胖丸　黄胖にて上逆して動気し、或いは下血して眩暈し、行歩すること能わざる者を治す」とあって、鉄砂・蕨粉・硫黄・枯礬を末と為して糊にて丸じ、酒にて送下する用法が記載される。本文の処方とは浮石↔枯礬の一味違いである。

○五十以上の黄疸を労疸と云う。治し難き者也。
○黄胖、鉄砂の類を用いても治せざるは黄牛肉[20]を餌食せしむる也。牛胆[21]など黄胖に用いてあり。黄胖もつれたるには平牛丸[22]を用いてよき也。黄胖には鉄砂を用ゆるときよりも牛胆一味、丸と為し兼用してよきもの也。然れども先ず最初、通例は鉄砂の類にてよきもの也。然れども鉄砂を用いて七・八分も治しても、全く差えぬ者などあるもの也。其のときは右の丸や肉などを兼施してよき也。前の牛胆の丸[23]は一味にてよけれども丸じにくき者也。故に甘草にてもあしらいに入れて丸ずる也。

注20) 『本草綱目』巻五十下・獣之一畜類・牛・黄牛肉には、「主治は中を安んじ、気を益し、脾胃を養う。別録」と記載される。
21) 同じく、牛・胆には、「黄を除き、虫を殺し、癰腫を治す。時珍」と記載される。
22) 後の注23) には、「前の牛胆の丸」と記載されるので、牛胆一味丸であることが分かる。
23) 『校正方輿輗』巻之九・黄胖には、「土州の谷法橋了閑曰く、牛胆能く黄胖を治すと。余、未だ試みず」と記載される位なので、周

知された治法ではなかったのであろう。

16. 痢　泄瀉

　痢疾、年月日時に至りて発こるは、痢毒必ず残りてある也。常の痢毒は凡そ一年よりの内には消散するもの也。
○痢疾毒殆ど尽き、痛み小腹に下る者は赤石脂禹余粮湯[1]効有り。若し毒未だ衰えず、痛み大腹[2]に在る者、効無くして反って害になる也。此の方、丸となし試み用いしに効無し。
○噤口痢を治するに、黄連黄芩乾姜人参湯[3]にて間々効を取[4]ることあり。
○論[5]に云う脉沉弦は下重[6]すと。沉弦は内に積滞のある候也。下利は微弱なるべき也。反って下利する者に沉弦とあるは、病毒ありて今の痢病にても沉弦なる者は内に毒ある者也。疝などに沉弦を見わす。是れ、内に毒あるが故也。疝気にも下重する也。今、至って虚極の者にても下すにて下重あるものには、療治を施して治を得ることあり。陰症に似たる者にても下重する者は必竟は陽証也。又、痢疾などにても上に嘔吐ある者は、極虚になりても治すること多し。嘔吐も内に毒ある故のこと也。只虚のみになりし者は嘔吐・下重もなき也。此れは治もならぬもの也。医の手を離したる危証にても嘔吐・下重のあるものは、十中に二・三愈ゆる者也。北尾春偏[7]、療治に心を用いし人也。此の嘔吐・下重のことを諄々と[8]して説けり。是のことをあしき書を秘めおけり。先生、是れを見たり。[9]今沾試むるに果たして百中也。下重は今云うしぶりはらの類也。下重のあるは附子のゆく処にあらず、白頭翁湯[10]の類、或いは下剤などゆく也。脉大なる者も是れ邪のすすむ脉也。今の痢疾などにても然り。遅か沉に変ずれば下利止

む也。然らざる内は止まざる也。
○痢疾下重は陰症になき者なれども、時を移して積もりきると云うきみはある也。元気つくる也。故に脉も沉緊ならぬもある也。
○痢病などにて発熱する者は多く死する也。差後[11]発する者には手あてはいらぬ也。痢病、日を経て発熱するものも多く死する也。是の分別、知らざるべからず。日を経て発熱する者は石膏もやられず、但黄連・黄芩の類をやりておらねばならぬ。然し死するもの也。痢病発端に発熱あるは大事なし。発表するよし。発しても熱去らざるはむつけしき也。后にむつけしくなるもの也。発端に汗をよく取れば、それより下利など已むもの有り。身熱などあるは急なることはなけれども、じりじりと段々にわるくなるもの也。大いに忌むこと也。潮熱・瘀熱等も忌む也。軽き熱は大事なきなれども、只いつもほつほつと熱あるものにても大いに忌む也。いけぬ者はなしと也。いやらしくあるもの也。白頭翁湯などの証にて其の方を用いても減ずべきに熱減ぜず、依然としておるものはむつけしき也。又下利少々止むとも、熱勢減らざる者は忌む也。
○金匱[12]曰く、下利已に差え、其の年月日時に至りて復た発する者、病尽きざるを以っての故也。当に之を下すべし。大承気湯に宜し云々。年月日時、此くの如くきまることはなきなれども、大凡を云いたるもの也。是れ、余毒の滞りてある故也。後世、休息利[13]と云うもの、三日も五日も病みて、起こり起こりするものを云えども、此の年月を以って起こる者も休息利と云うてよき也。治方に取りて大承気湯は持前なれども、虚弱になりて大承気湯を用ゆる腹の候にあらざる者あり。痢毒、厳然として塊ありても、大承気湯を用いられぬあり。然れども大柴胡湯[14]や小承気湯[15]の如きもののゆく処にもあらず。此くの如き処には無憂散[16]効ある也。此の方、ゆるき薬なれども能く効ある也。此の方、積滞り[17]を能く下すもの也。凡て塊に係わりたるをよく下す。后世にて云う積などとなすきみある処へよくきく。又な

にとも定まらず、腹に凝結しておるものに、下してもよかりそうなるもの、此の方にて下すべし。然れども胃実を下す薬にもあらず。鶏鳴散[18]、紫円[19]の軽きようなる薬也。疝などにても、積塊有りて下したき処へもやる也。此れらの場にて無憂散を用ゆること、奥村[20]の用い初められたりと也。二・三日ずつに休息する痢疾もあり。それにも無憂散の行く処あり。又休息利、疝より来たるものあり。此れには当帰四逆湯[21]などのゆく処あり。田中[22]もよく此の方を用ゆと云う。○桃花湯[23]、痛みの小腹に下る者は効ある也。千金下利門[24]に大桃花湯[25]と云うあり。冷白滞利腸通方[25]と云うてあり。此の主治、先生の用い覚えの処と合す。裏熱の便膿血にても、痛み小腹にある者は桃花湯効ある也。是れよき方にて、痢いえて后も水腫などにもなるようなることなきもの也。桃花湯などを熱毒の未だ尽きざるに用ゆれば、腫気出でて塊などを結ぶことあり。或いは劇しき者は痿躄になり、鶴膝風などの如くにもなるもの也。少腹へ下るものは赤石脂類を用いては、右の如き憂いも出でずして能く効ある也。裏寒の便膿血にても、痛み大腹にある者は理中湯[26]、四逆湯[27]、白通湯[28]の類にてすむ也。もと裏熱にても、痛み小腹[29]に下るに至るものは最早裏寒になりてあるもの也。桃花湯は陰症にある膿血利、陽位にありては黄連阿膠湯[30]可也。然し傷寒論の方より外台の方[31]よし。后世腸脱、脱滑と云う、是れ也。桃花湯はよく効ある方也。丸薬にしても効ある、然し湯となすに若かず。

注1）原文には他本も含めて、全て粮→糧と誤記される。○赤石脂・太一禹余粮。

2）小腹に対する大腹で、中脘のこと。

3）本来は『傷寒論』弁厥陰病脉証并治第十二の乾姜黄芩黄連人参湯と称されるべきである。○乾姜・黄芩・黄連・人参。尚、原文のような記載は筆者は終ぞ知らない。

4）原文には乩と記載される。乩は取の古字である。
5）『傷寒論』弁厥陰病脉証并治第十二には、「下利、脉沈弦なる者、下重する也。……」と記載される。
6）裏急後重のこと。
7）原文には他本も含めて北尾春圃とあるが、北尾春圃のことではないだろうか。春圃著『提耳談』巻之二・痢疾や痢疾治法改正及び同著『当壮庵家方口解』巻之三・痢治法経験には、様々の経験と種々の工夫が掲載されている。
8）丁寧に、懇ろに。
9）原文の「是のことを……見たり」は他本にはなく、意味不明。
10）○白頭翁・黄柏・黄連・秦皮。
11）治癒して後の意だが、ここでは痢そのものが停止するだけの意味。即ち、前後の文からは発熱が痢の止む直後ならば放置していいと云う。
12）『金匱要略』嘔吐噦下利病脉証治第十七には、「○下利已に差え、其の年月日時に至りて復た発する者、病尽きざるを以っての故也。当に之を下すべし。大承気湯に宜し」と記載される。
13）下痢が発来と休止と長い間繰り返す病態。
14）ここでは、『宋板傷寒論』に云う大柴胡湯ではなく、『金匱要略』方を云う。
15）○大黄・厚朴・枳実。
16）頭註には、「無憂散　当帰・川芎・芍薬・枳殻・乳香三銭・木香・甘草・髪灰一銭半、右末し水煎服す」とある。『厳氏済生方』巻之九・校正時賢胎前十八論治には、「第十七問。胞肥えて産に臨み、生み難き者は何ぞ。答えて曰く、身は富貴に居し、口は甘肥に厭きて、聚楽は常ならず、食物に度無く、既に飽きて便ち臥し、胞胎をして肥厚し、根蒂堅牢にして行動して気急ならしむるを致す。蓋し曾て予め痩胎の薬を服せざるに縁りて、臨産に於い

て必ず是れ生み難きを致す。月に入りて無憂散を服すべし。則ち生み易し」とあって、頭註の処方が指示されている。即ち、元々は本文での用法とは大いに異なる。

17) 粘液のこと。或いは時に粘血液のこともある。
18) 傍註には「打撲門を見よ」とある。朱佐撰『類編朱氏集験医方』巻之一・諸風門　附　卒中・脚気・脚気には、「鶏鳴散、脚を治する第一の肢薬にて男女を問わず皆服すべし。人、風湿に感じ、脚足に流注して痛み忍ぶべからず、索を用いて懸吊し、叫声絶えず、筋脈腫大するが如し」とあって、檳榔・陳皮・木瓜・呉茱萸・桔梗・生姜・紫蘇茎葉と指示される。
19) **2．産前後**の注143)で解説した。○代赭石・赤石脂・巴豆・杏仁。
20) 奥村良竹のこと。
21) 傍註には「癥」とある。○当帰・桂枝・芍薬・細辛・甘草・通草・大棗。
22) 田中信蔵のこと。
23) 傍註には「痢」とある。○赤石脂・乾姜・粳米。
24) 『備急千金要方』巻第十五下脾臟下・冷痢第八のこと。
25) 頭註には「大桃花湯　赤石脂・乾姜・当帰・竜骨・牡蠣・附子・白朮・人参・甘草・芍薬、右十味」とある。但し、これは書体が異なっている。注24)の箇所には、「大桃花湯、冷白滞・痢、腹痛するを治する方」とあって、先の十味を咬咀して煎服するべく記載される。後条文には「膿には厚朴三両を加え、嘔には橘皮三両を加う」とも記載される。また、本文には「冷白滞利腸通方」と記載されるが、原典の条文は「冷白滞利腹痛方」である。
26) 傍註には「喝」とある。
27) ○甘草・乾姜・附子。
28) 傍註には「泄瀉」とある。○葱白・乾姜・附子。

29) 原文には「少腹」とあるが、前後の関係より「小腹」と改める。
30) ○黄連・黄芩・芍薬・雞子黄・阿膠。
31) 『外台秘要方』第二十五巻痢・水穀痢方には、「又（集験）、熱水穀の下痢を療する黄連阿膠湯方」とあって、黄連・阿膠・梔子・烏梅・黄柏を切りて水煎服するべく記載される。

──────────

○痢疾久しく愈えざる者は、腸胃の腐爛して赤白を下す者と見ゆとて、奥村氏20)、大黄牡丹湯32)、薏苡附子敗醬散33) を用いられたり。手ぎわ34) になおるもの也。桃花湯23) も此の湯に入れて並べ置きて用ゆることあり。排膿散35) もゆくあり。薏苡附子敗醬散よりは痢疾には三味の排膿散36) 殊によし。大黄牡丹湯は陽証也。薏苡附子敗醬散は陰症と立つべし。痢疾久しく差えざる者は、後になりてなめ37) の如きものを下すにもらす。実に膿血の如き者を下すもの也。奥村の、痢疾を腸癰の治法にすること、古今未発の卓見也。
○痢疾などにて久しきをふれば38) 腹痛などは止まねばならぬに止まざるは、何ぞわけありと知るべし。
○後世痢疾に陰陽合病の様なる処へ用ゆる、おかしき也。
○金匱39) 白頭翁湯40) は熱利にても渇をおもにして用ゆる也。痢疾の渇は難治也。石膏などにても他薬にても効なきもの也。又、痢疾にて渇を治する薬、後世方にもなき也。幸いに此の方のみあり。此の方、軽き者効有り。重劇の者にてもたまたま効ある也。它には用ゆる方なき也。痢疾を下すこと、古方にはなきこととみゆ。千金41)、外台42) などにも芩・連・梔・柏の類にてすましてあり。たまたま大黄を用ゆることあり。巴豆など用いたるものなし。白頭翁湯は数十行に至るものにても効ある也。后世禁43) 口利に敗毒散加陳蔵米・黄連44) を用ゆるけれども、外台に陳蔵米・黄連二味ばかりの方45) 二つあり。后世にて参連湯46) などを用ゆる禁43) 口痢、此の方を用いてよき也。米と

云うものがあんばいよきもの也。
○通脉四逆湯[47]の下利に后世理中湯、和剤の六柱散[48]や四柱散[49]を用ゆ。此れも附子剤也。通脉四逆湯、白頭翁湯、はりあわせ置きて寒熱に分けておきてよし。
○黄連阿膠湯[30]、便膿血の下利にあらずしても、裏熱の下利の心煩する者に効あり。又心煩なくしても裡熱の下利、便膿血なれば用ゆる也。
○痢疾、痛み大腹[2]にあるものは赤石脂の類、桃花湯[23]などを用いて下利を止むべからず。痛み小腹[29]に下る者には裡熱の者にても、阿片・赤石脂の類にて止めてよき也。毒は残らぬもの也。又、痢疾久しきをへて陰症の様になりてありても、大腹に痛みあるものは赤石脂の類を用ゆべからず。そこには理中丸[50]よし。又赤石脂禹余粮丸[51]のゆく処に如神丸[52]反ってよき也。
○一病人、常に痔あり。或る時痢疾を患うとあり。膿血利になりて止まず、此のとき大黄牡丹湯[32]を用いて速やかに治を得る也。此の薬を用ゆるの按は、痔は固より瘀血によりてよく起こるもの也。痢疾も本より熱毒の然らしむる処、両瘀熱合して膿血をなして病毒深く大腸腐りたるきみ有りとみゆ。故に大黄牡丹湯を用いて即効あり。宿疾の痔も痢と与に頓に除くと云う。
○如神丸を用いて治を誤りたる者にはしほどき[53]が出で来ざるもの也。たとえ大承気湯などにて下したりと雖も効なきもの也。
○下重は裡寒にもあるもの也。下重を熱とかたづけて云われぬ也。然れども裏寒は後重[54]には至らぬもの也。痢疾に始終痛みなきものあり。其のとき、毒を逐うによき乎、赤石脂の類にて下利を止めてよき乎を決するには、赤石脂のゆく処に至れば後重になり、又失禁するもの也。たとえ後重あるにも、失禁する者は赤石脂を用いてよし。後重は窘迫也。陽症には赤多くして白少し。至って稀なるもの也。重寒の場、赤石脂の処に至りては必ず白を帯ぶるもの也。赤石脂の処は腸滑[55]

と云うものにて後重なきもの也。又、後重は大腹に拘攣あり。大腹になければ小腹に在り。少腹56)には何れあり。白頭翁湯、黄芩湯にては拘攣はあてにせぬ也。此の場にては拘攣ありてもなくても、其の証あれば用ゆ。上に云う処の如きは裏寒の場にて分かち難きが故に、下重或いは拘攣等にて分弁する也。

○如神丸57)、痢を止む。阿片・黄連・木香、右三味、細末糊丸、豆子大、辰砂を以って衣と為し、白飲を以って三粒を服す。若し薬を服して下利、頓に去り、若し腹脹する者、白湯を以って塩梅を服するときは其の利、故の如しと。此の方、何れの書にあるや、未だ其の出処を知らず。

○陰症はくくり58)なき故に後重はなきもの也。拘攣ある者は後重あり。拘攣すべて後重する也。熱にては分かり知れ難き也。又、分けいでも59)此のときには大事なきこと也。熱にてする後重ゆえに分かちにくき也。

○桃花湯、痢疾久しきをへて真の膿血を下すことあるもの也。此へは尚更ゆく也。常の下血には膿を兼ねぬもの也。此れ、其の別也。

○痢疾は大抵腹痛を兼ぬるもの也。

○便膿血にあらずして、つねの下利の痢疾には痛み小腹に下りても、赤石脂・禹余粮の類を用ゆべからざる者也。用いても効無きもの也。それには阿片・縮砂・訶子・肉豆蔲のゆく処也。

○下利は日数を以って劇易を分かつことあしし。是れにてはきめられぬもの也。小児は下利の度数多きを以って重しと為す。諸病ありて60)下利はげしき百行にもあまる者は、先ず如神丸57)を用いて下利の度数を減じておきて、それから療治する也。亦、治・不治も決する也。下すべきものにても、小児には先ず下利を減らしておきてからする也。然らずんば暴脱する也。

○利疾を治する法。陽に在りては先ず最初の発表剤、或いは大柴胡湯61)也。百行ほどの下利にても、大氐大柴胡湯にてよきもの也。又厚朴七

物湯[62)]のゆく処あり。是れは痢疾は凡て最初は悪寒も少しあるもの也。下したき証ありても表は解せず、又表を先にし、裏を後にする后法に従いて、発汗せんと思えども汗沺の表にもあらず、少し承気湯[63)]のすじの腹満などあるには、此の処へ七物湯[64)]を与う。或いは汗出でて愈ゆるあり。又、厚朴七物湯の腹満なき処へ桂枝加大黄湯効有り。下利は何れも同じ。

○痢疾に一向腹痛のどうしても止まざる者あり、治し難き者あり。

注32）傍註には「腸癰」とある。

33）傍註には同じく「腸癰」とある。○薏苡仁・附子・敗醬。

34）漢字で書けば、手際。ここでは手際物、良い出来映えの意。

35）傍註にはやはり「腸癰」とある。○枳実・芍薬・桔梗を雞子黄と揉和する。

36）ここで態々三昧の排膿散と記載されるのは、『景岳全書』巻六十四・外科鈐古方の四味排膿散（嫩黄芪・白芷・五味子・人参）や八味排膿散（黄芪・当帰・金銀花・川山甲・白芷・防風・連翹・瓜蔞）を意識し、非対象とする旨を表現しているのであろうか。

37）漢字で書けば、滑。粘液のこと、即ち白痢のこと。

38）漢字で書けば、経れば。

39）『金匱要略』嘔吐噦下利病脉証治第十七のこと。

40）○白頭翁・黄連・黄柏・秦皮。

41）例えば、『備急千金要方』巻第十五下脾藏下・熱痢第七には、「治熱痢水穀方　黄連・阿膠・烏梅・黄柏・梔子」や「黄連湯、赤白痢を治する方　黄連・黄柏・乾姜・石榴皮・阿膠・当帰・甘草」が掲載される。

42）例えば、『外台秘要方』第二十五巻痢・冷熱痢方には、「近効、痢を療するに冷熱を問うこと無く、神験ある黄連丸方　黄連・茯

苓・阿膠」や「又（近効）、苦だ下すも冷熱を問うこと無く、及び膿血痢を療するに悉く之を主る方　生犀角・黄柏・黄連・苦参」が掲載される。

43) 一般には噤字を用いる。

44) 『医療衆方規矩大成』巻之上・傷寒門・敗毒散には、「〇時行瘟疫、痢して赤白を下して発熱して口乾き身痛むには、陳倉米・黄連・生姜・棗を加えて 倉廩散 と名づく。〇噤口痢には、陳倉米・蓮肉を加う」と掲載されている。

45) 『外台秘要方』第二十五巻痢・水穀痢方に、「又（広済）、熱水穀下痢を療する方」の又方として、黄連・陳米二味が、また続いての水痢方に、「又（経心録）、水痢を主る方」の又方としても、黄連・倉米と指示される。但し、後者は雞子七枚と和して丸となし、赤豆粥も服用することになっている。

46) 頭註に「参連湯　参五銭・連一両、水煎」とある。

47) 〇甘草・附子・乾姜。四逆湯よりも附子・乾姜の分量が多い。

48) 『厳氏済生方』巻之五・泄瀉論治には、「四柱散、元臓気虚し、真陽耗散し、両耳常に鳴り、臍腹冷痛して頭旋・目暈し、四肢怠倦し、小便滑数にて泄瀉止まざるを治す」とあって、白茯苓・附子・人参・木香を生姜・塩を調理として煎服する。更に後条文には、「滑泄止まずんば肉豆蔻・訶子を加えて煎じ、名づけて六柱散と曰う」と記載される。従って、原文に云う「和剤」は錯誤である。

49) 一方、注48)の四柱散そのものは、実は『太平恵民和剤局方』巻之三・一切気　附　脾胃積聚に、注48)と略同文で登載されている。但し、注48)の六柱散は記載されていない。四柱散は紹興続添方に属するから紹興年間（1131〜62年）の登載であり、『厳氏済生方』の成書は約百年後である。

　従って、ここでの原文は「済世六柱散や和剤四柱散」と書くの

が正しい。

50) ここは先の理中湯ではなく、敢えて丸剤を指示している。
51) 『傷寒論』弁太陽病脉証并治下第七の原文では、赤石脂禹余粮湯〇赤石脂・太一禹余粮として記載されるが、ここでも敢えて丸剤として指示されている。
52) 『名家方選』外因病・痢疾には、「如神丸　痢疾を治する神方」とあって、阿片・黄連・沉香・砂仁・黄柏・甘草を末して丸とする用法が掲載される。但し、本文の4段後の段落に東郭の云う如神丸が登場する。
53) 原文には「しほどき」とあるが、しほどき（潮時）のこと。
54) ここで云う後重は、下重（裏急後重）に拘攣を伴う程度に至る状態であろう。
55) 白痢のこと。白色の粘液の多い下痢。
56) 小腹の左右両傍を示す。
57) 先の注52）と同類の薬である。ここでは阿片・黄連・木香と指示されるが、『本草綱目』巻二十三・穀之二稷粟類・阿芙蓉の附方には、赤白痢下に対して、鴉片・木香・黄連・白朮を研末として小豆大に丸ずる用法が記載される。尚、東郭は「何れの書にあるや、未だ其の出処を知らず」と言うが、何故『本草綱目』を指摘しなかったのであろうか。
58) 漢字で書けば、括りで拘束すること。ここでは拘攣をいう。
59) 漢字で書けば、分け出でも。拘攣があるかどうかの区別がはっきりしていてもの意。
60) ここで諸病ありてとは、直接下剤とは無関係の病状をいう。
61) ここでは大黄を配合した処方を意味する。
62) 傍註には「皷脹」とある。〇厚朴・甘草・大黄・大棗・枳実・桂枝・生姜。
63) ここでは大承気湯のこと。

64) ここでは厚朴七物湯のこと。

○白頭翁湯[10]は黄連阿膠湯[30]よりは熱はげしく、渇ある処へもやる也。黄連阿膠湯は熱はげしく、渇ある処へはゆかぬもの也。故に白頭翁湯の方中、只熱を制するを主とする薬あり。痢疾に渇ある処へやる薬、它になき也。痢疾の渇は石膏を用いて効なく[65]、反ってぐあいあしきもの也。諸方書にも古今此れ石膏を用いたる方なし。
○白頭翁湯は渇ありてもなくしても用ゆる也。又、白虎湯[66]の水数升を飲まんと欲す[67]の勢いありて下利するものは、白頭翁湯にてもとどくまじ。其のときは白虎湯なるべし。
○白頭翁湯の一段重きに承気湯[68]の証あり。しかし、承気湯には渇なき也。白頭翁湯は渇有り、承気湯は腹満して窘迫もつよく、腹痛もつよき也。白頭翁湯は腹痛はつよきものにあらず。
○腹痛止まざる者に鮒[69]を用いてよし。少し日数立てば膾[70]となして食せしむれば、下利の数も減じ、痛みも止むもの也。
○田中[71]にて禁口利、一向に薬を受けざる者に鮒をすりつぶし、麝香・呉茱萸を少し入れて煉り、臍中に入れ張りてよし[72]。此の効はどうでも、熱毒でも引きさげてよしとみえたり。
○利疾、裏急後重甚だしき者に魚腥[73]にて腰を洗い、温めてよし。
○利疾の施薬に戢菜一味の方[74]あり。痛みなどをよく止むと云える。是れ、阿州野口孝左ヱ門家方也。又、平尾小左ヱ門施薬に白雞頭[75]一味煎用す。
○痢疾久しく止まず、後重していきばる[76]ことつよければ、ひたもの[77]脱肛するもの也。然れども別に脱肛の手あてはいらぬもの也。利疾差ゆれば脱肛も自ずから愈ゆるもの也。
○金匱[78]云う、産後下利、虚極、白頭翁加甘草阿膠湯之を主ると。産後の下利には此の方にすぐるものなし。産後の今云う利疾などには

至ってあんばいのよきもの也。甘草・阿膠はいずれ加うるがよき也。産後の下利にも限らず、常の下利にも用ゆる也。これ、下利とあれども熱利下重に取りて此れを目当てとする也。便膿血なれば尚効有り。平人の熱利にても、渇などありて便膿血するものは此の方より外に用ゆべきなし。平人にても便膿血する者はやはり阿膠・甘草加え用いて宜しかるべし。黄連解毒湯[79]も此の処の方と近けれども効大いに劣る也。産後・男子の痢にて下利する様なる者には、賀川[80]にて青陽丸と云うて三製の黄柏[81]を用ゆるけれども、是れにても効無き也。和方に芍薬湯[82]と云うあり。大いに効有る也。二年も三年も止まざる者あり。終に是れにて死に及ぶもの也。后にはやはり雷鳴切痛して生姜瀉心湯[83]や或いは甘草瀉心湯[84]の下利のようになりて、瀉心剤を用いても治せざる也。此の処へ芍薬湯効あり。嘔などある者には半夏を加えて可[85]也。芍薬湯の方　芍薬・香附子・甘草・乾姜・縮砂、右五味、通例に煎じ用ゆる也。

○当き四逆湯[86]、痢疾、純血利とて血便のみを下す者に此の方効有るは、黒血を交下するもの也。傷寒中にては血便を下す者は悪証なれども、痢証は左ほどにもなきもの也。当き四逆湯にて愈ゆるもの也。此の方、白頭翁湯、黄連解毒湯と寒熱の別也。黒血を下す者にても渇あり、熱ある者は当き四逆湯は用いられぬ也。其のとき、当き四逆湯也。傷寒論[87]にては当き四逆湯、裏熱に属すれども、[88]此の処にては白頭翁湯や黄連解毒湯に対しては当き四逆湯、裏寒に属してよき也。当き四逆湯も便膿至りては効無き也。又当き四逆湯の処へ桃花湯[23]をやりては、下利は止んでも害をなすもの也。又桃花湯の便膿血は便膿血止まずと云う位の処にて経歴したるもの也。当き四逆湯のゆく処は初発血便を下す処にもある也。此の方、裡寒なれども発熱もあり、腹痛もある也。

○当き四逆湯を血便を下すに用ゆる、医学入門[89]にあり。

○大柴胡湯、黄芩湯の下利にも赤白利を為すものある也。然れども黄

芩湯は毒ありて窘迫するものには効無き也。それには大柴胡湯也。痢疾には黄芩湯は至って後なるもの也。利病の調理の薬とも云うべき也。桂枝加大黄湯にも赤白利はあるもの也。右三方の内、桂枝加大黄湯の証、今の利疾に多くあるもの也。次は大柴胡湯也。黄芩湯の証は少なきもの也。桂枝加大黄湯には必ず少しにても腹痛ある也。大柴胡湯の証、少しにても胸脇にかかるものあり、多く腹満する也。又、利疾につきて胸脇下にかからずして其の人、平生もちぶん[90]の胸脇下へかかる者ありて痢下するにも用ゆる也。又今の医、最初の痢疾には悪寒を見わさずして妄りに葛根湯を投ずるは非也。痢疾などの表の悪寒をみるに、必ずしも悪寒と云うに非ず。人の単もの[91]を服するとき、袷や綿入などを服する様の類も悪寒と取りて治すべし。

注65) 原文には「効アリ」と誤記される。前後の文も「効ナク」で実地臨床とも矛盾しない。

66) ○知母・石膏・甘草・粳米。

67) 『傷寒論』弁太陽病脉証并治下第七には、「傷寒、若しくは吐し、若しくは下して後、七八日解せず、熱結して裏に在り、表裏俱に熱し、時時悪風し、大いに渇し、舌上乾燥して煩し、水数升を飲まんと欲する者、白虎加人参湯之を主る」とあって、原文に云う「水数升を飲まんと欲す」は白虎加人参湯の条文の一部である。但し、『備急千金要方』巻第九傷寒上・発汗吐下後第九には、略同文の条文にて白虎加人参湯ではなく、白虎湯に作っている。

68) 一般的には大・小・調胃承気湯を表わすが、本文の前後には大承気湯が登場する。

69) 『証治摘要』巻上・痢には、「鯽魚鱠　痢すること五・六日、腹痛止まざる者」とある。鯽は鮒と同じ。一方、同じく泄瀉には、「予、屢々疝瀉を患いて輟食(てっしょく)す。鯉魚膾二椀を食して即ち愈ゆ」とある。痢には鮒、泄瀉には鯉と記載されるのも興味深い。

70) 一般的には膾（なます）と書く。生の魚を野菜などと酢漬けにした料理。
71) 田中信蔵のこと。
72) 信蔵著『医事談』には記載されていない。
73) ここでは蕺菜、即ちドクダミのこと。魚腥草。『本草綱目』巻二十七・菜之二柔滑類・蕺の附方には、断絶瘧疾に対して、「紫蕺一握り、搗き爛らかして絹にて包み、周身摩擦して睡りを得て汗有れば即ち愈ゆ。発する前の一時に臨みて之を作す。救急易方」と記載される他、多くの搗き爛らかしての外用療法が掲載される。
74) 『漢薬の臨床応用』重薬には、「湿熱による下痢（急性腸炎・赤痢など）にも魚腥草を用いる」とある。先の『本草綱目』蕺菜には、痢疾に対する効能は記載されていない。
75) 白雞頭は鶏の頭や冠のことではなく、ヒユ科ケイトウのことである。『本草綱目』巻十五・草之四隰草類・雞冠には、子も花も赤白下痢の効能が記載され、附方には赤白下痢に対して、「雞冠花、酒にて煎じて服す。赤には紅を用い、白には白を用ゆ。集簡方」と記載される。即ち、赤痢には赤い花を、白痢には白い花を用いよとの指示である。尚、『和漢三才図会』巻第九十四之本・湿草類・鶏冠には、「俗に雞頭と云う」とも記載される。
76) 漢字で書けば、息張る。息むと同意。
77) 漢字で書けば、直物。一途にの意。
78) 『金匱要略』婦人産後病脉証治第二十一には、「産後下利、虚極には白頭翁加甘草阿膠湯之を主る」とある。〇白頭翁・甘草・阿膠・秦皮・黄連・柏皮。
79) 傍註には「癲癇」とある。元々の『肘後百一方』巻之二・治傷寒時気温病方第十三には、「煩嘔して眠るを得ざるを治す」と記載される。
80) 賀川玄悦のこと。

81) 『子玄子産論』巻第一孕育・治法には、「病候に曰く、大便下利と。治法に曰く、第四和剤湯之を主り、青陽丸を兼用すと」とあって、第四和剤湯方に次いで、「青陽丸方　黄柏熬ること二両、焼くこと二両、生にて二両、右、糊にて丸じ、毎服一錢匕、一昼夜にて数服す。大便利するもの黒きを以って度と為して止む」と記載される。従って、三製とは熬・焼・生の三通りの製法をいう。尚、原文には制黄丸、他本には製黄丸と誤記される。また、『子玄子産論』には、「産後・男子の疝にて」とは記載されていない。

82) 『山脇家八十二秘方』（七）産後下痢、及び経閉して帯下、上気して足冷え、時々発熱し、食臭を乾噦し、口腹妨われて脹れ、雷鳴切痛して已まざる者を治する方には、「芍薬湯　芍薬・水莎・乾姜・昌陽・国老・縮砂」と記載される。水莎は香附子、昌陽は石菖蒲、国老は甘草である。後出の芍薬湯には昌陽が配合されない。

83) 傍註には「嘔吐」とある。〇生姜・甘草・人参・乾姜・黄芩・半夏・黄連・大棗。

84) 傍註には「泄瀉」とある。〇甘草・黄芩・乾姜・半夏・大棗・黄連。

85) 半夏瀉心湯を含む三瀉心湯共、半夏を含んでいる。ここの記載では芍薬湯加半夏にも触れているのであろう。

86) 傍註には「癥瘕」とある。〇当帰・桂枝・芍薬・細辛・甘草・通草・大棗。

87) 『傷寒論』弁厥陰病脉証并治第十二には、「手足厥寒し、脉細にて絶せんと欲する者、当帰四逆湯之を主る」と掲載される。

88) 1行前の「其のとき、」から「属すれども、」は削除して可。

89) 『医学入門』三巻下・汗吐下滲和解温補総方・陰症・温補には、「当帰四逆湯　……経に曰く、脉は血の府也。諸血、皆心に属す。通脉は必ず先ず心を補し、血を益す。……」と、ここでは本文

に云う「血便を下すに用ゆる」ものではない。また、同書・四巻上・雑病提綱・血類・便血や六巻・雑病用薬賦・便血にも当帰四逆湯は見いだされない。

90) 本文の傍らには「持ち分」と漢字表記される。
91) 漢字で書けば、単物。一重の衣。

○一病人、桂枝加大黄湯の痢疾、左の横骨[92]の上に当て処を定めて径二寸ほどの処、いたみたえ難く、始終手にて按えておりし也。前方を用いて痢も止み、其の痛みも治したり。是れ、即ち痢毒[93]也。

○噤口痢、後重の劇しくして薬も用ゆべからざる者に、東洋[94]の方に寛中膏[95]として雞卵・酒・水・蜜の方あり。よくゆるむるもの也。此の方は虚したるものに用ゆ。紫円[96]を用ゆる処と相反す。禁口利[97]は嘔つよくて食すること能わざるもの也。此の方を禁口利に用ゆるに腹のあしきに用ゆる也。此れを用ゆれば後重もやすき也。腹あんばいよくなる故、食自ずから進む也。

○痢疾の腹痛至って甚だしきものに、一種禁口利に紫円にて逐う処のものあり。然れども腹痛はげしくなるもの也。下利の来る迚は大いに腹のぐあいあしかるもの也。下利して后はよきもの也。少々ずつ用ゆべし。五丸～七丸ほどずつ用ゆべし。儒門事親[98]に感応丸[99]とて、痢疾に巴豆・杏仁・百草霜などやらん入りたる方を用いてあり。然れども別にするには及ばざる也。紫円にてよし。右の巴豆を用ゆる内、芍薬甘草湯[100]を用ゆ。腹のあんばいよきもの也。又、寒利は巴豆を乾姜湯[101]にて送下し、熱利は甘草湯[102]にて送ると云うあり。是れにも及ばざる也。芍薬甘草湯にてよき也。又、巴豆を久下利の止まざる者に用ゆることあり。本草[103]に臘匱丸[104]とあり。巴豆の附方に見えたり。先生、堺の人の伝にて巴豆一味を黒やきにし[105]、散と為し用ゆ。瞑眩[106]なきもの也。三角[107]にては杏人・百霜各等分、末と

為し、痢疾なれば柴胡湯などの処にても最初から兼用する也。能く瘀物を下すもの也。葛根湯を用ゆる処にも下剤を用ゆる処にも兼用する也。前の巴豆を用ゆる久下痢は真武湯、四逆湯[108]にて止まざる処に用ゆる也。久下利は多く寒也。附子のゆく処のもの也。熱に属するもの少なき也。一種久下利止まざる者に、思いの外に甘草瀉心湯[109]、半夏瀉心湯[110]、生姜瀉心湯[111]などの処あるもの也。意を注ぐべし。又、色々前の治をなしても、服薬すれば尚々下利つよくなり、食すれば腹痛はげしくなりて奈何ともすべからざるもの也。是れ、所謂虚瀉也。其のときは一切に薬を断じて、全書[112]の糯米湯[113]の方を用ゆることあり。此れも一術也。痢疾の利、久しく止まず、服薬すれば益々下るものに、薬を止むること一術也。凡て飲みものを減ずるは一手段[114]也。凡そ二回り、三回りも方を用ゆれば自然に治するもの也。能く効あるもの也。夜食を減じ、臨臥に用ゆる也。

○利疾、疝による者は高良姜湯[115]、効あるもの也。高良姜湯は腹に満ある者を目当てとなして用ゆる、満なき者は当き四逆湯[116]や真武湯などゆく也。久年の者にても治療は同じ。高良姜湯は五更瀉[117]には反ってあしし。厚朴湯[118]などの類ゆきては反って下るもの也。五更瀉には当き四逆湯、真武湯にてすむ也。是の二方にて効無きものは死証也。五更瀉、一云う脾腎瀉、是れ也。五更瀉、曙の七つ時[119]に一度、六つ時[120]に一・二次つづきてくるもの也。大氐三・四度を過ぎざる者也。

○[121]小瘡・疥癬の類、初発に剤を用ゆる間は毒いみ[122]をせずして食さしむるがよき也。毒を張り出だすがよき也。土茯苓を用ゆる処に至りては禁食すべし。此の処へ禁食せざれば反って毒を残す也。

○水腫にても下剤を用ゆる間は魚肉などを禁ぜぬ也。小瘡、梅の毒をはり出だすもの[123]、雞肉[124]にしくものなし。雉子[125]なども毒深きものなれども、雞肉にしかざる也。雞肉は土茯苓を用ゆる内にてもよきもの也。油ものは初中終[126]いむべし。酒は少しずつ用ゆるがよし。

毒を動かしてよきように覚ゆ。
○水腫は断塩のときにても、酢を用ゆるがよき也。瘡の類には酢は始終あしき也。

注92) 恥骨のこと。従って、左恥骨上縁に接して術者の手を置いた位の幅の範囲。

93) 痢疾の内で、疫毒をいう。元々体質的に虚弱であるのに対し、強い伝染性の疫毒が深く営分や血分を侵す。全てに激しい症状を齎す。

94) 山脇東洋のこと。

95) 『山脇家八十二秘方』(三一) 療噤口痢裏急後重甚者方には、「寛中膏　三年酒(三合)・氷糖(六銭) 右二味、土鍋中に入れ、緩火にて煮て飴の如からしめ、数々之を服し、半日許りにして行減り、穢物大いに下り、数日にして痊ゆ。大いに験あり。陶(山脇東門)按ずるに、凡そ痢病の熱甚だしく、行数なる者は初めに三黄湯を用い、二・三日或いは四・五日過ぎ、復た方に此の症有らんとするとき、宜しく此の薬を用ゆべし。然らずんば恐らく後に他患有らん。或いは其の初発、其の人体弱く気乏しく、腹中拘急すれば、方に其れ瀉毒剤を用いん。攻撃に堪え難く、噤口益々甚だしく、諸薬にて験あらざる者に甚だ佳し。大抵此の薬、中を寛やかにするに至る。医者、宜しく精審明弁にて以って其の機を失せざるべき也」とある。また、『名家方選』外因病・痢疾にも、「治痢疾後重方　三年酒三合・冰糖六銭」とあって後、「亨(山田元倫)按ずるに、老人・小児、元気虚衰する者、攻撃已に止み、而して宜しく此の薬を用いて、中を寛むべき也」とも記載される。

96) **２．産前後**の注143)で解説した。○代赭石・赤石脂・巴豆・杏仁。

97) 原文には様々な書法で掲載される。噤口痢が正しい。

98) 『儒門事親』巻之十五・諸雑方薬第十七に、「立応丸　臓腑泄痢し、膿血止まず、腹中疼痛するを治す」として、乾姜・百草霜・巴豆・杏仁を特殊な方法で修治して甘草湯にて服し、白痢には乾姜湯にて下す旨が記載される。尤も、本文の少し後で「やらん」とあるので、薄い記憶の中で語ったものと思われる。

99) 従って、感応丸は立応丸の錯誤であるが、『太平恵民和剤局方』巻之三・一切気　附　脾胃積聚には感応円が掲載される。薬味は新棟丁香・南木香・肉豆蔻に立応丸の四味を加えて、複雑な方法で修治することになっている。歴史的には感応円の方が早期に出世している。

100) 『傷寒論』で白芍薬と指示されているのはここに於いてだけである。

101) ここでは特定の方名ではなく、先の注98) と同様に乾姜の煎湯というだけの意味。

102) 同様にここでも甘草の煎湯というだけの意味。

103) 『本草綱目』巻三十五下・木之二喬木類に巴豆が登載されている。

104) 但し、臙匱丸は掲載されていない。尚、同書・巴豆の附方には、積滞泄瀉として杏仁・巴豆を焼存性の指示の許、大黄の煎湯で下し、間日には百草霜を加えるなど、先の本文の三味が記載されていて、他には気痢赤白、小児下痢も掲載される。また、巴豆殻の附方には、一切瀉痢として巴豆皮・楮葉を焼存性の指示の許、甘草の煎湯にて下すとあり、これを勝金膏と名づけると曰う。これは『黄帝素問宣明論方』巻之十・痢門に掲載される。

105) 注104) で云う焼存性のこと。

106) ここでは副作用の意。先の注103) の同箇所には、「時珍曰く、……蓋し此の物、膜を去らずんば胃を傷り、心を去らずんば嘔を作す。沈香を以って水浸するときは能く升し、能く降す。大黄と同じく用ゆれば人を瀉すに反って緩。其の性、相畏を為せば也。

……」と記載されている。

107) 三角業統のこと。『清慎堂親験方略』には本文の如き記載は見出されない。

108) ○甘草・乾姜・附子。

109)〜111)

	生姜	甘草	黄芩	乾姜	半夏	大棗	黄連	人参
甘草瀉心湯		四両	三両	三両	半升	十二枚	一両	
半夏瀉心湯		三両	三両	三両	半升	十二枚	一両	三両
生姜瀉心湯	四両	三両	三両	一両	半升	十二枚	一両	三両

112) 『済世全書』のこと。

113) 例えば、『済世全書』巻之二坎集・痢疾には、「立効無双丸……○泄瀉には米湯にて送下す」、「香連丸……空心に米湯にて下す。……」、「駐車丸……三十丸、米飲にて下す」等々の用法を云う。

114) 家蔵本には「一赴向」とあるが、他本により訂正する。

115) 『東郭医談』には、「良姜湯は只腹の右より指し込みて心下へ聚るに用ゆ。安中散は夫れに水をさばく也」とある。尚、高良姜＝良姜である。良姜湯○良姜・香附・縮砂・甘草。

116) ○当帰・桂枝・芍薬・細辛・甘草・通草・大棗。

117) **5．癥瘕疝**の注57)で解説した。鶏鳴瀉ともいう。

118) **14．腹満　傷食　霍乱　転筋**の注1)で解説した。そこでは、「半夏厚朴湯を念頭に置いているはず」と述べた。

119) 午前4時頃。

120) 午前6時頃。

121) 家蔵本には、「以下三条（段落）は恐らく錯入」と注記される。

122) 漢字で書けば「毒忌み」。服薬時の摂取不可食物の指定のこと。

123) 端的に言えば、梅毒疹の発症のこと。

124) 香川修庵著『一本堂薬選』下編・雞の試効には、「……黴瘡・下疳・便毒・膿淋・囊瘡・結毒……を患うる人、諸病の後、血気未だ復せず、生稟劣弱瘦削、手足常に冷え、……之を食して皆宜し。凡て瘦人は用ゆべく、肥人は食することを須いず」と記載される。

125) 『一本堂薬選』下編・鶵雉(ようち)の弁正には、「……雞肉は上品、毒無く……、鶵雉は小毒有り。故に胃元劣弱の人、食すべからず。……形気壮強なる者、之を餌して効有り。此れ蓋し、毒を用いて毒を攻む。平穏の為ならざる也」と記載される。尚、鶵雉は雉子のこと。

126) 初めから終りまで。恐らくこの「しょちゅうしゅう」から「しょっちゅう」に転化したと思われる。

○痢疾は最初より陰位、附子のゆくものはなきもの也。偶々百人に一人、初めから附子のゆくものある也。皆初発は葛根湯や桂枝加芍薬大黄湯の類也。先ず大氐は太陽陽明の合併[127]あるもの也。或いは太陽の証あるもの也。又痢疾、死に至るものは皆陰位にして、陽位にありて死するものなき也。陽位にありて死するものは禁口痢[128]のみ也。此の禁口痢になるに至りては、多くは治せざる也。禁口痢の治方も多くあれども、参連湯[129]、最もうけあんばいよきもの也。然れども此れにてもつきかえすもの也。外に仕様のなきもの也。田中子[130]、此の証に用ゆるには、参連湯に生大根を輪切りにして二つほどずつ入れさせて用いられし也。よきもの也。大根、胃口の熱をさます効あり[131]。又禁口痢に類したる吐利あるに、生姜瀉心湯などのゆく処あり。審らかにすべし。痢疾に大根を用ゆるの方、華書にもあり。其の言に曰く、秘方　痢久しく愈えざる者を治す。蘿蔔(らふく)を用いて汁一鐘を取りて蜜一鐘共に煎じ、滾して調匀し温服す。立ちどころに止む。又方　陰乾陳

久の蘿蔔英[132]の煎湯を用いて之を服すれば、利を止むること神の如し。此の方、経験丹方[133]と云える清人[134]の書に見ゆ。
○痢中の噦[135]は呉茱萸湯、或いは理中加附子湯[136]。或いは甘草乾姜湯[137]の類効なきものは呉茱萸湯也。又諸噦、諸薬効無き者はつるし柿[138]を煎じ、其の煎汁にて氷砂糖八銭入れ煎用す。
○痢疾初発、発熱・悪寒つよきときは葛根湯を用いて発するがよし。発熱少なくして腹痛つよきものは桂枝加大黄湯を用ゆる也。但し、熱つよければ腹痛ありと雖も葛根湯を用ゆる也。又、葛根湯の次ぎ位に熱つよく、自汗出でて悪寒なく、腹微痛、脉甚だ進むもの[139]は、葛根黄芩黄連湯[140]也。表証解して后は軽き者は黄芩湯加大黄・黄連[141]を用ゆ。中脘に少し満気あるものは厚朴七物湯[142]之を主る。若し心下強く痛み、大便に青色の者を下すは大承気湯を用ゆる也。前の葛根湯を用ゆる処に、葛根湯のみにてはさのみ[143]効なし。熱湯にて腰湯をさして、其の内に汗を取るがよき也。若し葛根湯の后などに脇下痞鞕する者は大柴胡湯[144]を用ゆ。若しそれにても熱解し兼ぬるものは柴胡加芒消湯[145]を用ゆる也。血盛んなるものは黄連阿膠湯[30]也。若し止まざる者は桃花湯[146]を用ゆ。若し脇斗りなれば黄芩湯を用ゆる也。是れはあしらい薬[147]也。又一種、熱つよくして渇などあるに、下[148]を用いられぬ証あり。是れ、白頭翁湯[10]のゆく処の痢、大氏毒[93]さばけたらば如神丸[149]を用いても苦しからず、毒さばけぬ内は用ゆべからざる也。是れらにて大氏陽証はすむ也。偶々陰証あり。此れは真武湯、附子理中湯の類を用ゆる也。真武湯などを用ゆる内は如神丸を兼用する也。又、瘀血によるものあり。腹痛つねに異なりて、痛み、少腹にある也。其の下利するもの、紫黒のものを下す也。桃核承気湯之を主る。又腹痛なくして但瘀物[150]を下すものは当帰四逆湯[116]也。凡て痢は熱の劇しきを忌む也。痢の渇はげしく、白頭翁湯などにて止まぬものは仕方なきもの也。石膏などにても止まぬもの也。反って害をなすことあり。又一種、腸滑[55]の証とて下りつづくれて腸胃のし

まりを失いし者あり。此の症は毒はつきてありても下利するもの也。此の証、臍下微痛を目当てとして赤石脂禹余粮湯151)之を主る。桃花湯、此れには効なし。赤石脂禹余粮湯の処也。而し如神丸は五更瀉152)にも用ゆる也。先生は当帰四逆加呉茱萸生姜湯を用ゆ。

注127) ここでは合病と併病とを区別せず表現している。

128) 注97)で記載したように、噤口痢が正しい。

129) 『丹渓心法』巻二・痢九には、「噤口痢は胃口に熱甚だしき故也。……又方、人参二分・姜炒黄連一分、末と為して濃煎して終日細細之を呷(の)む。……」と記載される。参連湯との方名は我が国独自のものであろう。

130) 田中信蔵のこと。『医事談』には、この話は掲載されていない。一方、『証治摘要』巻上・痢には、「痢には萊菔汁を冷服して妙なり。痢を治する煎湯中に萊菔汁を加うるも亦佳し」と記載される。

131) 『本草綱目』巻二十六・菜之一葷辛類・萊菔には、「吞酸を主り、積滞を化し、酒毒を解し、瘀血を散ずるに甚だ効あり。末にて服すれば五淋を治す。丸にて服すれば白濁を治す。煎湯にて脚気を洗う。汁を飲めば下痢及び失音、并びに烟に熏じて死せんと欲するを治す。生にて擣きて打撲・湯火傷に塗。時珍」と記載される。

132) 英は花弁のこと。

133) 『経験丹方彙編』巻一・単方摘要には、「噤口痢 沙糖・蜜・蘿葡汁各一盞、飯上に熱を頓(とど)めて灌ぎ、下せば立ちどころに効あり。或いは田螺二個を用いて搗きて射(麝香)三分を入れ、餅と作し、熱して臍内に貼りて立ちどころに効あり」と記載される。その他、頭風にも生蘿葡汁を用いる例や、腸風下血に乾柿を焼灰して用いる例も記載されるに及ぶ。

134) 同書は銭峻撰、兪煥・周朗同増補である。

135) しゃくりのこと

136) 附子理中湯と同じ。
137) ○甘草・乾姜。
138) 『本草綱目』巻三十・果之二山果類・柹・白柹の附方の産後欬逆には、「気乱れて心煩するには乾柹、切り砕いて水煮して汁を用いて呷む。産宝」と記載される。ここでいう欬逆は噦のことである。尚、白柹はつるし柿のことである。
139) 原典には「脉促なる者」と記載される。促脉は頻脉で不整はあっても、また整脉に戻る脉のこと。従って、「脉甚だ進むもの」は頻脉のことしか表現していないことになる。
140) ○葛根・甘草・黄芩・黄連。
141) ○黄芩・芍薬・甘草・大棗・大黄・黄連。結局、黄芩湯合瀉心湯を処方することになる。
142) ○厚朴・甘草・大黄・大棗・枳実・桂枝・生姜。
143) さほど、別段に。
144) ここの大柴胡湯は本文の後の柴胡加芒消湯との比較より、大黄を含まない処方と考えられる。
145) ○柴胡・黄芩・人参・甘草・生姜・半夏・大棗・芒消。
146) ○赤石脂・乾姜・粳米。
147) キチンと証を診るのではなく、適当に対応する薬の意。実は筆者も自ら黄芩湯を服用するときは蛇羅尼助、はらはら丸、赤玉を服用する感覚である。
148) 本文の同箇所には、「恐らく剤一字を脱く」と傍記される。
149) 以前の本文には、「如神丸、痢を止む。阿片・黄連・木香、右三味、細末糊丸、豆子大、辰砂を以って衣と為し、白飲を以って三粒を服す」とあり、注57) にても解説した。
150) 本来は瘀には汚や穢の意味はなく、但スムーズに流れなくなったというだけの意味である。従って、瘀物もスムーズに便塊が排出されず、留滞した便を意味する。そして、このような場合は大抵

寒証を表わすことが多い。

151) ○赤石脂・太一禹余粮。

152) 以前の本文には、「五更瀉、一云う脾腎瀉、是れ也。五更瀉、曙の七つ時に一度、六つ時に一・二次つづきてくるもの也。大氐三・四度を過ぎざる者也」とあり、注117) にても解説した。

17. 邪祟病

邪祟[1]病は人中の文[2]ゆがみ、四肢の母指を隠すと田村先生[3]云えり。験ありや否や[4]。[5]

注1) 家蔵本でも他本でも祟と記載される。表題も同様。古来、祟と祟とはよく誤記されるが、邪祟である。悪い祟りのこと。『大漢和辞典』にも邪祟は掲載されていても、邪祟は非掲載である。

2) 人中は上口唇の鼻下中央部の溝のことで、その溝を文と表現している。尚、人中は解剖学用語である。

3) 田村玄仙のこと。玄仙著『療治経験筆記』巻之二・狐狸秘訣には、「きつねつきを察する秘訣。△人中の紋ゆがむ。△喉に×此の通りの紋を生ず。△脇下動塊あり。△手の大指をかくす。△脈、両方背で斉す。忽ち変ず。右五症の中、一つ二つもあらば、狐託のせんぎ肝要なり。△巴黄雄姜湯を用いてその精液を下す。巴黄雄姜湯、巴豆・大黄・雄黄・乾姜各等分、右四味、細末して一匁程、湯にて用ゆべし。大便瀉下するを以って効ありとす。若し治せずんば、又三日ばかり間をおいて用ゆべし。必ず愈ゆる也。後、安神散の類を用いて補うべし」と記載される。

巴黄雄姜湯は『金匱要略』雑療方第二十三の三物備急丸に加雄

黄であり、安神散は『医療衆方規矩大成』附録・丸散類に登載される。○茯苓・茯神・黄耆・遠志各一匁・人参・桔梗各五分・山薬・木香各三分・辰砂四分・甘草二分を半銭、白湯にて下す。又、後条文の最後には、「○古方に麝香を入れて辰砂妙香散と号す」とも記載される。

4） 本文だけでは意味が通じないが、注3）を参考にすれば、結局は果して薬が効くのだろうかと問うていることになる。

5） 巻之上はここで終了する。

跋

　『百疢一貫』には毒という語が多々登場する。単に毒という外に、病毒、内毒、梅毒、黴毒、結毒、胎毒、血毒、湿毒、熱毒、丹毒、疔毒、瘡毒、痔瘡の毒、痢毒、便毒、小便毒、疝毒、余毒、毒塊、粉毒、解毒、化毒丸、逐毒散、消毒飲、排毒湯、敗毒散、敗毒湯、解毒湯、解毒剤等々である。この内、毒及び病毒から毒塊までは病の原因の説明に用い、粉毒は軽粉毒のことであり、解毒は毒を治療することであって、化毒丸以下は具体的な解毒処方である。

　また、『百疢一貫』で毒の記載がないのは、7．痰飲　喘息　諸水気　動悸、11．諸失血　血塊、14．腹満　傷食　霍乱　転筋、15．黄疸　附　黄胖、17．邪祟病のみであって、9．癲癇狂　驚悸　不寐　好忘には梅毒として登場している。

　このように東郭にとって毒は病因を把握する上で、重要な普遍的観点なのである。東郭は古方を処方するに当たっては証を把握して治療し得ても、傷寒以外の雑病に対処するとき、必然的に病因としての毒が身体内奥に深く根差していて、それを排除しなければ根治し得ないと確信したのであろう。否、傷寒に対しても、本来はその人固有の陰陽・虚実・寒熱・燥湿などの実際の身体的状況に応じて、病の進展に差異を生じ得るとして処方を選択した。ここにも実は毒が関与し得る余地が存在する。

　但し、傷寒に対しては毒をそれ程重視しなくとも、随証によって治療は成功するが、雑病に対しては現実的病状に随証治療したとしても、その内奥に潜む毒に対する根治的対応を為し得ないならば、一時

243

的、刹那的対策に過ぎないとも考えた。

　東郭の毒としての普遍的観点は、師・吉益東洞の万病一毒の影響を受けたものである。そして、その毒が腹部に聚集するという病状様態も継承したが、二本竹は否定的に考えている。しかし、東洞との最大の相違は万病一毒ではなく、多種多様の毒の存在、いわば万病多毒を前提にしている点である。東郭は『百疢一貫』に6．黴瘡　結毒　附下疳　便毒という一章を設けていて、梅毒の存在や感染性は充分承知しているので、その他の多種多様な毒に対しては、東洞の如く攻撃一辺倒に偏するのではなかった。

　東郭の治療として今日よく知られているのは、肝気亢極や肝火熾盛など肝の病変の治療に、四逆散加味方や抑肝散加味方が疏肝解鬱に用いられている点である。しかし抑々、肝火が上亢する最大の原因は疝である、と東郭は考えていた。ならば、疝の治療をすれば充分なのかという問いに対しても、疝毒の存在を前提としている。これこそ疝の真の病因なのだと。但し、実際問題として、何処まで治療に奏効し得たか、成功し得たかは必ずしも満足の行くものではなかった。

　結論として、東郭は東洞の万病一毒を自ら取捨選択して、万病多毒という独自の世界を構築して行くのである。

　一方、東郭はもう一人の師・戸田旭山からは後世方を伝授されていた。が、元々は後世方医学に満足し得なかったが故、古方に走ったのであったが、旭山からは患者に誠を尽くすという没我的、献身的姿勢を余すところなく継承していた。それは東郭医則によく表われている。

　このようにして、和田東郭は精神的土壌を戸田旭山から継承し、毒としての病状理解を吉益東洞から継承して、夫々を自らの中で発展・工夫させたのであった。

秋風起こりて白雲飛ぶ日に

註釈者

小山　誠次

〈引用文献〉

1. 和田東郭口授：百疢一貫（写）、大菴大蔵写、丙辰年（寛政八年か安政三年）
2. 和田東郭口授：百疢一貫（写）、早川賢造写、文政十二年（杏）
3. 和田東郭口授：百疢一貫（写）／普救堂叢書、平出延基写、安政三年（杏）
4. 和田東郭口授：百疢一貫、漢方と漢薬、第六巻第十二号〜第八巻第八号、昭和14〜16年
5. 和田東郭口授：百疢一貫、かんぽう会、1982年
6. 浅田宗伯著：皇国名医伝、勿誤薬室蔵、嘉永四年序
7. 和田東郭口授：蕉窓雑話、菱屋又兵衛・永田調兵衛、文政四年
8. 高田真治・後藤基巳訳：易経／岩波文庫、岩波書店、2010〜11年
9. 陳実功撰：新刊外科正宗、芳蘭榭蔵板、寛政三年
10. 曲直瀬道三原著：医療衆方規矩大成、定栄堂、刊年不明
11. 張仲景撰、王叔和撰次、林億等校正：傷寒論（飜刻宋版傷寒論）、観理薬室蔵、安政三年
12. 張仲景撰、王叔和撰次、林億等校正：金匱要略（金匱要略方論）／仲景全書、出雲寺和泉、宝暦六年
13. 許叔微撰：類証普済本事方、六珍書屋蔵、享保二十一年
14. 沈明宗撰：編註金匱要略、大観堂、享保十七年
15. 有持桂里著：校正方輿輗、銭屋惣四郎、嘉永六年
16. 浅田宗伯著：勿誤薬室方函、勿誤薬室蔵、明治十年
17. 小野蘭山口授：本草綱目啓蒙／東洋文庫、平凡社、1991〜92年
18. 山田元倫撰：名家方選、浅井荘右衛門他、天明元年
19. 費啓泰撰、望月正的校：救偏瑣言、望月氏叢桂堂校刊、宝暦八年（杏）
20. 饗庭東庵校正加点：黄帝内経素問、吉弘玄仍跋刊本、寛文三年
21. 李時珍撰：本草綱目／四庫医学叢書、上海古籍出版社、1991年
22. 張従正撰：儒門事親、渡辺元安、正徳元年

23. 王燾撰：外台秘要、国立中国中薬研究所、1985年
24. 朱丹渓撰、程充訂：丹渓心法／中医基礎叢書、中国書店、1986年
25. 李恒撰：袖珍方、熊氏中和堂拠京本重刊、成化九年（1473年）（杏）
26. 孫思邈撰：備急千金要方、人民衛生出版社、1995年
27. 葛洪撰、陶弘景増補、楊用道附広：重訂肘後百一方（復刻）、盛文堂、1982年
28. 朱丹渓撰、戴元礼校補：金匱鈎玄／丹渓医集／中医古籍整理叢書、人民衛生出版社、1993年
29. 山脇某著：山脇家八十二秘方、石原氏和漢医学社、昭和10年（杏）
30. 南山堂編：医学大辞典、第16版、南山堂、1981年
31. 陳自明撰：婦人大全良方／中医古籍整理叢書、人民衛生出版社、1985年
32. 賀川玄悦著：子玄子産論、済生館蔵版、嘉永六年
33. 松原一閑斎著：松原一閑斎先生古医方則（写）、写年不明（杏）
34. 多紀元簡編著：救急撰方／皇漢医学叢書、上海中医学院出版社、1993年
35. 吉村遍宜著：人参説、吉村氏汲古軒刊、明和五年（杏）
36. 龔信撰、龔廷賢続撰、王宇泰訂補：古今医鑑／和刻漢籍医書集成、エンタプライズ、1991年
37. 王懐隠等撰：太平聖恵方／東洋医学善本叢書、オリエント出版社、1991年（村）
38. 香川修庵著：一本堂医事説約、鴨好文軒・英万笈堂・升川泰山堂、文化五年序
39. 王肯堂撰：証治準縄／四庫医学叢書、上海古籍出版社、1991年
40. 薛己撰：口歯類要／薛氏医案／四庫医学叢書、上海古籍出版社、1991年
41. 呉崑撰：医方考／和刻漢籍医書集成、エンタプライズ、1990年
42. 張介賓撰：景岳全書、台聯国風出版社、1980年
43. 徽宗趙佶編：聖済総録、人民衛生出版社、1992年
44. 劉完素撰：素問病機気宜保命集（（旧）張元素撰：病機気宜保命集）／四庫医学叢書、上海古籍出版社、1991年
45. 李梴撰：医学入門／和刻漢籍医書集成、エンタプライズ、1990年

46. 龔廷賢撰：新刊万病回春、川勝五郎右衛門・升屋孫兵衛、正徳四年
47. 沙図穆蘇編：瑞竹堂経験方／四庫医学叢書、上海古籍出版社、1991年
48. 陳師文等編、橘親顕等校正：増広太平恵民和剤局方、西村又右衛門他、享保十七年
49. 厳用和撰：厳氏済生方／和刻漢籍医書集成、エンタプライズ、1988年
50. 長沢道寿原本、中山三柳新増、北山友松子増広：増広医方口訣集、村上勘兵衛、延宝九年
51. 姚可成匯輯（(旧)李東垣撰、李時珍訂）：食物本草／中医古籍整理叢書、人民衛生出版社、1994年
52. 寺島良安著：和漢三才図絵（縮刷復刻）、吉川弘文館、明治三十九年
53. 人見必大著：本朝食鑑、元禄八年序刊（杏）
54. 諸橋轍次著：大漢和辞典（縮写版）、大修館書店、1976年
55. 孫思邈撰：千金翼方、人民衛生出版社、1992年
56. 服部方行輯、浅田宗伯校：雑病弁要補亡論附、如春医院蔵、明治十四年
57. 和田東郭口授：和田泰庵方函／近世漢方医学書集成、名著出版、2002年
58. 謝観等編纂：中国医学大辞典、中国書店、1990年
59. 銭乙撰、閻孝忠輯：小児薬証直訣／中医古籍整理叢書、人民衛生出版社、1991年
60. 古林見宜撰述：日記中揀方、徳田八郎兵衛、寛文六年
61. 池田独美瑞泉著：痘科弁要／皇漢医学叢書、上海中医学院出版社、1993年
62. 戴曼公述、池田正直筆、池田独美瑞僊編：曼公先生痘疹唇舌口訣（写）、編年不明（杏）
63. 戴曼公口授、池田正直筆、池田独美瑞仙編：明戴曼公先生治術伝（写）、編年不明（杏）
64. 池田独美瑞泉口授：池田先生治痘記聞（写）、写年不明（杏）
65. 龔廷賢撰：新刊医林状元寿世保元、風月宗知、正保二年
66. 香川修庵著：一本堂行余医言、文泉堂・星文堂・文暁堂刊、天明八年（杏）
67. 徐用誠撰、劉純続補：玉機微義／和刻漢籍医書集成、エンタプライズ、1989年

68. 村上等順著：続名家方選／皇漢医学叢書、上海中医学院出版社、1993年

69. 田中信蔵著：医事談、林伊兵衛刊、安永八年（杏）

70. 朱肱撰：増注類証活人書、芳蘭榭蔵、寛政十一年

71. 蘆川桂洲著：病名彙解、植村藤右衛門、貞享三年

72. 前田勇編：近世上方語辞典、東京堂、1964年

73. 方広編撰：丹渓心法附余（朱丹渓・徐大椿等門人著：丹渓心法）、五洲出版社、1996年

74. 劉完素撰：黄帝素問宣明論方／和刻漢籍医書集成、エンタプライズ、1988年

75. 江蘇新医学院編：中薬大辞典、上海科学技術出版社、1995年

76. 大塚敬節著：漢方と民間薬百科、主婦の友社、1972年

77. 内藤尚賢著：古方薬品考／近世漢方医学書集成、名著出版、1980年

78. 不著撰人：小児衛生総微論方／中医古籍整理叢書、人民衛生出版社、1990年

79. 劉涓子撰、龔慶宣編：劉涓子鬼遺方／中医古籍整理叢書、人民衛生出版社、1986年

80. 王袞撰：博済方／四庫医学叢書、上海古籍出版社、1991年

81. 中川成章著：証治摘要／皇漢医学叢書、上海中医学院出版社、1993年

82. 曲直瀬道三口授：師語録、奥田重郎兵衛、寛文十年

83. 多紀元簡著：医賸／皇漢医学叢書、上海中医学院出版社、1993年

84. 巣元方撰：巣氏諸病源候総論／四庫医学叢書、上海古籍出版社、1991年

85. 吉益東洞著：東洞先生家塾方／東洞全集、思文閣出版、1980年

86. 吉益東洞著：類聚方／東洞全集、思文閣出版、1980年

87. 山脇東洋口授：養寿院医談（写）、早川賢造写、文政十一年（杏）

88. 唐慎微撰、張存恵重修：重修政和経史証類備用本草（影印）、南天書局、1976年

89. 呉謙撰：御纂医宗金鑑、文化図書公司、1992年

90. 闕名撰、橘親顕等校正：増広太平和剤図経本草薬性総論／増広太平恵民和剤局方、西村又右衛門他、享保十七年

91. 福井楓亭著：方読弁解／近世漢方医学書集成、名著出版、1981年
 92. 朱橚撰：普済方／四庫医学叢書、上海古籍出版社、1991年
 93. 片倉鶴陵著：黴癘新書／皇漢医学叢書、上海中医学院出版社、1993年
 94. 和田東郭口授：蕉窓方意解、岡田群鳳堂、文化十年序
 95. 陳司成撰：黴瘡秘録、戸倉屋喜兵衛、安永三年
 96. 落合泰蔵著：漢洋病名対照録、自適堂落合蔵版、明治十六年
 97. 和田東郭口授：東郭医談／近世漢方医学書集成、名著出版、2002年
 98. 湯本求真纂著：皇漢医学、湯本求真、昭和二〜三年
 99. 小山誠次著：古典に生きるエキス漢方方剤学、メディカルユーコン、2014年
100. 楊倓撰：楊氏家蔵方、松枝元亮、安永六年（杏）
101. （伝）戴元礼撰：秘伝証治要訣／和刻漢籍医書集成、エンタプライズ、1989年
102. 松岡玄達原著、難波恒雄編集：用薬須知、漢方文献刊行会、1972年
103. 原南陽口授：叢桂亭医事小言、青黎閣・東壁楼、文政三年
104. 後藤艮山口授、後藤衡陽校正：病因考、後藤浩園刊、文化十二年（杏）
105. 和気惟亨著：黴瘡約言、観宜堂蔵板、享和二年
106. 亀井南冥著：南溟堂方函（写）、回生堂写、写年不明（杏）
107. 永富独嘯庵著：漫游雑記、河内屋喜兵衛、寛政八年
108. 恵美三伯著：医事談（写）、平出氏蔵、写年不明（杏）
109. 中山医学院編、神戸中医学研究会訳・編：漢薬の臨床応用、医歯薬出版、1983年
110. 山脇東洋著、栗山文仲編：山脇東洋先生方函（写）、文化元年（杏）
111. 福井某著：崇蘭館丸散方（写）、写年不明（杏）
112. 西山英雄編著：漢方医語辞典、創元社、1975年
113. 陳無択撰：三因極一病証方論、西沢太兵衛、寛文九年
114. 薫汲撰：脚気治法総要／四庫医学叢書、上海古籍出版社、1991年
115. 中田祝夫・和田利政・北原保雄編：古語大辞典、小学館、1989年
116. 張璐撰：張氏医通、上海科学技術出版社、1990年
117. 三角業統著：清慎堂親験方略（写）、平出浦光写、写年不明（杏）

118. 吉益東洞著：薬徴、出雲寺文治郎他、文化九年
119. 難波恒雄著：原色和漢薬図鑑、保育社、1984年
120. 龐安時撰：傷寒総病論／中医古籍整理叢書、人民衛生出版社、1989年
121. 竹中南峰著：済美堂常用法方録（写）、写年不明（杏）
122. 亀井南冥著：病因備考（写）、回生堂写本、写年不明（杏）
123. 薛己撰、呉玄有校：外科発揮／薛氏医案選、人民衛生出版社、1983年
124. 黒田楽善著：本草啓蒙補遺、厚生閣、昭和14年
125. 和田東郭口授：方函（写）、早川郁写、文政十二年（杏）
126. 加藤謙斎著：医療手引草、高田清兵衛他、明和三年～安永六年
127. 埴岡博・滝野行亮著：薬局製剤194方の使い方、薬業時報社、1988年
128. 張仲景撰、王叔和撰次、林億等校正：金匱玉函経（復刻）、燎原書店、1988年
129. 劉棟（白水田良）著：金匱要署方論襯註、林権兵衛等、文化四年（杏）
130. 孫一奎撰：赤水玄珠／四庫医学叢書、上海古籍出版社、1991年
131. 董宿輯録、方賢続補：太医院経験奇効良方大全／明清中医名著叢刊、中国中医薬出版社、1995年
132. 中神琴渓口授：生生堂治験／皇漢医学叢書、上海中医学院出版社、1993年
133. 虞搏撰：医学正伝／和刻漢籍医書集成、エンタプライズ、1990年
134. 龔廷賢撰：済世全書／和刻漢籍医書集成、エンタプライズ、1991年
135. 多紀元簡著：観聚方要補、聿修堂蔵版、文政二年
136. 北尾春圃著：提耳談、東壁堂刊、文化四年（杏）
137. 北尾春圃著：当壮庵家方口解／近世漢方医学書集成、名著出版、1983年
138. 朱佐撰：類編朱氏集験医方、人民衛生出版社、1983年
139. 香川修庵著：一本堂薬選、文泉堂、享保十六年
140. 銭峻撰、俞煥・周朗同増補：経験丹方彙編、余愛堂刊、乾隆十七年（1752年）序（杏）
141. 田村玄仙著：療治経験筆記（復刻）、春陽堂、1974年

〈参考文献〉

142. 著者未詳：方鑑（写）、無塩堂写本、写年不明（杏）
143. 和田東郭口授：和田家方函（写）／松寿堂叢書、松村黄、写年不明（杏）
144. 賀川玄迪著：産論翼、済生館蔵板、嘉永六年
145. 中西深斎口授、高橋政順筆記：函丈筆記（写）、寛政三年（杏）
146. 亀井南冥著：南溟先生火剤方（写）、平出延齢写、文政十三年（杏）
147. 亀井南冥著：的応方（写）、平出延齢写、文政十三年（杏）
148. 山脇東洋著：養寿院方函、万笈堂英平吉刊、文化十三年（杏）
149. 恵美三伯著：古方規矩（写）、写年不明（杏）
150. 恵美三伯著：恵美先生医方畧説（写）、耕猟亭主人写、寛政十一年（杏）
151. 古林見宜著：医療選方、吉文字屋市兵衛刊本、明和九年（杏）
152. 古林見宜原本、加藤晴盈増補：見宜翁口決録（写）、明和三年序（杏）
153. 著者未詳：見宜堂経験方（写）、写年不明（杏）
154. 古林見宜原本：正入回生見宜方残二巻（写）、写年不明（杏）
155. 古林見宜？著：見宜薬方（写）、寛文四年（杏）
156. 古林見宜著：見宜先生極秘方（写）、写年不明（杏）
157. 古林見宜著：和脩脈書、平田長兵衛刊本、寛文元年（杏）
158. 古林見宜著：医家大業要覧、秋田屋源兵衛等刊本、寛永二年（杏）
159. 古林見桃著：捷経医療歌配剤、中野宗左衛門等刊本、明和九年（杏）
160. 古林見桃著：杏林筆談、八尾清兵衛梨雲館刊本、宝暦七年（杏）
161. 古林見桃著：傷寒論闕疑、古林氏刊本、安永八年（杏）
162. 古林見桃著：百年後形見、村上勘兵衛・十一屋十郎兵衛刊本、安永七年（杏）
163. 古林見桃著：宝餌正規、弘昌軒刊本、寛保三年（杏）
164. 荻野元凱著：癖囊編（写）、写年不明（杏）
165. 荻野元凱著：台州先生病候記（写）、写年不明（杏）

文献番号2、3、19、25、29、33、35、53、62〜64、66、69、87、100、104、106、108、110、111、117、121、122、125、129、136、140、142、143、145〜165は公益財団法人武田科学振興財団杏雨書屋の所蔵であり、37は村木重伸先生の所蔵である。

　杏雨書及び村木先生には衷心より御礼申し上げる。

処方索引

阿仙薬・天花粉・黄連を末　40, 98
洗薬　145
安胎丸　57
安胎散　57
安胎薬　58
安禀湯　176, 177
毓嬰丸　95
萎蕤湯　138
一味浮石　35
葳霊仙湯　144
禹功散　112, 113
烏頭桂枝湯　111, 113, 118, 119
烏頭煎　109
烏頭湯　111, 113, 144
烏頭・牡丹皮・桂枝三味　113
烏梅円　102, 103
温経湯　25, 26, 30, 33, 34, 35, 51, 58
温中丸　211
益気湯　129, 171
延胡索一味　203
延胡索湯　46
熖砂散　75, 79, 80, 86
黄耆建中湯　164
黄芩一味　58
黄芩湯　29, 166, 222, 227, 228, 237

黄芩湯加大黄・黄連　237
黄土湯　171
黄連阿膠湯　171, 217, 221, 226, 237
黄連・阿仙薬・天花粉等分　96
黄連黄芩乾姜人参湯　215
黄連解毒加大黄芒硝湯　80
黄連解毒湯　33, 34, 39, 63, 227
瘀血剤　35
乙字化毒丸　146
回生湯　29, 44, 46
膈の妙薬　204
瓜子仁加附子湯　25
瓜子仁湯　25, 28, 42, 43
葛根黄芩黄連湯　237
葛根加石膏湯　75
葛根加大黄湯　128
葛根湯　75, 79, 80, 86, 92, 128, 228, 232, 236, 237
瓜蒂散　86, 150, 151
瓜蒂二分・鬱金一分　96
化毒丸　125, 126, 128, 138, 145, 146, 183, 192
加味逍遙散　36
亀井七度煎　138
栝蔞桂枝湯　79

253

瓜呂根湯　34

乾姜湯　231

乾姜人参半夏丸　56, 57

乾姜半夏人参丸　187

乾漆・大黄・鼈甲　96

甘遂・茴香二味　112

甘遂・茴香の方　113

甘遂半夏湯　149, 150, 183

甘草乾姜湯　182, 188, 189, 237

甘草干姜湯　112

甘草・香附子・芍薬三味　35

甘草瀉心湯　92, 161, 227, 232

甘草湯　231

甘草粉蜜湯　102

甘草附子湯　144

寛中膏　231

寛中湯　203

感応丸　231

甘麦大棗湯　34, 87, 90, 113

甘連加大黄鬱金紅花湯　72

甘連加大黄湯　86, 87

甘連湯　80, 85, 139

甘連湯加大黄　96

艾葉・甘草の方　189

丸薬　195

芫蘭・蒲公英、二味　53

枳殻散　113

葵子阿膠湯　53

葵子茯苓丸　57

葵子茯苓散　62

枳実大黄湯　209

枳朮丸　111

枳朮湯　150

橘皮・呉茱萸・附子三味　189

橘皮竹筎湯　177, 182, 189

橘皮湯　188, 189

起癈丸　25, 36, 97, 125, 160, 166, 168

帰脾湯　158, 160

芎黄散　113, 128, 129, 144

芎黄湯散　92

芎帰膠艾湯　26, 28, 30, 40, 43, 45, 52, 53, 56, 62

芎帰湯　53

芎帰湯加桂枝　51

膠艾四物湯　40, 53

膠艾湯　29, 52, 53

杏仁雞子黄の方　124

杏人・百霜各等分　231

去桂加苓朮湯　151

金花散　92

金華散　91

金芎丸　100

茋帰散　164

茋帰湯　128

牛胆の丸　214

魚腥湯　133

苦参丸　97

荊芥・防風二味　171

254

処方索引

桂枝加桂湯　156

桂枝加芍薬大黄湯　236

桂枝加大黄湯　223, 228, 231, 237

桂枝加附子湯　46, 112

桂枝加竜骨牡蠣湯　122

桂枝去桂加茯苓白朮湯　151

桂枝去桂加苓朮湯　150

桂枝人参湯　79

桂枝茯苓丸　25, 26, 28, 43, 51, 52, 62, 67

桂枝茯苓丸、或いは加大黄　68

桂枝茯苓丸料　26, 51

桂枝茯苓丸料に加琥珀　62

桂枝附子湯　43, 144

雞肉丸　134

雞肉散　134

軽粉丸　106, 144

軽粉剤　126, 128, 134, 138, 139, 140

鶏鳴散　217

建中剤　112

建中湯　75, 109, 129, 164, 166

下瘀血湯　68

下瘀血湯類に浮石　35

下疳瘡薬　146

下疳貼け薬　124

激剤　208

下剤　80, 90, 139, 140, 183, 199, 203, 215, 232

外台烏頭湯　113

外台瀉脾丸　109

解毒剤　80, 128, 129, 133, 134, 135, 139, 144

解毒剤に加軽粉　80

解毒湯　25, 126, 128, 129, 167

解毒の方　133

紅花湯　100

後七宝丸　139

控涎丹　150, 178

絳礬丸　211

香附子・浮石二味　35

厚朴七物湯　74, 119, 222, 223, 237

厚朴生姜甘草半夏人参湯　74

厚朴湯　203, 232

膏薬　129

高良姜加附子湯　110

高良姜湯　110, 117, 232

虎杖根一味　139

琥珀散　27

琥珀湯　62

枯礬・白朮二味　138

滾痰丸　75

滾痰丸散　75

五香湯　85

呉茱萸湯に沉香　177

呉茱萸湯　177, 187, 188, 203, 204, 237

呉茱萸湯に木瓜　177

呉茱萸・檳榔・茴香の三味　112

五宝丹　128, 146

五物解毒湯　133

255

五苓散　118, 178, 182, 184

五苓散加茴香　112

犀角消毒飲　80

犀角地黄湯　171

柴胡加芒消湯　237

柴胡加竜骨牡蠣湯　122

柴胡姜桂湯　34, 122, 156

柴胡桂枝湯　30, 40, 117, 119, 122

柴胡剤　112, 113, 135

柴胡湯　90, 109, 111, 117, 150, 164, 166, 167, 177, 182, 184, 203, 232

柴胡湯加当帰・地黄　164

柴胡湯加牡丹　164

柴胡湯に加浮石　35

柴胡鼈甲湯　97, 122

済生方通経丸　64

再造散　124, 144

殺虫の薬　102

三黄瀉心湯　43, 46, 47, 53, 58, 79, 106, 151, 161, 172

三黄湯　29, 63, 75, 86, 124, 139, 146, 171

三黄湯加辰砂二分　161

三花神祐丸　198

山帰来剤　134, 135, 138

山繭湯　72

三箇の黒焼　171

山梔子一味、黒焼　172

三消丸　198

三聖散　160, 161

酸棗仁湯　161

三味の排膿散　220

三物黄芩湯　40, 47, 164, 167

三和湯　112

柘榴皮大・香附子小・山椒小　134

紫円　74, 75, 79, 80, 85, 90, 91, 92, 96, 100, 134, 160, 198, 204, 217, 231

紫丸　69, 72, 85, 86, 87, 91, 92, 198

紫丸に牡蠣を加え　92

紫金丹　154

四逆湯　40, 43, 45, 46, 63, 79, 85, 92, 112, 182, 188, 189, 203, 208, 217, 232

四逆湯或いは加猪胆汁湯　85

梔子・烏頭二味の方　117

四順散　140, 169

四順散に加川芎・土茯苓　140

七宝丸　125, 128, 140, 144

七物湯　223

四柱散　221

失笑散　43, 45, 68, 117

失笑散に加延胡索　46

梔附湯　117

四物解毒湯　133, 140, 144

四物湯　211

四物湯加大黄　29

赤小豆湯　92

赤石脂禹余粮丸　221

赤石脂禹余粮湯　215, 238

芍薬甘草湯　107, 231

芍薬甘草附子湯　119

芍薬散　56

芍薬湯　227

鷓鴣菜湯　36, 85, 92, 101, 102, 105, 106, 107, 160

瀉心剤　227

瀉心湯　109, 178

䗪虫丸　166

瀉脾湯　156, 195

舟車丸　112

茱萸連湯　57, 73

しゅろの毛を霜　63

消塊丸　52

消化丸　198

承気湯　79, 97, 203, 223, 226

生姜瀉心湯　227, 232, 236

生姜半夏湯　187, 188

将軍黄連瀉心湯　46

小建中湯　29, 56, 91, 102, 109, 150, 166, 183

小柴胡湯　29, 33, 47, 91, 102, 166, 167

小柴胡湯などに青黛を加え　107

生漆・反鼻・大黄の方　160

小承気湯　74, 92, 192, 209, 216

小承気湯に檳榔・甘草　209

小青竜加石膏湯　151

小青竜湯　150, 168

硝石大円　34

升提の剤　171

小半夏加茯苓湯　73, 187

小半夏湯　178, 182, 183, 184, 187, 188

椒梅丸　103

小品奔豚湯　156

炒米煎　73

升麻・鬱金二味　208

逍遙散　29, 36, 40, 164, 167

蜀椒湯　110

梓葉湯　30

辰砂益元散　86

辰砂・蓬砂二味　85

辰砂・蓬砂の二味　86

真武湯　46, 68, 85, 102, 129, 139, 198, 212, 232, 237

神祐丸　112, 178, 198

十棗湯　198

鵲石散　158

蕺菜一味の方　226

十全大補湯　52, 146

助胃膏　144

十全大補湯加附子　40

浄府湯　75, 96

除原散　209

如神丸　221, 222, 237, 238

如神散　35

腎気丸　166, 197, 199

腎気丸料に黒錫　197

沈香降気湯加呉茱萸・牡蠣　112

沈香天麻湯　160

参連湯　43, 45, 57, 75, 79, 80, 86, 96, 111, 158, 220, 236

参連湯加辰砂　87

水華丸　122

煤一味　68

清心蓮子円　129

清熱補気湯　69

青陽丸　227

石膏黄連甘草湯　158

石膏と甘草　159

折衝飲　43

雪煎湯　195

千金蟹爪湯　53

千金厚朴七味湯　119

千金呉茱萸湯　177

千金三物黄芩湯　166

千金漆膝丸　166

千金硝石大円　39

千金地黄煎丸　36, 168

千金石膏の入りたる方　161

千金続命湯　75

千金排膿散　164

穿山甲・白芷・貝母・殭蚕・大黄各等分　74

銭氏白朮散　73, 75, 79, 85

旋覆花代赭石湯　122

旋覆代赭石湯　73

皂莢末一味　68

壮原湯　195

双紫円　80, 85, 92, 100

皂礬丸　211

走馬湯　79, 86, 204, 209

退黄丸　211

丹渓百薬煎　155

大烏頭煎　113, 118

大温中丸　211

大黄黄連瀉心湯　58

大黄甘草湯　183, 184

大黄剤　29, 133

大黄牡丹湯　129, 220, 221

大黄牡丹皮湯　28, 42, 43, 47, 113

大黄・麺粉・生漆各等分　36

大丸　40

大建中湯　110, 112

大柴胡加浮石湯　35

大柴胡湯　36, 92, 117, 164, 203, 216, 222, 227, 228, 237

大柴胡湯加当帰　36, 91, 117, 167

大・小柴胡湯　75, 167, 183

大・小承気湯　183

大・小青竜湯　151

大承気湯　64, 79, 216, 221, 237

大青竜湯　107

大桃花湯　217

大半夏湯　177, 178, 182, 183, 184

奪命丹　64

糯米湯　232

治膈方　192

処方索引

竹葉石膏湯　75
治齁石丸　151, 155
治齁赤丸　150, 151
治吼赤丸　151
逐血の剤　40, 64
逐毒散　134
治癲癇狂方　160
治癲癇方　161
抽刀散　43
腸癰の治法　74
猪胆丸　189
猪苓散　43, 57, 182, 184
猪苓湯　79, 178
陳蔵米・黄連二味　220
通膈丸　90
通聖散　128
通脉四逆加猪胆汁湯　73, 79
通脉四逆湯　79, 80, 221
傅け薬　90
傅薬　85, 97, 134
提肩散　34
抵当丸　52
抵当湯　25, 28, 33, 35, 36, 43
鉄砂・硫黄・蕨粉・浮石　212
東垣固真丸　168
桃核承気湯　26, 27, 28, 29, 33, 35, 43, 46, 47, 51, 52, 68, 237
桃花湯　28, 217, 220, 221, 222, 227, 237, 238

当帰建中加阿膠地黄湯　51
当き建中湯　172
当帰建中湯　51, 56, 117
当帰散　29, 53, 57, 164
当帰散加柴胡・軽粉　138
当帰四逆加呉茱萸生姜湯　113, 238
当き四逆湯　208, 227, 232
当帰四逆湯　79, 113, 118, 217, 237
当帰芍薬散　30, 56, 117, 172
当帰生姜羊肉湯　117
当帰大黄湯　34, 118, 119
桃仁丸　86, 118
桃仁承気湯　43
透膿散　139
吐剤　150, 161, 184
独参湯　52, 53
毒の丸薬　167
二青湯　72
二陳湯加連翹　73
二白湯　172
敗毒散　128, 139
敗毒散加陳蔵米・黄連　220
敗毒散加天麻白僵蚕　80
排毒湯加草烏頭　132
排膿散　47, 129, 220
白丸　138
白雞頭一味　226
伯州散　133, 139
白通加猪胆汁湯　73, 79

259

白通湯　79, 217

白通湯及び加猪胆汁湯　79

白頭翁加甘草阿膠湯　226

白頭翁湯　215, 216, 220, 221, 222, 226, 227, 237

破血の剤　35, 52

破絮灰の入る五味の方　97

破絮灰の入る方　90

巴豆一味　231

巴豆剤　161

発表剤　128, 222

発表薬　128

発剤　91

催生薬　51

半夏乾姜散　187

半夏丸　57

半夏瀉心湯　109, 161, 187, 189, 232

梅肉円　128

梅肉丸　125, 128, 144, 145

梅肉散　125, 140

麦門冬・地黄二味　192

礬石丸　28

萆薢分清飲　129

氷黄散　80

脾労丸　211, 212

備急円　204

備急丸　160, 198

白虎加石膏湯　80

白虎膏　145

白虎湯　79, 80, 86, 158, 188, 203, 226

檳榔鶴虱散　35, 102

檳榔丸　112

檳榔湯　197

風引湯　80, 96, 159

浮石丸　35

浮石・桃仁・大黄三味　35

浮萍加大黄湯　128

浮萍散　128, 133, 135

浮萍湯　80

茯苓甘草湯　149

茯苓杏仁甘草湯　160

茯苓桂枝甘草大棗湯　118

茯苓四逆湯　203

茯苓沢瀉湯　69, 178, 184

附子粳米湯　110, 183

附子剤　34, 43, 112, 195, 197, 221

附子湯　63, 69, 85, 119

附子湯に加当帰　46

附子理中湯　73, 75, 80, 203, 237

文蛤大・甘草少、右二味　96

平胃散　211

平胃散加鉄砂・緑礬　211

平胃散に加芒硝　46

平胃散に紫円　74

平肝流気飲　118

平牛丸　214

平水丸　112

鼈甲湯　166

処方索引

便毒下し　129

補気湯　63

奔豚湯　156

防已紫蘇散　57

茅花甘草方　172

防風通聖散　145

牡蠣沢瀉散　195

麻黄加朮湯　113

麻黄杏仁薏苡甘草湯　113, 128

麻黄湯　128, 150

麻杏甘石湯　75, 151

麻杏甘石湯兼用和方の一方巴豆・天南星・辰砂等分　80

麻杏薏甘湯　144

無患子一味　63

無憂散　216, 217

木莢湯　197, 204

熊参湯　45

養脾湯　208

薏苡附子敗醤散　220

利水の剤　102

理中安蛔湯　103

理中加石膏湯　204

理中加附子湯　237

理中丸　86, 221

理中湯　79, 85, 139, 188, 195, 203, 217, 221

流水湯　73, 166

竜鱗膏　40

凉膈散　63, 69, 85, 86, 90, 97, 134

苓姜朮甘湯　118

苓桂甘棗湯　156

苓桂朮甘湯　151

苓索散　46

冷白滯利腸通方　217

連翹湯　80, 92, 128, 133, 134, 164, 167

蓮子円　129

醪熨の方　91

臈匱丸　231

鹿胎子霜　63, 68

六柱散　221

鹿頭・髪灰・藜、右三味　68

六味解毒湯　129

六物解毒湯　133, 134, 138, 140

六物解毒湯に軽粉　34

鹿角一味　47

病状用語索引

噫嗽　**176**

噯気　73

噫醋　177

穢物　160

青色の者　237

青筋　72, 117

赤　221

赤筋　129

悪証　197, 227

あくち　96

足のうらの筋のひく　204

足ひきつけ　107

脚へ引きつる　119

赤小豆汁の如き　194

汗　128, 223, 237

汗出で　42, 73, 75, 223

汗多き　65

汗無き　75

頭を掉り　86

悪血　45

あとばらの痛む　46

あまはだ　63

云い分　29, 33

怒り　95

勢急　198

勢なき貌　197

胃口実の噦　192

胃口の熱　236

胃実　74, 75, 183, 217

遺精　164

いたみ　231

痛み　27, 28, 46, 47, 56, 86, 102, 109, 110, 112, 125, 126, 134, 145, 172, 177, 178, 182, 215, 217, 221, 222, 226

疼み　106, 126

痛む　52

胃中寒　192

噎膈　**176**

一吐　160

胃熱実　192

寐ねられざる　171

痿躄　135

痿癖　217

胃反　**176**, 178, 183, 184

胃反吐食　184

疣　132

贅　96

いれる・もえる　75

飲　139, 156, 177

陰位　85, 134, 189, 212, 236

263

陰下湿癢　145
陰器癬　167
陰虚火動　166
陰睾たむし　197
咽喉腐爛　125
陰狐疝　113
陰湿　145
陰症　97, 138, 189, 215, 216, 217, 220, 221, 222
陰証　85, 135, 139, 237
陰証の脚気　197
飲食　151
癮癬　125
陰嚢腫大　96
陰嚢大　113
陰の腫大　96
陰はり　113
陰分　85
陰陽　73, 75, 79, 96
陰陽合病　220
内に守り　90
鬱冒　64
梅の毒　232
うわ水　176
雲紋　80
噦　188, 189, 192, 237
噦嘔　203
噦逆　189
噦に似て噦せず　187

嘔　178, 182, 188, 192, 227, 231
嘔噦　204
嘔逆　101, 188
黄腫　211
黄苔　210
黄疸　**210**, 211, 214
嘔吐　35, 56, 106, 107, **176**, 177, 178, 182, 183, 187, 188, 204, 215
嘔に似て嘔せず　187
黄胖　195, **210**, 211, 212, 214
黄胖下利　212
往来寒熱　29, 58, 95, 146, 166
悪寒　133, 164, 223, 228, 237
瘀血　25, 27, 29, 33, 34, 35, 36, 40, 43, 44, 46, 51, 62, 68, 85, 106, 118, 160, 168, 195, 221, 237
瘀血の凝り　51
瘀血の腹痛　172
瘀血腹痛　36
瘀疾　144
按しても直ちに起くる　198
悪心　**176**
悪阻　56, 57, 69, 178
頤強いる　64
大人頭瘡　91
大人の傷食　92
大人の労　92
大人暴喘　151
瘀熱　129, 216, 221
悪熱　151

瘀物　92, 107, 232, 237

瘀物尽きざる　43

面赤き　85

おりもの　68

瘀血物　43

瘀露　65

悪露　43, 52, 58, 62, 65

瘦　109

塊　25, 26, 29, 35, 40, 43, 51, 74, 86, 96, 101, 106, 109, 110, 113, 117, 125, 167, 168, 172, 176, 216, 217

塊血　33

塊結　35, 36, 113

怪証　126

疥癬　232

蚘虫　35, 64, 91, **101**, 102, 105, 106, 160, 195

蛔虫　102

蚘吐　103

懐妊　52

塊物　25, 43, 85, 102, 110, 125, 168

回陽　188, 203

顔色、土の如く　171

膈　176

膈噎　177, 178, 183, 192

鶴膝風　217

膈症　183

膈上塞がる　182

霍乱　188, **203**, 204, 208

霍乱后転筋　177

霍乱吐利　188, 204

かさのなき者　53

過食　74, 105

風引き　96

状皮無き　46

かたつき　195

かたまり　125

堅まり　39, 62

脚気　68, 156, 199, 204

脚気の脱証　197

滑胎　62

渇　69, 184, 220, 226, 227, 237

活動　29

蝦蟆瘟　145

かぶと　92

下部の痛み　144

下部の腫れ　198

痒き　167

痒み　36, 167

身体も瘦せ　167

身体瘦せ　129

軽き熱　216

皮なき状　195

皮無き状　195

皮をへぎたる　69

寒　33, 52, 102, 232

疳　72, 74, 75, 85, 91, 95, 106

癇　75, 146, 160

乾嘔　73, 177, 188

乾霍乱　208, 209	眼病　145
乾血　28, 34	気鬱　35
寒厥　188, 203	気腫　73
乾血労　36, 40, 97, 166	気腫痞腫　113
完穀　92, 97	危証　215
疳証　161	気息急迫　102
癇証　161	起則頭眩　146
寒疝　109, 119	吃逆　177, 182, 190
乾燥　53, 138	吃逆陽脱　189
疳瘡　132, 144, 145	悸動　150
疳瘡の毒　125	肌膚甲錯　36, 95
寒熱　30, 34, 91, 95, 167, 221, 227	気分　91
寒熱往来　95	気みじか　95
寒・熱厥　188	急　122
寒熱の往来　68	急嘔　192
疳の虫　95	久咳　150
疳癖　107	九竅の血　124
疳虫　105	急驚　75, 79
寒利　231	急驚風　75, 79, 86
疳労　91, 92, 95, 166	急結　150
肝を制し　211	久下利　231
欬して嘔　178	久下痢　232
外邪　75	休息利　216, 217
咳嗽　58, 95, 146, 155	急卒　79
牙関緊急　96	九虫　105
鵞口　85, 91	久年　144
鵞口瘡　80, 85, 86, 134	急迫　182
雁瘡　167	急迫の貌　182
眼中赤き　129	久腹痛　25, 102, 106, 122, 125, 177

急労　166

虚　129, **164**, 215, 231

狂　86

胸膈中につまり　188

脇下結　109

脇下硬満　109

脇下痞鞕　237

驚癇　158, 161

驚悸　**158**

胸脇苦満　182

胸苦　171

驚風　79, 91, 96, 97

胸満　139

胸肋膨脹　72

虚火　39

虚気　189

虚極　215, 226

極虚　164, 215

虚瀉　232

虚証　129, 211

虚弱　216

虚人　161

虚中の実　144

虚煩　166

虚羸　208

虚労　35, 118, 166, 167, 192

虚労咳嗽　164

虚労の嘈雑　166

禁口利　220, 226

禁口痢　220, 236

噤口痢　215, 231

金瘡　53

筋攣　118, 119

癇　125, 183

逆上　29

癇母　97, 122, 125

逆満　150, 177

逆気　46, 188

逆経　29

凝結　39, 117, 122, 125, 217

蟯虫　105

くくり　222

臭ち　91

下ること　73

口乾き　96

口臭気　53

口つぐむ　96

口の辺赤く　90

唇青く　53

屈伸　107

屈伸ならざる　113

くぼく　198

苦満　109

黒血　227

愚痴　160

ぐれつく　68

経　27, 52, 58, 106

痙　64, 75, 79, 86

経気　144

経水　27, 28, 29, 35, 47, 58, 106

経水天癸　33

経水不利　28, 29, 64

痓病　64

経閉　25, 28, 34, 40, 109, 166

経閉の瘀血　25

血痕　36, 64

血塊　35, 51, 64, **171**

血塊のこり　172

血気　64, 192

結胸　97

血蠱　195

血症　33, 34, 39

血証　29, 33, 52, 139, 140

血証后の水腫　198

血暈　29, 43, 45, 46, 63, 68

厥逆　73

血脱　43

結毒　72, 118, **124**, 128, 133, 134, 145, 164, 166, 167

血毒　167

血熱　58, 195

血分　46, 117, 172

血便　227

血崩　29

懸飲　149, 150

健忘　158, 160

堅満　150

下　203

下疳　53, 118, **124**, 125, 128

下疳瘡　140, 145

下疳の痛み　146

劇証　204

下血　28, 29, 140, 171, 172, 212, 222

下重　215, 221

月経通ぜず　36

月信通ぜず　64

月水　36

月水不調　36, 39

下利　56, 63, 73, 75, 79, 86, 92, 95, 106, 107, 117, 138, 139, 144, 150, 168, 171, 177, 195, 199, 210, 211, 212, 215, 216, 221, 222, 223, 226, 227, 231, 232, 237, 238

下利羸痩　36

痃　109

眩　57

眩暈　149

痃癖　40, 122

痼　68, 125

口吃　80

拘急　56, 150

降気利水　197

後重　221, 222, 226, 231

哮喘　154

口中乾燥　34

口中腐爛　134

項背強痛　151

項背強ばり　139

項背強ばる　34

黄吻　96

好忘　**158**

硬満　109

拘攣　34, 112, 113, 117, 150, 166, 168, 172, 182, 222

黒便　125

こごり　150

腰足痛み　128

腰重く　118

腰屈し　118

こしけ　28

痼疾　25, 36, 124, 125, 134, 138, 140, 168

腰腹痛み　118

腰を伸ぶる　111

狐疝　113

枯燥　176, 183

皷脹　150, **194**, 195, 199

骨骼堅からず　159

骨節痛　134

骨痛　133, 134, 139, 144

子無し　39

こむらがえり　204

こり　113

凝り　34, 91, 109

凝り痛み　112

凝る　33

昏睡　86

五更瀉　117, 232, 238

五積六聚　109

臍下堅結　36

臍下微痛　238

臍帯　86

臍帯の腐りしもの　68

臍中に動　149

臍中の動　188

臍風撮口　96

臍旁のこり　167

醋心　177

左右の凝り　90

産　51

三陰　79

三陰の脚気　197

産后　40, 43, 51, 58, 64, 68, 85, 195

産後　25, 30, 46, 52, 57, 68, 226, 227

産後汗出づ　46

産後鬱冒　65

産后暈絶　68

産後瘀血　105

産後悪露　47

産后悪露　43

産后久下利　63

産后痙　43

産后血暈　43

産後下利　62, 226

産後蓐労　47

産后舌痛　69

産後卒厥　63

産后大便難　64

産后腸癰　43

産后の瘀血　43

産後の血暈　68

産後の下利　227

産後の腫気　199

産后の腫気　62, 68

産後の水腫　62

産後の舌痛　63

産后の舌痛　46

産后の血下り　63

産后の血縛り　63

産后百病　58

産後聾　47

産前　63, 68, 69

産前後　**40**

産中　57

産婦　53, 68, 69

散漫　184

雑病　69, 161, 172, 177

子宮脱　62

支結　35, 40, 109, 111, 122

紫黒色の気味　195

紫黒のもの　237

四肢拘急　73

四肢怠惰　35

四支微冷　102

死証　167

死胎　53

舌うすぐろく　195

舌ザラザラ　46

舌を弄する　86

七疝　113

失禁　221

失血　29, **171**, 172

実腫　198

失心　57

失精　**164**, 168

湿毒　39, 112, 125, 128, 129, 133, 134, 138, 144, 145, 146, 167

湿毒骨痛　132, 144

湿毒盗汗　135

湿毒の下利　138

湿毒の瘤　146

湿熱　129

湿癢　145

湿労　25, 125, 134, 139, 146, 164

しぶりはら　215

積　109, 177, 216

積滞　215

積滞り　216

しゃくり　189

積塊　217

積気　30, 118, 122, 167

聚　109

腫塊　97

腫気　68, 102, 138, 139, 171, 189, 195,

198, 199, 210, 217
宿疾　28, 221
宿食　64, 74, 97, 203, 204, 209
蛀梗　128
酒査鼻　145
腫脹　198
出血　53, 80, 96
宿穀　176
出没　111, 113
腫痞　42
手癩　40
証　109
少陰　96
消渇　39
傷寒　25, 128, 150, 151, 172, 177, 189,
　　227
手掌煩熱　25, 26, 40
手掌斑紋　36
傷食　75, **203**
傷食霍乱　204
小瘡　125, 167, 197, 232
小瘡内攻　168
升提　171
小児蚘虫　106
小児乾疥　97
小児疳労　91
小児疳労・疳癖　95
小児驚啼　87
小児驚風　92, 97

小児下利　97
小児痃癖　95
小児傷食　92
小児初生　84
小児諸病　**72**
小児耳聾　107
小児頭瘡　91, 92, 96
小児頭痛　101
小児壮熱　107
小児卒死　98
小児鼠漏　91
小児中暑　86
小児痘瘡　96
小児吐乳　73
小児の疳労　92
小児の頭瘡　100
小児偏墜　118
小児夜啼　86
小児羸痩　95
少腹急結　26, 36, 51
少腹鞕満　28
小腹拘攣　149
少腹に結し　25
少腹に拘攣　172
少腹熱する　166
少腹不仁　197
小便赤白濁　129
小便毒　133
小便の濁る　129

小便不利　34, 79

小便閉　29

少陽　177

食さず　86

食積　74

食傷　208

食已みて即ち吐す　183

食を滞らす　64

暑傷　203

初生　85, 90, 96, 97

初生児　72

初発　144

白血　29

白　221

白物　28, 30

浸淫瘡　89

津液　34

津液燥く　64

心下悸　149

心下急　109

心下・脇下に物あり　203

心脇下グサグサ　29

心下逆満　150, 183

心下堅満　149, 150

心下支結　109

心下濡　161

心下に痞結　184

心下に丸く　194

心下に物あり　109

心下に物なく　183

心下に磊塊　122

心下の水気　150

心下痞鞕　177, 178, 182, 183, 187

心下へ痞え　51

心脇下痞硬　29

唇口乾燥　25, 36

唇舌乾燥　33

心嘈　177

身体疼痛　46

心中懊憹　210

心痛　110

身熱　216

心煩　75, 171, 182, 221

心腹痛　110

心より心下に動　149

痔　140, 144, 221

自汗　237

蚘　106, 172

児枕痛　46

実火　39

衄血　171, 172

実腫　198

実証　211

実熱　156

邪　215

邪祟病　**240**

重寒　221

十二癥瘕　39

純血利　227
上竄　79, 86
上竄直視　79
上衝　139, 145
上熱下寒　25, 26
蓐労　47, 58, 64, 68, 166
耳聾　145
腎気　164
腎虚　166, 197
人事を省みず　107
腎労　133, 166
水飲　102, 149, 176, 177, 178, 182, 183, 187
水飲の噎　176
水飲の嘔吐　178
水気　46, 57, 102, 109, 117, **149**, 150, 177, 178, 183, 184, 187, 195, 198
水気の頭眩　57
水気の鳴り　150
水逆　182, 184
水結　176, 178, 194
水瀉　177
水腫　57, 62, **194**, 197, 198, 199, 217, 232, 233
水腫の五候　197
水腫の脱証　197
水腫病　199
水精　132
水瘡　90
水道　62

水分の動　164
頭眩　57
筋　72, 125
筋引き　111
するつき　26, 30
するむ　84
頭瘡　80, 81, 124, 134
頭痛　35, 68, 101, 106, 107, 134, 139, 151, 166, 177, 187
精滑　168
精気　188
精気脱し　36, 122, 125
精気の虚　195
清穀　92
整胎　53, 57
生胎　53
生来柔弱　164
欬　29
咳　107, 150, 167
嗽　155
せき上げ　85
赤疹　25
赤白　28, 220
赤白濁　25, 129
赤白利　227, 228
赤紋　40
石硬の如き　80
脊骨の痛み　159
泄瀉　**215**

仙　167

疝　34, 35, 39, 53, 109, 111, 112, 113, 117, 118, 119, 122, 166, 176, 177, 215, 217, 232

疝気　215

譫語　27

疝瀉　110

疝痛　112, 117

疝毒　112

疝の塊　112

疝の腹痛　122

疝腹痛　112

疝癖　122

涎沫を吐す　177

絶産　39

舌上に物　86

舌痛　63, 69

喘　75, 125, 154, 171

喘哮　151

喘息　**149**, 150, 151

喘息初発　151

喘息の腫気　198

喘に似て喘せず　187

喘満　198

瘡　34, 80, 90, 91, 96, 140, 145, 233

嘈雑　**176**, 177, 192

瘡腫　133

瘡毒骨痛　126

壮熱　107

瘡発出　144

足心はるる　199

足心平腫　197

卒厥　161

卒倒　107, 172

卒暴の病　91

外に発せぬ　91

蔵寒　102, 103

臓躁　34

蔵躁　90

胎　53

滞頤　90, 97

胎衣　47, 68

太陰　97

太陰証　195

帯下　25, 28, 29, 33, 34, 35, 39, 40, 43, 56, 85, 105, 113

帯下の塊　25

帯下の熱　33

滞食　203

癩疝　118

胎動　57, 68

胎毒　25, 43, 53, 69, 72, 73, 74, 80, 85, 86, 87, 90, 96, 100, 105, 118, 168

胎のゆがむ者　53

帯脉　28

太陽　92, 128, 134, 236

太陽陽明の合併　236

太陽陽明の合病　75

病状用語索引

胎漏　29
択食　57
多房　164
痰　150, 155, 168
痰飲　**149**, 189
痰膈　176
痰涎壅塞　168
痰喘壅塞　75
丹毒　80, 98
痰沫　164
痰瘤　134
大血　39
大頭瘟　145
大熱煩渇　86
大腹うるおい　149
大腹緊満　101
大腹ズブズブ　150
大便難　64
大便秘　95
大便鶩溏　106
堕胎　52
脱滑　217
脱血　29, 43, 45, 46, 63, 68
脱血の血暈　63
脱血の腹痛　63
脱肛　172, 226
脱症　138
打撲　52, 53
男子の疝　227

血出づる　139
ちえぼとり　195
血来たる　28
搐　75
畜水　182
血下り過ぐるもの　29
血下る　26
搐搦　75, 86, 96
血盛ん　237
血縛り　63
血筋　129
乳　84, 85, 86, 90, 98
乳かけ　86
乳凝り　30
乳通ぜず　30
乳腫れ　30
蓄血　25
血滞り　96
血とび出で　172
血の多く下る　124
血の瘀するもの　28
血のおりる　29
乳ぶるい　40
虫塊　106
中脘の満　109
中脘脹り　203
中脘はる　203
虫積　35, 36, 101, 102
虫症　92

275

虫証　107

中風　96, 119, 158, 160

中風偏枯　112

癥　26, 109

脹　122

腸胃の腐爛　220

癥瘕　109

癥瘕疝　**109**

腸滑　221, 237

朝食暮吐　176

腸脱　217

疔毒　122

潮熱　216

癥病　52

脹満　62, 194

腸鳴　112

腸癰　42, 47, 74, 194, 220

直視　79

直視上竄　86, 107

血を下す　53

血を吐し　177

痛風　178

疲れ　146

労れ　39

突脹　199

唾　139

積もり　216

露ほそい　43

手足厥　188

手足厥冷　188, 204

手足冷え　203

手足冷ゆる　43, 188

手足も冷ゆる　57, 85

癲癇　74, 160, 161

癲癇狂　**158**

転筋　177, **203**, 204

出物　146

吐　73, 151, 176, 177, 203

痘　74

痘瘡　30, 86, 96

痘瘡点検　74

痘瘡の序熱　100

頭足形の如き　110

頭足状　112

疼痛　64

吐蚘　102

吐逆　187

吐血　29, 64, 125, 171

吐下　204, 208

吐酸　**176**

吐瀉　208

吐・衄血　172

吐す　29

吐水　102, 112, 176, 178

腨脚　117

吐乳　30, 73

吐利　188, 203, 208, 209, 236

㪍状　150

病状用語索引

動　122, 156, 188
動気　34, 57, 109, 118, 156, 171, 172, 188, 212
動悸　122, **149**, 156
毒塊　97
毒　28, 34, 40, 42, 51, 53, 69, 74, 85, 86, 91, 92, 95, 97, 101, 105, 106, 113, 118, 124, 125, 128, 133, 134, 139, 145, 156, 164, 167, 168, 183, 192, 195, 198, 215, 221, 228, 232, 233, 237, 238
毒の凝結　167
ドンドと鳴る　145
内功　198
内攻　125, 197
内毒　91
内伏　145
長血　29
啼声　90
なめ　220
腸垢　125
難産　51
難産腹　53
二陰証の脱証　75
肉脱　95
二本竹　113, 117
乳岩　28, 30
乳疾　53
乳腫痛　30
乳痛風　30
乳病　30

乳癖　74
乳癰　28, 30, 54
妊娠　29, 51, 52, 53, 56, 57
姙娠　69
妊娠悪阻　43
姙娠悪阻　182
姙娠中の腫気　68
妊中　57
妊中の水腫　62
盗汗　95, 128, 129, 133, 146, 164, 167
寐汗　145
ねずみくぐり　91
熱厥　188, 203
熱症　103
熱疝　117, 118
熱　33, 35, 47, 52, 58, 69, 95, 126, 128, 133, 139, 166, 184, 216, 221, 222, 226, 227, 232, 237
熱寒　183
熱邪　177
熱勢　216
熱毒　217, 221, 226
熱病　102, 107
熱利　220, 227, 231
熱利下重　227
眠り多く　171
眠るを得ざる　166
膿　47, 125, 129, 139, 222
膿血　220, 222

膿血利　217, 221	腹微痛　237
膿淋　28	腹微満　46
咽につまり　85	腹満たず、我満つ　33
咽腐爛　139	張り　35
敗血　25, 42, 43	脹り　150
はいむし　40	張り出だす　133
吐きかえす　203	腫れ　30, 68, 102, 149, 197, 199
吐き反す　176	腫物　72, 134, 138, 199
白液　33	煩　73, 176, 187
白苔　101	半開半合　97
薄靨　128	煩渇　79
破水　53	煩躁　86, 171
発汗　113, 199, 223	反張　86
発狂　125, 144, 146, 161	煩熱　164, 166
発出　91	煩満　177
発搐　73	梅核　72, 139
発表　117, 128	梅瘡　53, 118, 134, 145
発熱　128, 133, 178, 182, 216, 227, 237	黴瘡　**124**
発熱往来　36	梅毒　161, 168
発熱悪寒　128	黴毒　144
発漏　91, 129, 134	馬脾　80
鼻をいらい　95	馬脾風　80, 91
はやくさ　98	盤の如き　150
腹のあしき　231	痞　109
腹の塊　172	脾胃もろし　97
腹の拘攣　34	引き痛み　149
腹のすわり　53	ひき痛む　124
腹の脹り　194	ひきつけ　79, 160
腹脹り　74	引きつり　112

臂脚直　204

脾虚弱　144

痞結　184

痞鞕　178, 182, 187

痞硬　109

久しく陥む　198

悲傷　90

脾腎瀉　232

ひっぱり　33, 73, 167

引っぱり　109

引っ張り　112

ひっぱり強き　73

肥満　35

冷ゆる　118, 178

表　92, 133, 145, 151, 223, 228

表証　128, 237

表裡　151

脾労黄病　211

脾を燥する　211

鼻淵　145

微咳　35

微結　109, 122

鼻痔　145

鼻塞　90

微搐　79

微痛　35

病血　64

病后の腫気　195

病勢急劇　198

病毒　80, 118, 221

鼻梁の落ちん　128

腹塊　97

伏して喘する　151

腹中痛む　102, 119

腹中拘急　29

腹中拘攣　109

腹中痛　57

腹中の塊　62, 176

腹中の雷鳴　177

腹中寒　34

腹脹　222

腹痛　25, 30, 43, 53, 56, 86, 102, 106, 107, 109, 172, 176, 177, 178, 192, 198, 222, 223, 226, 227, 228, 231, 232, 237

腹濡　85

腹皮の急　150

腹満　33, 80, 85, 92, 151, **203**, 223, 226, 228

腹満気脹　119

腹鳴　73

ふけ　34

不経　106

不食　91

不仁　204

婦人黄腫　211

婦人瘀血　167

婦人喜笑　34

婦人、項背強ばる　34

婦人雑病　**25**

婦人満腫　25

婦人癥癖　40

二筋　124

不大便　64, 75

麩の如き　128

不寐　**158**, 161

腐爛　145

粉毒　134

分娩　51, 53, 57, 69

分娩後　63

平満　199

癖　109

癖疾　96

癖囊　102, 111, 125, 176, 177, 184, 192

癖囊の塊　111

臍の突出　197

変蒸　195

偏墜　86

便毒　53, 113, 118, **124**, 128, 129, 133, 139, 144

便膿　227

便膿血　171, 217, 221, 222

便膿血の下利　171

便秘　34, 184

崩　29

胞衣　46, 64

崩血　40

疱瘡　100

崩漏　29, 35

崩漏後の労　29

反　176

反胃　69, 176, 177

反胃吐水　184

反胃の腹痛　125

奔豚　**156**

膀胱鞕満　51

暴脱　222

母胎　53

ぼちぼち星　101

ポンポン鳴る　149

満　35, 102, 151, 203, 232

満気　91, 166, 237

慢驚　75, 79

慢驚風　73, 79

満して結したる　36

満して結せぬ　36

漫腫　199

右足攣る　53

水の滯り　26

水を吐く　102

耳聾れん　124

耳なり　47

耳鳴り　139

脉無く　73

脉微　73

虫　36, 74, 102, 105, 106, 107, 117, 160

虫下る　106

むせび　176

咽ぶ　177
紫筋　117
瞑眩　85, 90, 100, 111, 125, 126, 132, 150, 231
面部あかき　85
面部の白色　85
目中了了たらず　97
文ゆがみ　240
薬煩　85
病尽きざる　216
指さきほつれる　40
指没する　164
陽　222
瘍　98
陽位　75, 133, 217
陽症　85, 97, 189, 195, 221
陽証　75, 79, 215, 220, 237
陽実　97
腰痛　27, 111, 113, 122
腰腹痛　27
陽明　92, 128, 134
涎ながれ出づる　140
余毒　145, 216
癩　25, 125
癩疾小瘡　133
雷鳴　149
雷鳴切痛　183, 227
落痂　96
利　222, 237

痢　**215**, 217, 222, 231, 237
裏　133
裏寒　195, 221, 222, 227
裡寒　221, 227
裏急後重　226
痢下　228
利疾　222, 226, 228, 232
痢疾　189, 215, 220, 221, 222, 223, 227, 228, 231, 232, 236, 237
痢疾下重　216
痢疾毒　215
痢疾の渇　220, 226
痢疾の利　232
痢証　227
利水　117, 198
痢中の噦　237
痢毒　215, 216, 231
裏熱　133, 217, 227
裡熱　221
裏熱の下利　171, 221
利病　189, 228
痢病　215, 216
留飲　149, 150
淋疾　34, 124, 144, 171
淋病　140
淋瀝　42
羸痩　39, 92, 144
瘰れき　144
瘰癧　40, 73, 124, 134, 140

冷結　64

攣　113

攣急　112

臁瘡　125, 140, 144

労　25, 29, 36, 92, 95, 166, 167, 168

漏　29, 129

漏下　52

老后　112

労証　95, 129

労症だち　167

労状　29, 47, 125, 167

老人の膈症　183

弄舌　96

漏瘡　145

蠟燭瘡　128

労疸　214

労だち　95

労病　47, 164

露睛　97

煩い　91, 95

【註釈者略歴】

小山 誠次（こやま　せいじ）

　昭和51年（1976年）岡山大学医学部卒業。直ちに第一外科に入局し、研修病院勤務を終了後、日本郵船の外国航路の船医として勤務。下船後、京都大学医学部第二生理に入局し、生体内物質の分子軌道法による解析を研究テーマとする傍ら、勤務先の新河端病院院長・斎藤惇生先生に漢方の手ほどきを受け、故山本巌先生を漢方実地指導上の師匠として専門的に研究するようになり、昭和60年日本東洋医学会入会。平成17年日本在宅医学会入会。現在、京都市中京区にて医療法人回生会クリニック回生（TEL 075-255-0253・FAX 075-255-0254）に勤務し、漢方治療（煎じ薬及びエキス製剤）と在宅診療に従事する。

日本東洋医学会専門医・指導医
著書：『古典に基づくエキス漢方方剤学』、
　　　『高齢者の漢方治療―老化と安定平衡』
　　　『師語録―曲直瀬道三流医学の概要』
　　　『編注 日記中挟方』
　　　『古典に生きるエキス漢方方剤学』

註釈 百疢一貫 ── 和田東郭医学の階梯 ──
（ひゃくちんいっかん）

2017年12月20日　第1刷発行

註釈者　小山 誠次
発行者　谷口 直良
発行所　㈱たにぐち書店
　　　〒171-0014　東京都豊島区池袋2-68-10
　　　TEL.03-3980-5536　FAX.03-3590-3630

落丁・乱丁本はお取替えいたします。

師語録
―曲直瀬道三流医学の概要―

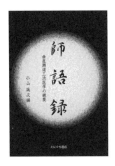

小山誠次 編
A5判／172頁／本体 3,000円＋税

『師語録』とは、日本医学の中興の祖として崇拝されている初代・曲直瀬道三が初学の門下生に口授し、その門下生が筆録して成立した書。著者は、難解な『啓迪集』と異なり、本書を一読すると道三流医学の察証弁治の概略が理解できると述べている。

編注 日記中揀方

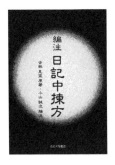

古林見宜 原著／小山誠次 編注
A5判／292頁／本体 3,000円＋税

原書は、江戸時代初期に品格・技量共に一世を風靡した名医・古林見宜が子孫に残した処方書。臨床的に意義のある先哲医書である。中風、傷寒、瘟疫…に始まり、孕婦の出痘、麻疹に至るまで138に及ぶ証、症状について詳述。さらに諸病主薬、方名目録などの項目もある。巻末に処方、用語索引を附す。

――― お申込み・お問合せ ―――
たにぐち書店：TEL. 03-3980-5536　FAX. 03-3590-3630